Hôpitaux, cliniques, quel futur ?

Les acteurs de la Science

collection dirigée par Richard Moreau
Professeur honoraire à l'Université de Paris XII,
correspondant national de l'académie d'Agriculture de France

Les derniers siècles ont vu la transformation de la société et du monde. La collection *Les acteurs de la Science* cherche à en rendre compte en publiant des études sur les acteurs de l'épopée scientifique moderne ou sur certains de leurs précurseurs ; des inédits et des réimpressions de textes anciens écrits par les savants qui firent la Science ou sur eux par leurs pairs ; des débats et des évaluations sur les découvertes les plus marquantes depuis le siècle des Lumières et sur la pratique de la Science.

Dans la même collection :

Richard Moreau, *Préhistoire de Pasteur*, 2000.
Jean-Pierre Dedet, *Histoire des Instituts Pasteur d'Outre-Mer*, 2000.
Jean-Pierre Gratia, *Les premiers artisans belges de la Microbiologie et les débuts de la Biologie moléculaire*, 2001. Préface R. Moreau.
Michel Cointat, *Rivarol (1753-1801) Un écrivain controversé*, 2001
Paulette Godard, *Souvenirs d'une universitaire rangée. Une vocation sous l'éteignoir*. Préface de R. Moreau, 2001.
Michel Cointat, *Les couloirs de l'Europe*, 2001. Préface de R. Moreau.
Serge Nicolas, *La mémoire et ses maladies selon Théodule Ribot*, 2001.
Michel Cointat, *Histoires de fleurs*, 2001. Préface de R. Moreau.
Pierre Pignot, *Les Anglais confrontés à la politique agricole commune ou la longue lutte des Britanniques contre l'Europe des Pères fondateurs*, 2002.
Jacqueline Bonhamour, Jean-Marc Boussard (sous la dir. de) *Agriculture, régions et organisation administrative. Du global au local.* Colloque de l'Académie d'Agriculture de France, 2002.
Roger Teyssou, *La Médecine à la Renaissance, et l'évolution des connaissances, de la pensée médicale, du quatorzième siècle au dix-neuvième siècle en Europe*, 2002.
Richard Moreau, Michel Durand-Delga, *Jules Marcou (1824-1898), précurseur français de la géologie nord-américaine*, 2002.
Claude Vermeil, *Médecins nantais en Outre-Mer (1962-1985)*, 2002.
Jean Boulaine, Richard Moreau, *Olivier de Serres et l'évolution de l'agriculture moderne* (série Olivier de Serres), 2003.
Richard Moreau, *Les deux Pasteur, le père et le fils, Jean-Joseph Louis Pasteur (Dole, Marnoz, Arbois)*, 2003.
Richard Moreau, *Louis Pasteur. Besançon et Paris : l'envol*, 2003.
Yvon Houdas, *La Médecine arabe aux siècles d'or*, 2003.
Richard Moreau, *Les deux Pasteur, le père et le fils, Jean-Joseph Louis Pasteur (Dole, Marnoz, Arbois)*, 2003.
Richard Moreau, *Louis Pasteur. Besançon et Paris : l'envol*, 2003.
Yvon Houdas, *La Médecine arabe aux siècles d'or*, 2003.

Du même auteur, en préparation :

Partenariats publics prives, désespoir ou espoir des établissements de soins ?

Philippe RAULT-DOUMAX

Hôpitaux, cliniques, quel futur ?

L'Harmattan
5-7, rue de l'École-Polytechnique
75005 Paris
FRANCE

L'Harmattan Hongrie
Hargita u. 3
1026 Budapest
HONGRIE

L'Harmattan Italia
Via Bava, 37
10214 Torino
ITALIE

EPIGRAPHE

Crise, en chinois : **weiji** 危机. Syntagme formé de deux caractères : wei, le danger et ji, l'opportunité. Ainsi, du danger, celui d'une assurance maladie qui s'enfonce dans le rouge ne pourrait-il pas naître l'occasion d'un changement ?

ISBN : 2-7475-6123-2
EAN : 9782747561235

Note de l'édition

La collection *Les Acteurs de la Science* a pour vocation d'accueillir des ouvrages sur l'Histoire de la Science et des Savants, mais aussi sur ceux qui actuellement font la Science ou qui en appliquent les résultats. Après deux ouvrages sur *le principe de précaution*, il a paru non seulement utile, mais nécessaire de donner la parole à des membres des professions de santé et d'abord à des médecins, compte tenu des difficultés d'exercice de leur profession qu'ils rencontrent actuellement. Deux ouvrages ouvrent cette série. Le docteur Pierre Schuller a voulu tirer les leçons de son expérience professionnelle pour éclairer l'avenir de ses futurs confrères tandis que le docteur Philippe Rault-Doumax, qui est chirurgien, donne sa vision en quelque sorte militante, du moins très réaliste de l'avenir de sa profession.

Ces deux textes sont d'un grand intérêt et méritent toute l'attention des professionnels comme ceux qui ne le sont pas. Tous sont des malades en puissance et sont donc directement intéressés par ces diagnostics clairs et précis.

Richard Moreau,
Directeur de la collection

AVANT-PROPOS

Il ne peut y avoir de médecine sans médecins. Mais quels médecins ? Pour quelle médecine ?

M. le Docteur Ph. RAULT-DOUMAX nous dévoile une vision par l'intérieur du monde médical avec ses oppositions et ses contradictions, mais aussi avec ses cohérences et ses contraintes.

Vouloir opposer médecine du secteur privé et médecine du secteur public relève d'un défi du temps passé. Aujourd'hui, force est de constater que le système de santé évolue vers une harmonisation des procédures, des pratiques et des statuts entre ces deux secteurs.

Le point d'ancrage d'une telle harmonisation se situera au niveau de l'exercice médical et non principalement sur le plan du monde d'allocations de ressources et ce, quoique l'on puisse en penser.

La médecine y retrouvera ainsi son âme et il faudra aux décideurs une volonté farouche pour faire fi des clivages du passé.

La voie est cependant tracée et M. le Docteur Ph. RAULT-DOUMAX nous y conduit au travers d'une analyse au plus près des réalités du monde médical, offrant en demi-teinte la clairvoyance de la dimension économique.

Michel NOGUES

Directeur adjoint de la Caisse Régionale d'Assurance Maladie de la Région Languedoc-Roussillon.

Professeur à la Faculté de Sciences Economiques de Montpellier I.

PREFACE

La place singulière de la médecine française au cœur de l'Europe et du monde, marque manifeste de la persistance d'une « exception française », s'affirme habituellement par la part importante des cliniques privées et de leurs praticiens libéraux dans le champ de l'offre de soins. Essentiellement présents en chirurgie, obstétrique, certains créneaux de médecine et de soins de suites, les cliniques représentent près de la moitié de nos établissements de soins à activités médicalement décisives. Cette mixité public-privé donne un certain nombre de bons résultats et fut un élément non négligeable de performance qualitative retenu pour notre première place dans le rapport Santé 2000 de l'Organisation Mondiale de la Santé (OMS).

Traditionnellement, l'hôpital assure une mission de service public qu'il revendique haut et fort pour « l'usager patient » ; tandis qu'en clinique privée il se noue une obligation contractuelle entre le « client-patient » et, conjointement, son médecin et l'établissement.

Dans le cas de l'hôpital, le médecin est salarié de l'établissement et il existe un lien de para-subordination avec son employeur ou du moins son supérieur hiérarchique du Service ; Tandis que le praticien libéral est censé n'avoir aucune dépendance technique de la tutelle.

Vouloir opposer le secteur public au secteur privé relève d'une réalité quotidienne. Il en résulte une opposition traditionnelle, nourrie d'une rivalité certaine entre les deux modes d'exercices, opposition soulignée encore par les juridictions différentes dont ils dépendent, pour leurs responsabilités.

Malgré toutes leurs particularités administratives, et partant de cette opposition parfois non constructive, le législateur suivant l'attente des patients eux-mêmes qui demandent à être traités de façon semblable dans les deux systèmes, entraîne irrésistiblement des axes de convergence que l'on peut observer actuellement.

Resté protégé pendant longtemps, l'exercice de Chirurgien, d'Anesthésiste et de Spécialiste sur plateau technique entre actuellement dans une phase de turbulences.

Elle est marquée par l'irruption du droit de la santé dans la pratique professionnelle. L'entrée de ce troisième partenaire dans le champ médical est considérée par les sachants, médecins et gestionnaires, comme brutale et illégitime. D'où l'incompréhension actuelle. Jusqu'à une époque encore récente la profession bénéficiait d'une sorte d'immunité morale, couverte par la compassion et le superbe comportement des acteurs. Devenue technophile, elle subit la mutation juridique que connaissent les autres secteurs économiques, laissant les professionnels désemparés - car non formés - face à cette évolution sociétale qu'ils subissent comme un psychodrame.

On parle de cycle pour qualifier l'évolution du système[1] de soins qui comprendrait deux phases distinctes : une première positive, correspondant à une période de prospérité ; suivie d'une seconde phase plutôt négative, de contestation. Cette approche cyclique des fluctuations socio-économiques est pertinente dans notre domaine et sous-tend notre analyse. Serions-nous au « creux du cycle », c'est-à-dire au moment où le système, au plus bas, est susceptible de repartir ? C'est ce qu'estiment généralement les économistes de la santé. Nonobstant la précaution, voire l'extrême précaution culpabilisante qui fige la classe politique vis-à-vis du système hospitalier, l'heure serait à l'implosion de ce système fermé, verrouillé, usé par une machine administrative alternant consignes, sanctions et infantilisation des acteurs.

Parallèlement le discours des politiques affiche, dans un large consensus affadi par l'angélisme, vouloir préserver les

---

[1] Le mot *système* sera souvent employé au sens d'ensemble organisé d'éléments intellectuels valables et cohérents par eux-mêmes qui se coordonnent pour concourir à un résultat. Le *service de santé*, plus dirigiste, réservé aux Armées, ne fera pas partie du sujet.

acquis du système qu'ils s'accordent à qualifier de « véritable richesse nationale » (sic).

Dans l'enceinte de l'applicable, nous ne réalisons plus les moyens de notre ambition. Les budgets successifs jouent un rôle contra cyclique pour la profession, en laissant un peu plus filer les déficits.

L'opinion considère fort pertinemment la pratique médicale comme un art. La profession pourrait lui donner l'épure de l'art contemporain...mais, dans une protestation solipsiste, elle l'entoure volontiers des brumes de Turner. Aussi, le législateur l'invite à plus de lisibilité et les organismes de tutelles, à partager ses informations pour une meilleure observation de son comportement. Car notre époque est aussi marquée par un interventionnisme sanitaire croissant de l'Etat. Depuis une décennie, par ordonnances et décrets successifs, l'autorité publique a contribué, grâce à un contingent de textes et de réglementations, à créer une situation d'équivalence des contraintes pour les professionnels des deux secteurs :

- La médecine hospitalière est invitée à se rationaliser, à s'organiser et se rapprocher du patient par l'information et le suivi jusqu'alors classiquement l'apanage des libéraux, tout en redéployant ses ressources dans un budget contraint.
- La pratique libérale est parallèlement amenée à se regrouper, à coopérer avec l'hôpital public, pour éviter les multiplications d'offres de soins ; à élaborer des référentiels médicaux et mettre en place un suivi pluridisciplinaire qui était jusqu'alors la particularité des hôpitaux, et voire à limiter ses programmes dans le respect de la sécurité environnementale. Soumis à des pressions par le haut du système, de regroupement en fermeture, le champ des cliniques à objet commercial risque de se réduire à peau de chagrin.

Il apparaît à notre observation que, théoriquement, face aux exigences nouvelles, le praticien hospitalier aura le souci d'analyser et reproduire ce qui marche bien dans les cliniques. Le praticien privé aspirera à s'ajuster aux obligations d'organisations collectives de réseaux et de vigilances sanitaires déjà mises en œuvre dans les hôpitaux.

Le praticien hospitalier ou libéral, n'est-il pas dans la même situation face à un patient de moins en moins usager passif, mais de plus en plus consommateur-patient ? Patient cherchant l'information préalable, avisé de la concurrence entre les systèmes et soucieux avant tout du résultat d'un acte opératoire de plus en plus entouré de technicité.

Le paternalisme médical est globalement remis en cause. Sous l'impulsion des pouvoirs publics, suivant en cela une demande émergente des personnes et une société de consommation keynésienne, une nouvelle démocratie sanitaire s'installerait entre soignant et soigné, dépassant les deux modes d'approche traditionnels des malades. De « l'usager client », il devient un véritable « consommateur de santé ». Ceci s'explique par l'évolution irréversible des droits du consommateur : droit à la dignité de la personne, droit à la connaissance partagée, droit à la sécurité, renforcés par l'introduction du droit communautaire et international. La qualité et la sécurité environnementale des plateaux techniques est le souci permanent de l'autorité publique. Elle vit sous le regard sourcilleux de l'expert médiatique qui tranche dans le sens attendu de l'opinion publique. Ces exigences, exprimées par les principes de précaution et de transparence, impliquent aussi des contraintes économiques croissantes.

Face à ce nouveau cadre d'exercice, il en résulte une perte de repères des professionnels qui ne savent plus à quelle image se référer, dans quelle position se placer.

La surenchère est devenue une caractéristique de la société contemporaine et les professionnels de santé ne s'en privent pas.

Dans le secteur privé, ils ne craignent pas le grand écart en réclamant un « statut », une protection sociale tout en revendiquant bruyamment un exercice « libéral », un espace de liberté (tarifaire, s'entend). Plus généralement le privé demande la reconnaissance d'une mission de service public dans des activités médicales stratégiques, participe sans état âme à des mouvements sociaux et réclame des financements publics globaux.

Les praticiens hospitaliers, quant à eux, demandant plus de souplesse dans leur exercice, tout en voulant bénéficier eux aussi de la réduction du temps de travail accordée aux autres salariés. Une remise en cause de l'irrationalité de la gestion de l'institution hospitalière est un argumentaire rémanent avancé par tous les acteurs du système.

Responsables publics et médias entretiennent la confusion entre la santé, au singulier comme tous les concepts abstraits et les soins aussi pluriels que coûteux. Ils vont même jusqu'à se féliciter de l'augmentation de la consommation médicale, signe que les gens se soignent bien (*sic*). En d'autres pays cette rhétorique détournée s'appellerait… *turning bad news into good* (transformer de mauvaises nouvelles en une bonne). N'a-t-elle pas d'abord la fonction de convaincre ceux qui l'utilisent ? Face aux difficultés du système, la classe politique décale les réformes pour éviter l'impopularité redoutée pour tout changement. Elle répond au problème en mobilisant des ressources économiques supplémentaires, quelles qu'en soient les conséquences en terme de coût d'opportunité pour la nation. Et ce, sans succès apparent, puisqu'il faut toujours plus pour les soins et que croît le mal-être des professionnels.

Le vrai problème du système, nous le développerons, n'est pas financier, mais celui de l'incapacité à mobiliser et coordonner les moyens existants. Ce qui nécessite une réflexion sur les méthodes, les mécanismes et l'organisation de notre modèle de santé.

Son analyse critique sous-tend de façon non incidente l'étude du comportement de ses acteurs, lequel conditionne la production médicale. Ce comportement est malheureusement soumis aux présupposés solennels de la « pensée unique », nouvel oxymore souvent bruyamment dénoncé par les responsables politiques. Puis, par précaution, il redevient le pont aux ânes du discours politique.

Il nous est apparu opportun pour l'analyse, de s'employer à la déconstruction de la trame du mécanisme actuel de la pratique libérale. Et dépasser une approche essentialiste distillée à plaisir par les cercles officiels et les médias, voulant que l'hôpital soit messianique et les cliniques diaboliques, pour se situer dans une perspective sociale globale.

Comprendre la crise que nous subissons nécessite un effet de distanciation par rapport aux évènements et déplacer certains questionnement vers les débats interdits concernant l'exercice professionnel. Ce qui nous amènera aussi à s'employer à vendre la mèche.

Il pourrait sembler *a priori* contradictoire pour le promoteur d'un projet du tirer profit du système tout en proposant de le réformer. Ces deux démarches ne sont pas incompatibles : face à la vacuité imaginative actuelle et l'hibernation du système, vouloir l'adapter à un environnement en mutation, c'est aussi contribuer à sa durabilité.

Par delà l'éternel pandémonium salaire *versus* honoraires sous-jacent aux modes d'exercices, nous allons approcher et argumenter les divergences et les convergences des modes d'exercice hospitalier ou libéral sur plateau technique lourd, c'est-à-dire : le bloc opératoire et son environnement.

En préambule, nous analyserons le système dans ses rapports avec ses moyens de transmission, ce qui permet à cette entité d'exister, de se propager, de se perpétuer. Cette transmission d'inconscient peut s'appeler « la médiologie de l'exercice de la profession » [R. DEBRAY, 2001].

Dans une première partie, nous aborderons l'état de la pratique sur plateau technique lourd et nous restituerons l'aspect réglementaire des deux secteurs d'hospitalisation qui sont les contraintes actuelles du système de soins.

Une seconde partie abordera un panorama de l'existant par le vécu professionnel de l'exercice libéral en clinique ; les mutations des rapports entre les différents acteurs des deux secteurs ; leur convergence possible dans une situation consolidée…

La troisième partie s'extrait des idées passéistes et de la tyrannie du *statu quo*. A partir de la problématique soulevée, la recherche d'une altérité organisationnelle apparaît justifiée pour le futur…et pour donner un peu d'air au système.

TABLE DES MATIERES

LISTE DES SCHEMAS

LISTE DES FIGURES

LISTE DES TABLEAUX

Préambule

Opposition traditionnelle entre médecine hospitalière et médecine libérale.

Au commencement était l'exercice libéral…

(1)
Traditionnellement, le médecin exerce une profession libérale.

Les règles qui la codifient sont anciennes et quelques-unes unes d'entre elles, parmi les plus importantes, se trouvent formulées dans le serment d'Hippocrate, élaboré cinq cents ans avant Jésus-Christ. D'autres textes datant de fort loin, notamment des serments et prières hébraïques (celle attribuée à Maïmonide, en particulier ; voir annexe 1) contiennent aussi l'essentiel des préceptes ayant toujours inspirés son exercice.

Le statut de la profession médicale qui paraît être le type d'une profession « libérale » jusqu'à la période moderne, reposait surtout sur des traditions orales. Sous l'Antiquité gréco-romaine, cette activité, l'*oprae liberales* était exclusivement une prestation d'homme libre, se démarquant sans nuance des *oprae non liberales*, comme les activités commerciales ou manuelles. A ce titre, cette prestation ne pouvait pas être rémunérée ou salariée, mais seulement honorée par celui qui la donnait et la recevait. Par un glissement sémantique, d'*honorer* son médecin, on est venu à se libérer de sa dette en lui versant des honoraires.

Quant au chirurgien de l'antiquité, par étymologie grecque : *kheirourgia*, il exerçait un travail manuel ; l'exercice en était donc attribué aux esclaves. Cette distinction péjorative se poursuivit jusqu'à l'Ecole de Montpellier, où les apprentis chirurgiens-barbiers se tenaient debout, relégués dans le fond de l'amphithéâtre avec les pharmaciens, tandis que les futurs médecins étaient assis en avant sur des tabourets, les escabelles. Un doctorat en chirurgie fut institué à Montpellier en 1727, suivi par la fondation de la Société de chirurgie à Paris, ouvrant la voie à la reconnaissance de la spécialité chirurgicale et à sa fusion, non sans réticences, dans la médecine.

De cette prestation médicale libérale, toujours marquée par un rapport de confiance médecin-malade, et selon la pensée aristotélicienne, du profane à l'initié, se dégagent certains éléments essentiels sur lesquels repose l'exercice habituel et encore contemporain de la médecine. Parmi ces facteurs conditionnant la prestation médicale, trois sont d'importance fondamentale :

- 1) Le caractère intellectuel de la prestation :

Le médecin, homme libre, ne pouvait réaliser qu'un acte non manuel. Le chirurgien à qui il commandait ne pouvait pas être un homme libre et agissait sous l'indication du médecin. Cette profession s'individualise à l'époque moderne. Par une intéressante figure métonymique, la prestation chirurgicale reste référencée comme un acte intellectuel car elle comporte avant tout un diagnostic et une indication chirurgicale.

- 2) L'indépendance du médecin est une condition indispensable de la confiance du malade; *indépendance* affirmée dès l'article V du code de déontologie médicale et s'impose quel que soit exactement son statut. Elle est nécessaire pour que rien ne vienne s'opposer aux intérêts premiers du patient. Même le médecin salarié n'est pas subordonné à son employeur pour son acte car il possède l'indépendance technique de son art.

- 3) La médecine n'est pas un commerce et le médecin ne doit dépendre d'aucun intérêt financier. Il ne doit pas être animé d'un esprit de lucre et s'est engagé à se garder de la soif du gain et de la recherche de la gloire. Il ne vend pas ses soins mais le patient, par entente directe, se libère de sa dette en lui versant des honoraires.

Tout ce qui avait trait au corps humain était hors du commerce, et par conséquent ne découlait pas directement de l'Art. 1147 du Code Civil, et ce jusqu'à ce que des médecins dont certains clients se refusaient à les honorer, aillent ester en justice.

Ils ont alors été obligés d'invoquer un contrat par lequel le client s'engageait à payer les soins que le médecin devait lui donner. Dès lors, l'assimilation de l'acte médical à l'exécution d'une obligation contractuelle germait dans les prétoires et allait aboutir au célèbre arrêt MERCIER du 20 mai 1936.

A titre documentaire : dans la médecine traditionnelle chinoise qui a pour but essentiel de maintenir la bonne santé en équilibrant les flux internes, le client rémunérait son médecin quand il était en bonne santé, mais ne le payait plus quand il était malade... ce qui motivait sûrement le médecin pour le remettre en forme.

(2)

La médecine libérale était une médecine privée, délivrée au domicile du patient.

L'institution hospitalière apparaît au Moyen-Age, sous forme d'hôpitaux églises, pour soigner les déshérités. Ils liaient le mieux-être de l'âme et du corps dans une bienfaisance de charité chrétienne. Des Hôtels-Dieu s'élèvent à l'ombre des cathédrales. C'est d'ailleurs plus le sentiment de dilection du prochain que celui d'assistance qui domine l'action des soignants. Il fut son déterminant aussi longtemps que la médecine fut un simple accompagnement de la maladie. Cette attitude, caractéristique des sociétés occidentales, ne s'observe pas, par exemple, dans les sociétés orientales marquées par le *karma* et l'impitoyable roue du destin.

Le médecin devait déjà être reçu par sa corporation pour exercer son art librement.

Sous la Révolution, la municipalisation des hôpitaux débouche sur le statut de droit public des Etablissements de soins. L'Hôtel-Dieu de Paris, sécularisé, est alors dénommé « Grand hospice d'humanité ».

La loi Le Chapelier du 17 mars1791 affirme la liberté d'établissement : « il est libre à toute personne de faire tel négoce ou d'exercer telle profession, art ou métier qu'elle trouvera bon ». On supprime les corporations et par défiance à l'égard des associations et des médecins, on ferme les Ecoles de Médecine.

Elles rouvriront au siècle suivant. Les hôpitaux se restructurent (déjà!) comme pour Paris, en 1801 dans le réseau de l'Assistance publique ou à Lyon avec la création des Hospices Civils, le 18 janvier 1802. La même année, un décret de Bonaparte fonde l'Internat des Hôpitaux de Paris pour les doter de praticiens assurant la permanence des soins et formés par leurs pairs. Les hôpitaux passent sous tutelle préfectorale, tout en gardant leur personnel soignant religieux, ne pouvant être remplacé à l'époque. Il en sera de même au début du XXème siècle quand la loi dissoudra les Congrégations sauf celles exerçant dans les Hôpitaux.

L'Eglise perdra progressivement la capacité structurante qu'elle avait sur l'institution hospitalière dans un passé encore récent. Curieusement, son modèle d'autorité « de magistère » y est toujours très présent à travers la hiérarchie, les rites, les missions et l'identité collective forte de l'hôpital public.

Parallèlement, des médecins libéraux étaient choisis sur concours pour y exercer leur art, tout en gardant leur cabinet en ville où ils y trouvaient l'essentiel de leurs revenus.

Des centres de soins privés, affranchis des tutelles administratives apparaissent et complètent le paysage hospitalier du siècle passé :

- 1) Les institutions issues de Congrégations ou du Protestantisme et les établissements de soins pour salariés ou ayants-droits d'entreprises (usines, forges, mines, etc.) sont construits sur tout le territoire.

Il s'agit le plus souvent d'établissements chirurgicaux, assumant entre autres, les blessures du travail ou les maternités, qui offraient des prestations médicales à leurs patients dans l'esprit des réformateurs sociaux de l'époque.

De tels établissements ont perduré jusqu'à une date récente. On peut citer ceux des Sociétés de Secours Minières, avant qu'ils ne se transforment généralement en établissements associatifs de moyen séjour. Tout comme il avait abandonné l'enseignement scolaire privé au début du siècle dernier, le protestantisme cherche à se retirer de la gestion du secteur des soins aigus qui ne correspond plus actuellement à leurs impératifs éthiques d'églises.

- 2) Des médecins libéraux voulant aussi se soustraire de la tutelle hospitalière et de l'autorité par trop prégnante d'un chef de service ou voulant surtout développer de nouvelles pratiques médicales en toute indépendance et responsabilité, créent alors les premières Cliniques privées, tout en gardant leur cabinet en ville.

Certes, nous sommes très loin de nos établissements actuels, mais ces premières cliniques restent parfois encore le noyau immobilier fondateur de certains établissements.

Ces premières cliniques dont le nom vient du grec *klinè,* « lit », sont tout d'abord ouvertes dans un étage ou une aile de la vaste demeure bourgeoise du chirurgien où cohabitent alors malades, épouse et enfants. Ces derniers très tôt initiés, auront souvent à cœur de prendre la suite de l'activité paternelle.

La qualification de lucrative ou commerciale de ces établissements n'est pas toujours pertinente puisqu'ils sont créés pour fournir un support technique à l'exercice médical, plus que pour apporter un gain à leur propriétaire. Ils se sentent fort d'un humanisme indépendant, ne faisant pas appel aux subventions publiques, mais viables économiquement. Leur essor répond à la demande d'une clientèle aisée, soucieuse d'être accueillie dans de bonnes conditions de confort et d'intimité et de bénéficier d'une relation individualisée avec le praticien.

L'attrait de ces conditions augmente la clientèle et permet à la clinique se développer. De *policlinique*, lits de ville, elle devient polyclinique : la place est nécessaire; il faut habiter ailleurs. De nouvelles ailes immobilières s'ajoutent à la demeure où s'ouvrent de nouveaux services aérés et lumineux, donnant sur le parc et correspondant aux normes d'hygiène de l'époque : salles d'accouchements, d'opérations, de radiologie, de poulie-thérapie pour la rééducation fonctionnelle, autant d'équipements qui manquent parfois à l'hôpital, et répondent à une demande solvable.

Le principe de la libre installation fut affirmé par le Conseil d'Etat (CE), énonçant que l'autorité publique ne peut « procurer des soins médicaux aux habitants qui en sont privés » qu'en cas de carence de l'initiative privée. (CE du 29 mars 1901.).

L'hôpital restait encore le domaine des soins aux plus démunis, à tel point qu'un personnage public s'indignait « *que certaines personnes se fassent soigner à l'hôpital alors qu'elles ont tout à fait les moyens d'aller en Clinique, ce qui soulagerait d'autant l'aide sociale* ».

...puis l'essor de la médecine hospitalière.

(3)

Le caractère libéral de la profession s'est trouvé contesté du fait de plusieurs facteurs : l'intrusion croissante des pouvoirs publics responsables de tout temps et en tous lieux de la santé publique, le développement de l'Assurance maladie, la nécessité du développement des équipements médicaux lourds et de l'enseignement.

Ce retour de flamme sur la pensée libérale est attisé par l'irrésistible montée en régime de la puissance publique et que rien depuis ne peut limiter. Les hôpitaux sont issus des collectivités, des communes et vont inexorablement vers l'Etat.

La loi hospitalière de 1941 crée les hôpitaux et services tels que nous les connaissons encore. L'hôpital restait le domaine du praticien chef de service à temps partagé avec son cabinet de ville. Il était recruté sur concours au titre de médecin ou chirurgien des Hôpitaux, auquel s'attachait dans les villes ayant une Faculté, le titre universitaire de Professeur ou Professeur agrégé.

Les Chefs de service ont autorité sur le personnel, notamment sur les internes et externes - en ce qui concerne les actes médicaux - mais non sur les assistants qui, d'après la jurisprudence, doivent exercer « en toute indépendance ».

Le bouleversement majeur de notre système intervient par la réforme hospitalière prévue par les ordonnances du 11 et 30 décembre 1958 et appliquées par décrets n° 60-759 du 28 juillet 1960 et n° 60-1030 du 24 septembre 1960.

Cette réforme modifie beaucoup l'existence des médecins des hôpitaux et crée une nouvelle forme de sanctions administratives, la juridiction des Centres Hospitaliers Universitaires (CHU) qui rapproche l'action de deux ministères, la Santé Publique et l'Education Nationale.

Elle établit que « les centres hospitaliers et les facultés de médecine organisent conjointement l'ensemble de leurs activités de soins, d'enseignement et de recherche, et sont tenus de conclure des conventions ».

Par cette réforme, à laquelle s'opposait la majeure partie des médecins et qui fut promulguée par ordonnances, l'élite médicale (Praticiens Hospitaliers & Professeurs d'Université, PH-PU) obtient, en compensation de sa fonctionnarisation, un double salaire (hôpital et université) et le droit, comme au Royaume-Uni, d'avoir des lits privés à l'hôpital public.

Cette réforme, justifiée peut-être par une certaine paralysie et négligence hospitalière d'alors et inspirée sans doute des hôpitaux des économies planifiées, a voulu, sous une forme immobilière unique regrouper des unités de soins aux malades, d'enseignement aux étudiants et de recherche. Il s'y ajoute les laboratoires de biologie médicale et l'Institut National de la Santé et de la Recherche Médicale (INSERM), créé pour l'occasion.

Comme la Sécurité sociale, le plein-temps hospitalier est né en Allemagne. Il s'est ensuite développé en Amérique du nord [POST-SCRIPTUM, 2002]. L'idée est reprise par les ordonnances de 1958 qui offre aux médecins le plein-temps salarié, leur laissant deux demi-journées par semaine d'activité privée dans l'enceinte de l'hôpital.

Les CHU ont voulu aussi être le symbole fort de la puissance publique, d'un Etat alors gaulliste, planificateur. Ils consacrent l'âge d'or de l'hospitalocentrisme. (voir annexe 2).

Les « publicistes » l'emportaient sur les « patrimonistes » culpabilisés et voués aux gémonies ! Ainsi, le chef de Service qui acceptait la promotion du CHU devait abandonner à l'hôpital sa clientèle, qu'il pouvait certes suivre dans un « secteur privé » qui restera individualisé géographiquement jusqu'en 1982.

Certains, les plus nombreux, acceptèrent le contrat, obtenant ainsi des services prestigieux. D'autres refusèrent ce plein-temps, voulant rester proche de leur clientèle et fidèles à leur clinique, au risque de subir pour le moins, le dédain d'une administration de plus en plus pesante, et de rester par sanction, dans des locaux trop souvent anciens et délabrés.

Ainsi, en 1969, la Faculté de médecine parisienne se disperse au sein de six Universités de l'Ile de France. Vingt-neuf centres hospitaliers régionaux sont créés, multipliant ainsi l'offre de soins et de formation médicale.

Les CHU sortent de terre dans chaque région ou département créant souvent des structures monopolistiques, déshumanisées par leur gigantisme, mais modernes et qui se placent dans une « logique industrielle » [P. EVEN, 2001].

Ce gigantisme immobilier, à l'efficacité et la responsabilité atomisées s'est construit inéluctablement jusqu'à son dernier produit, - contesté - l'Hôpital européen Georges Pompidou (HEGP). Il fut pendant des années la priorité de financement de l'Assistance publique de Paris, bloquant effectifs et investissements pour les autres hôpitaux de l'Administration. L'HEGP a la particularité de dépendre de deux facultés de Médecine ce qui crée une certaine redondance des métiers. La Cour des comptes dans son Rapport annuel épingle sans ménagement ce dernier-né des hôpitaux parisiens : « outre les aléas financiers qui ont accompagné l'opération immobilière et le faible impact en terme d'économie de fonctionnement, l'HEGP a été construit sur le secteur le mieux pourvu en structures de soins » [CDC, rapport 2002].

L'autorité publique, en dépit de ses discours de rationalisation de l'offre, ne remplit pas le devoir d'exemplarité en s'obstinant à bâtir des CHU de prestige dans des zones de surcapacité hospitalière. Nous avions connu l'hôpital H. MONDOR construit sur le territoire du Centre hospitalier intercommunal de Créteil. Plus récemment encore un nouveau CHU, surgissant aux portes de la garrigue languedocienne dont l'ouverture fut sans cesse reportée pour des raisons techniques, semble plus répondre à un plan d'aménagement du territoire, qu'à un impératif de santé publique.

L'instigateur de cette réforme sémaphorique dans notre système de santé soulignait déjà lucidement, trois décennies en arrière, que « l'hôpital de demain doit être autre chose que l'hôpital d'aujourd'hui. Et viendra bientôt le jour où l'on regrettera ces grandes bâtisses dont on ne saura plus très bien l'emploi, comme on regrette déjà les sanatoriums de nos montagnes » [R. DEBRE, 1973].

Ainsi, avec le recul du temps, la Réforme hospitalière de 1960 laisse à l'observateur une double impression d'inachevé.

En instituant le temps plein, les réformateurs étaient convaincus d'améliorer l'enseignement en donnant plus de temps aux PH-PU pour former les étudiants. En fait, peu à peu les CHU se sont transformés en oligopoles victimes du syndrome obsidional. Deux secteurs public et privé imperméables et mutuellement méfiants se sont développés parallèlement. Les ordonnances du 24 avril 1996 appelaient à une ouverture transversale qui devait faire tomber les frontières, mais cela ne s'est pas produit.

La composante de recherche, l'INSERM, qui devait être le phare du système, s'est repliée sur elle-même, fonctionnant pour son propre compte, sans passerelle avec l'équipe soignante, voire fermant à clef ses portes donnant sur les services hospitaliers. La signature de « contrats d'interface » prévus dans les textes récents fera-t-elle cesser cette dichotomie ?

Pour ne pas troubler leur sérénité, les CHU ont exclu les disciplines connotées négativement ou pouvant déranger comme la santé publique et l'économie de santé. Les praticiens formés sont d'excellents cliniciens et thérapeutes, aux superbes comportements professionnels et admirables dévouements. Mais ils n'ont aucune approche de l'environnement social et économique de leur région. Ainsi, nous avons manqué le virage économique et social qu'il convenait de prendre pour rester à la hauteur d'une mission de santé publique (voir annexe 3).

Cette analyse médiologique, pour être plus complète, nous renvoie encore à deux composantes de la fonction sociale de l'exercice médical et de sa transmission :

le pouvoir médical et les différentes méthodes de paiement de praticiens.

Le Pouvoir médical, identitaire des structures…

(4)

La figure identitaire traditionnelle de l'acte médical se décline autour du colloque singulier du médecin et de son malade associé à l'entente directe des honoraires. Ceci entretient l'image d'une profession feutrée, indépendante, libre et pleinement autonome.

Cette identité libérale, représentation collective dominante en France, se trouve confrontée à une pratique de plus en plus spécialisée, de plus en plus technophile, de plus en plus efficace et de plus en plus risquée et coûteuse. Elle est intimement liée au pouvoir de l'Etat, qui la contrôle, en fixe les règles et la finance à la fois par la construction des hôpitaux et le salaire des praticiens, et indirectement par la prise en charge solidaire du risque maladie pour le privé.

Cependant, pratiquer – il ne s'agit pas d'un métier mais d'une profession, car elle contrôle son propre travail, a le droit de décider et celui de l'exécuter – nécessite une autonomie toute particulière. Pour la sauvegarder, la démarche constante des praticiens s'est toujours focalisée sur le monopole des soins et l'auto surveillance de ses pratiques.

Ce monopole se manifesta clairement dans le décret de Marly de 1707. Nous avons vu qu'il fut remis en cause par la Constitution de 1791 (voir n°2) fondée sur l'héritage rousseauiste, affirmant la liberté d'exercice mais aussi en lui alliant le secret professionnel, la liberté thérapeutique et le libre choix.

La loi du 19 Ventôse an XI (1802) rétablit le monopole sur la dispense des soins médicaux, confirmé solennellement par le législateur, le 30 novembre 1892: « Nul ne peut exercer la médecine en France s'il n'est muni d'un diplôme de docteur en médecine, délivré par le gouvernement français à la suite d'examens subis devant un établissement médical supérieur d'Etat ».

Le médecin est sélectionné et formé dans les hôpitaux par l'université et le compagnonnage. Il obtient une véritable mission publique avec fixation des conditions d'entrée dans la profession. Ce qui lui confère un véritable pouvoir médical en raison de son savoir reposant sur une science positive, associé à une exclusivité de l'offre de soins. Les autres professions soignantes restent subordonnées à la prescription médicale. Ce monopole de l'exercice médical apparemment contraire à la liberté économique se justifie par l'intérêt général : celui d'être soigné par un sachant aux connaissances validées. Pas au-delà de l'intérêt général, ce qui explique la légalisation des chiropraticiens et ostéopathes pouvant exercer la médecine sans être médecin, par la loi du 4 mars 2002 (voir n°15).

De ce pouvoir professionnel a découlé un pouvoir social, économique, politique qui, bien qu'écorné actuellement, reste encore visible dans notre société.

La profession revendique à juste titre sa nature exceptionnelle et son expertise propre ; elle en fixe les règles et en surveille le respect par un contrôle interne de l'exercice.

Les professeurs d'université qui sélectionnent et forment les médecins, sont également des médecins praticiens dans les disciplines cliniques et ils définissent ce qui relève de la médecine ou n'en relève pas.

La loi Waldeck-Rousseau de 1884 autorise la formation de syndicats professionnels. La loi de 1892 permet la création d'un syndicalisme médical « pour la défense de leurs intérêts professionnels à l'égard de toute personne autre que l'Etat, les départements, les communes ».

La loi du 7 octobre 1940 institue l'Ordre des Médecins (ODM), corporation à caractère public, avec une double fonction, administrative et disciplinaire, sur les médecins. Il fut recréé par l'ordonnance du 24 septembre 1945, avec trois attributions essentielles : l'inscription au Tableau (article 19), l'examen des contrats (article 67), et la juridiction professionnelle. Il veille au respect de l'éthique professionnelle et accorde ou limite l'autorisation d'exercer. Depuis les ordonnances de 1986, les responsabilités administratives et juridictionnelles ont été séparées. Les médecins ne sont plus les seuls à être représentés au sein de la juridiction disciplinaire régionale qui est présidée par un magistrat de l'ordre administratif. Il en est de même en ce qui concerne Conseil national de l'Ordre des Médecins (CNOM). Il fut remis en cause en 1981 dans une proposition du Programme commun de gouvernement, comme contraire à la liberté d'association. Il fut conservé, après réflexion, au nom de l'intérêt général : celui d'avoir une profession encadrée, réglementée et avec un interlocuteur représentatif...selon les principes de sa création.

Afin de maîtriser l'offre de soins, les pouvoirs publics ont institué par la loi du 12 juillet 1971, un *numerus clausus* à l'examen de sélection des études médicales, soit environs 4800 admis par an, qui passeront à plus de 5000 en 2003. Après six ans d'études, les étudiants qui ont réussi le concours de l'Internat se dirigeront vers une spécialité. L'Interne en médecine jouit d'un statut hybride d'étudiant de troisième cycle et de soignant hospitalier, indispensable au fonctionnement de nombreux services ; une réforme doit proposer de nouvelles modalités pour l'internat, plus conformes aux directives européennes. Le compagnonnage reste la base de l'enseignement de la chirurgie et ce fait est toujours aussi important avec l'apport des nouvelles technologies. Or il n'est plus le moteur de l'enseignement des Services hospitaliers, trop souvent tendus vers des publications médicales ou des enseignements dispersés. La motivation des Internes, très forte par le passé, a tendance à s'émousser devant une fonction considérée comme un travail et la perspective d'un retour difficile sur l'investissement hospitalier.

Les Unions Régionales de Médecins Libéraux (URML) ont été instituées par la loi du 4 janvier 1993 et décret d'application du 14 décembre 1993. Il s'agit d'une structure professionnelle de droit privé et d'intérêt public constituée d'élus de la profession. Les Unions ont pour but de contribuer à l'amélioration de la gestion du système de santé et de la qualité des soins. En rapport avec les décideurs publics, elles évaluent les besoins, les comportements et les pratiques, et s'impliquent dans l'information et la formation des médecins. Elles constituent une structure organisationnelle de première importance telle qu'il en voit le jour dans notre pays tous les cinquante ans ; leur avenir sera capital dans les rapports des professionnels de santé avec leurs tutelles et peut être, espérons le, dans l'organisation future de la profession (voir troisième partie : Inventer des solutions nouvelles). Le mode d'élection de ses 60 membres sur liste agréée par la tutelle en fait plus une mesure d'audience syndicale qu'une représentation des professionnels. Elle serait à reconsidérer dans une perspective plus démocratique.

(5)

Soulignons enfin le rôle relatif du savoir médical vis-à-vis des pouvoirs sociaux que détiennent les médecins, qui sont d'un autre ordre. Les médecins se sont organisés collectivement pour obtenir le monopole sur les soins médicaux, par l'intervention de l'Etat, associé à leur autonomie d'exercice. Cette idée peut se rapprocher de la théorie totalisante de P. BOURDIEU. Selon lui, les individus, par transmission d'inconscient, sont enserrés dans des cultures de classe auxquelles ils ne peuvent échapper, le « système » social trouvant ainsi à se reproduire, dominants et dominés restant *in fine* à leur place [P. BOURDIEU, 1970].

L'évolution actuelle, nous le verrons, montre une forte mise en cause de l'opposition radicale « dominant et dominé ». Cette pensée binaire de l'idéologie progressiste arrive actuellement à son inadéquation : le pouvoir médical se délite progressivement sous le double effet de la fragmentation interne de la profession, qui se divise en divers syndicats catégoriels et de sa dépendance croissante vis-à-vis de l'Etat pour son fonctionnement et ses revenus.

Paradoxalement (?) le caractère privé et lucratif dans la médecine est peut-être un facteur défavorable aux pouvoirs sociaux des médecins ; la régulation par le marché restant entachée de soupçon pour l'opinion publique. Les initiatives des médecins sont mieux protégées quand leurs interventions relèvent du secteur public. Observons dans ce sens, qu'au Royaume-Uni, le corps médical reste très écouté, alors qu'aux Etats Unis les professionnels ont perdu leur voie dominante.

L'idéologie d'appartenance du professionnel est encore couramment rapprochée de son statut économique qui…

…est confronté au système de financement collectif.

Le niveau de production du professionnel de santé est caractérisé par une forte inégalité quantitative et qualitative :

En quantité, il ne cesse de croître globalement en valeur absolue, avec une forte inégalité selon que l'on considère les actes répétitifs techniques ou les actes thérapeutiques invasifs uniques ; ces derniers se répartissant de façon très inégale selon les praticiens. Aucune démarche actuelle crédible ne peut être avancée quant au critère du succès médical. Nous verrons plus loin qu'il serait nécessaire d'engager les praticiens vers une démarche qualitative d'évaluation médicale (voir n°42).

Le contexte économique du système.

(6)

Le paiement du professionnel exprime essentiellement le montant auquel la collectivité a accepté de valoriser les services des médecins. Il dépend aussi des différentes méthodes de paiement, que nous compléterons d'exemples de quelques pays étrangers.

Les méthodes de paiement des médecins se résument globalement, selon l'Organisation pour la Coopération et le Développement Economiques (OCDE), à quatre types qui peuvent se juxtaposer dans certains pays :

- La prestation payée à l'acte est la façon la plus courante d'honorer les praticiens libéraux. Elle s'accommode fort bien (trop bien ?) d'un financement collectif dans le respect de tarifs conventionnels fixés par les caisses et assortis d'avantages spécifiques, comme en France, par la prise en charge partielle des cotisations sociales des médecins. Le paiement peut être direct par le malade ou en tiers-payant comme dans la Couverture Maladie Universelle (CMU), les accidents du travail ou les actes techniques lourds. Le paiement s'exprime en unités de consultation ou en nombre de coefficients pour les actes plus techniques.

- La capitation est un mode de paiement qui sert à payer une organisation et/ou des professionnels sous forme d'un montant fixe, *per capita*, pour dispenser des soins à un collectif de personnes précisément identifiées. Le médecin reçoit un forfait qui correspond aux soins globaux et de premier recours du patient pour l'année, qui peut varier selon l'intensité estimée de ces soins. Ce système encourage les praticiens à se regrouper pour faire face aux difficultés de l'exercice et pour également en amortir les frais. Les médecins restent libéraux dans leur statut juridique. Les exemples étrangers montrent que l'abonnement sous ses différentes formules en médecine libérale serait économiquement efficace et surtout assez bien adapté aux exigences actuelles de la pratique.

- Le paiement par cas thérapeutique est modulé selon le volume d'activité médicale, niveau de la production. Il est souvent imposé pour limiter les revenus des médicaux, en sauvegardant – partiellement - la gratification de l'effort fourni. On observe ce type de rémunérations dans certains Etablissements de santé privée qui ont choisi le régime de la dotation globale. Appliquée à partir de 1998, l'enveloppe d'honoraires est cristallisée et ventilée selon l'activité des praticiens et les frais en résultant. Il s'agit d'une activité à caractère libéral, l'obligation contractuelle étant liée à un flux financier. Ce régime est intéressant pour les praticiens ayant une activité extérieure, moins intéressant pour ceux qui sont à temps pleins car ils cumulent les inconvénients des deux systèmes.

- Le salariat est le mode de paiement général dans les hôpitaux publics et dans les établissements de santé privés participant à la réalisation du service public hospitalier (PSPH, Art L. 715.11 du CSP). Pour respecter son indépendance technique, le praticien ne jouit pas du statut d'agent de la fonction publique et n'a pas de convention collective applicable. Le temps de service obligatoire se manifeste par un double décompte :

- le service normal comprenant dix demi-journées statutaires ;
- le service de garde, obligatoire dans certaines disciplines, ayant un décompte horaire.

La grille des salaires se caractérise comme dans tout service d'Etat, par des échelons à l'ancienneté. Les praticiens des établissements de statut privé, participant au service public ont en outre, une majoration contractuelle de salaire. Elle est censée compenser l'absence de garantie du service public que ces établissements ne peuvent donner à leurs praticiens salariés.

Remboursements et contrôle des rémunérations :

En regard de ces situations, quelles sont les sources de paiement ?

Depuis la loi du 15 juillet 1893, les plus pauvres de notre pays ont droit aux soins gratuits, quelles que soient leurs situations.

L'idée d'assurance sociale est relativement ancienne. En France, avant 1939, tous les employeurs devaient cotiser à une caisse d'assurance sociale. Par ailleurs, ils devaient cotiser à une caisse d'allocation familiale. Enfin, ils devaient payer des primes à une assurance de leur choix pour les accidents du travail.

L'ordonnance du 4 octobre 1945, réunit ces trois éléments en un seul : la Sécurité sociale. C'est une vaste organisation nationale d'entraide obligatoire. Elle repose sur trois grands principes :

- le principe de *généralité*, visant à mettre en place un système pour tous. Les agriculteurs et les travailleurs indépendants s'y étaient alors opposés ; de plus, beaucoup de salariés bénéficiaient déjà d'assurances sociales et entendaient garder leurs particularismes. Cependant l'évolution s'est faite dans le sens de la généralisation, dont le dernier aboutissement a été la création de la Couverture Maladie Universelle (CMU) par la loi du 27 juillet 1999 ;

- le principe d'*unité*, visant à réunir tous les risques susceptibles d'aboutir à une perte de revenus ; à l'époque, seul le chômage fut écarté du système…faute de chômeur. L'existence de trois branches : maladie, famille, retraite, au sein du régime général symbolise cette unité pleinement réalisée.

- le principe de *démocratie sociale*, découlait directement des idées de la Résistance. Il repose sur le principe du salaire socialisé et est fondé sur le travail. Au départ et encore actuellement pour beaucoup, les cotisations sont considérées comme des « salaires différés », propriété des salariés. Le paritarisme social de gestion des caisses est institué, certes mis à mal récemment, par le retrait du patronat des conseils d'administration. La parité n'est plus quantitative mais qualitative ; la tutelle grandissante de l'Etat est le fait évolutif majeur.

Tous les pays du monde ont théoriquement admis le principe de la sécurité sociale en particulier en se mettant en conformité avec l'article 25 de la Déclaration universelle des droits de l'homme adoptée par l'ONU en 1948 : « Toute personne a droit à un niveau de vie suffisant pour assurer sa santé et les soins médicaux et a droit à la sécurité en cas de chômage, de maladie, d'invalidité, de veuvage, de vieillesse ou dans les autres cas de perte de ses moyens de subsistance par suite de circonstances indépendantes de sa volonté. ».

Toutefois, l'Organisation Internationale de Travail (OIT) souligne que 80% de la population mondiale vit sans couverture sociale de base et 90% des travailleurs ne sont couverts par aucun régime de retraite capable de leur assurer une pension adéquate.

Le droit à la Sécurité sociale fait partie des normes substantielles inscrites dans le préambule de notre Constitution de 1946.

Ce droit est affirmé dans les articles 34 et 35 de la Charte des droits fondamentaux de l'Union européenne, ratifiée par la France.

Les systèmes de sécurité sociale se divisent globalement en deux modèles économétriques :

- les pays dits « beveridgiens » offrent un système national de santé à la population résidente. Ils contrôlent l'offre de soins de façon stricte, et en assument le financement par l'impôt;
- les pays du système « bismarckien », celui de l'assurance sociale, au contrôle plus laxiste et incompatible avec un budget.

Au fil des nécessités économiques et sociales des systèmes mixtes ont vu le jour, comme en France, par la juxtaposition de cotisations salariales et patronales, et d'une contribution sociale généralisée (CSG).

La prestation reste en France, libérale et individuelle ; en revanche, son coût est mutualisé. Les médecins n'ont pas seulement à répondre à des demandes individuelles exagérées ; ils ont aussi et ils ont toujours eu des devoirs envers la collectivité.

L'exercice de la médecine implique la recherche d'un équilibre entre les deux sortes d'obligations :
- l'une concernant l'individu,
- l'autre concernant la société.

Vouloir faire reposer l'équilibre du système sur la seule vertu de ses acteurs est peut-être trop leur demander, à une époque où la tricherie fait partie de l'art de vivre. Le recul du temps, marqué par le creusement des déficits, résume sobrement l'équilibre impossible du système actuel.

Classiquement, les sources de paiement viennent de l'usager, sans intermédiaire, par entente directe ou sur tarifs conventionnés et même par tiers-payant. Les deux systèmes se retrouvent dans les cliniques et les hôpitaux où, dans ces derniers, les soins externes sont tarifés aux valeurs conventionnelles du privé.

Les textes fondateurs de la Sécurité sociale avaient prévu, sur les petits actes, un « ticket modérateur d'ordre public» à la charge de l'assuré. Il visait, dans le principe du co-paiement, à partager le risque avec l'usager.

Cet effet de responsabilisation de l'usager fut rapidement détourné. Les Mutuelles et les Sections Locales Mutualistes d'entreprises, auxquelles il fallait donner une nouvelle raison d'exister, sont autorisées à donner à leurs affiliés une prise en charge de la totalité des soins. Une remise de gestion leur est accordée par les caisses. La consommation ne devant plus actuellement présenter la moindre contrainte, le terme culpabilisant de « ticket modérateur » s'est substitué à la politiquement correcte « part complémentaire » des assurés sociaux. Elle est dévolue aux régimes complémentaires.

La source de paiement peut se situer en dehors de l'usager, comme dans le régime des Accidents du travail ou de la CMU. Les bénéficiaires de ceux-ci ont accès en tiers-payant à tous les services de l'assurance maladie, sans bien même y avoir antérieurement cotisé, comme dans la CMU, par un avantage non contributif.

Commentaire.

La « part complémentaire » est devenue au fil des temps la variable d'ajustement du système. Son augmentation régulière ne fait que creuser les inégalités sociales face aux dépenses de soins sans pour autant en modérer le volume. La CMU, qui n'a d'universelle que le nom, est une mauvaise réponse à un vrai problème. Depuis 2000, elle est offerte aux plus défavorisés, les laissant consommer à discrétion dans le système, sans pour autant supprimer les inégalités d'accès aux soins et de la santé.

Le ticket modérateur est tantôt exonéré, tantôt alourdi pour dégager l'assurance maladie des « petits risques » (sic). Cette dernière mesure associée à l'augmentation des taxes et impôts « affectés » sont le type même des fausses-bonnes idées. Elles font partie des sempiternels plans de redressement ou de sauvetage de la « sécu » qui sortent régulièrement des tiroirs des ministères et qui s'apparentent plus aux soins palliatifs qu'à des thérapeutiques de choc. Imposées en urgence, dans une vision de l'immédiat, ces mesures témoignent d'un sursaut régulier des responsables politiques qui rêvassaient devant des caisses qui se vident. Minés par la mauvaise conscience et l'angélisme, ils dégagent en touche en alourdissant un peu plus la charge des mutuelles et des assurances par l'augmentation du ticket modérateur. D'ailleurs celui-ci n'a aucun effet sur la modération de la consommation de soins et de biens médicaux.

Par nécessité, les complémentaires-santé, qui se gardent bien de toute concurrence entre elles, révisent naturellement leurs tarifs à la hausse. Leur coût économique se reporte invariablement sur le budget des ménages, quand ils ne sont pas affiliés à la CMU. En bout de chaîne, le cotisant aura le souci légitime d'un retour sur l'investissement. Il amortira sans regret sa lourde contribution sur une consommation supplémentaire de prestations médicales nombreuses et variées, pour le grand bonheur des professionnels.

Ainsi, sans changer le fonctionnement du système, le cercle peu vertueux des dépenses de santé est bouclé. Une mesure voulue justement pour freiner les dépenses ne fait qu'emballer un peu plus le cycle... (voir schéma n°1 : Les transferts de charges de l'assurance maladie vers les régimes complémentaires).

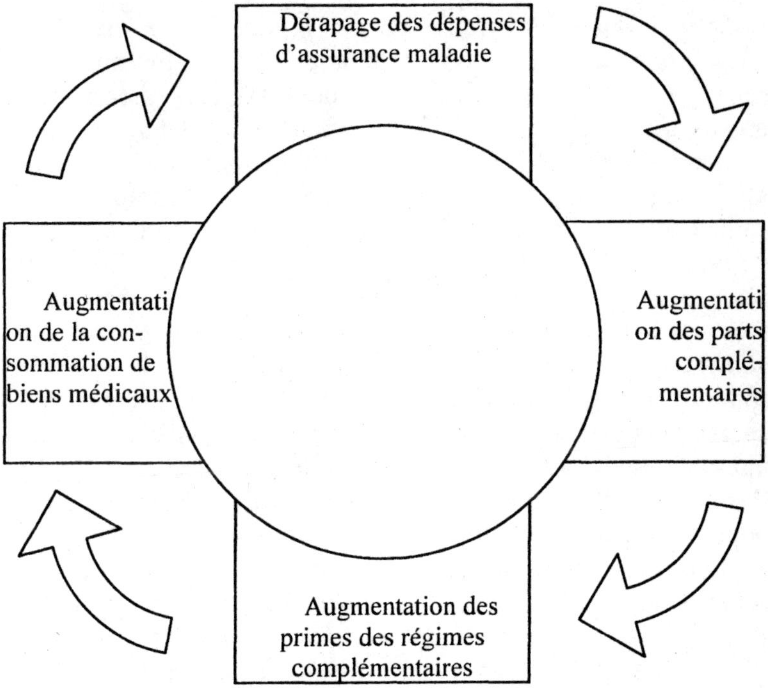

Schéma 1 : Cercle peu vertueux des transferts de charges de l'assurance maladie vers les régimes complémentaires.

(7)

Détour par l'étranger : Que peuvent nous apprendre les systèmes d'organisation sanitaire à l'étranger ?

Une comparaison avec certains systèmes étrangers permet d'apprécier les particularités du cas français.

Aux Etats-Unis la santé est un bien marchand, comme par exemple l'éducation.

Elle relève largement des lois du marché et du profit. Le système est tempéré par les *medicaid* et les *medicare* publiques fédérales. Sous la présidence de R.NIXON, la nécessité d'optimiser les coûts a amené à imaginer une fourniture de soins globaux laissée au service des assureurs privés. Les organisations de soins intégrés appelées « *Managed Care Organizations* » (MCOs) dont font parties les « *Health Maintenance Organizations* » (HMOs) fixent un forfait par patient pour le remboursement officiel des frais médicaux. Les « *Preferred Provider Organizations* » (PPOs) font jouer la concurrence entre les prestataires de services dans une évaluation permanente du coût-efficacité – *cost-effectiveness analysis* –. Mais la déséconomie d'échelle rend le système coûteux et inégal. Les meilleurs HMO ne consacrent que 70% de leur budget aux soins des assurés en raison de coûts de transactions, d'administrations et des dividendes versés. Notons, paradoxalement, que la majorité des établissements de santé américains sont des « *nonprofit foundations* ». Très peu d'établissements de soins ont un statut à objet commercial comparable à celui de nos cliniques. Le profit ne peut pas s'espérer dans la structure de prestation de soin mais dans le système assurantiel qui peut choisir ses prestataires et contrôler ses affiliés par la mise en place des soins intégrés.

Dans la plupart des autres pays, la santé est encadrée par des accords avec le Gouvernement.

L'Union européenne (U.E.).

La liberté d'établissement des praticiens européens, garantie par l'article 52 du Traité de Rome et celui de l'équivalence des diplômes, nous amènent à aborder les systèmes européens auxquels nous serons inévitablement de plus en plus confrontés

Sans approfondir au risque d'être hors sujet, l'Allemagne fédérale (RFA) et les pays du Nord dont le modèle est de type assurance, privilégient un financement *a posteriori*, à la hauteur des coûts engagés. Devant un déficit excessif des comptes publics, la RFA s'engagerait vers « un réajustement douloureux de l'état social » (G. SCHRÖDER). Afin de maîtriser les dépenses du secteur hospitalier, la RFA mettrait en place à partir de 2003 une « rémunération forfaitaire au cas », ainsi qu'une évaluation de leur résultat sur les patients. Les élections récentes ainsi que leurs promesses ont laissé, pour le moment, la question en attente.

Les systèmes de santé des pays du Sud sont fondés sur la gratuité pour tous, la visite au généraliste restant toutefois une étape obligatoire à l'accès au spécialiste ou à l'hôpital.

L'Espagne, modèle européen pour l'assurance qualité et le système décentralisé, a adopté en 1986 un système national de santé, l'Institut national de la santé (*Insalud*). Les dépenses sont modestes, associées de bons résultats médicaux et un taux d'infection nosocomiales le plus bas de l'OCDE. Devant la survenue de demandes chirurgicales grandissantes responsables de délais d'interventions programmées, l'Espagne a autorisé l'ouverture d'établissements de santé privés. Ces établissements qui s'organisent en chaînes régionales ou nationales, attirent très souvent les bons praticiens du pays.

Dans ces cliniques, l'ensemble des prestations est facturé au patient, créant ainsi un double secteur de soins.

Le Royaume-Uni (RU) est régi, depuis 1948 par le « *National Health Service* » (*NHS*), influencé par le plan de W.H. BEVERIDGE qui traça, dans son rapport fondateur de 1942, le schéma d'un service universel financé par l'impôt. Il reste un modèle économique historique de référence du système public de santé. En 2000, les dépenses de santé s'élevaient à 7,5% du PIB du RU, tandis qu'elles étaient en moyenne à 8,1 % pour les autres pays de l'U.E.

Au RU il n'existe pas de carte d'assuré social. Les personnes sont automatiquement inscrites dans le Cabinet médical de leur district. Les médecins rémunérés à la capitation pondérée selon la population couverte. L'adressage formel des patients est obligatoire pour passer d'un niveau de soins à l'autre. Depuis 1991, les hôpitaux ont un statut de trusts indépendants qui vient d'être récemment renforcé pour les plus performants.

Les tabloïdes anglais dénoncent régulièrement le naufrage d'un système qui fut un modèle d'administration publique et qui reste le plus grand employeur du pays. Il est en pratique

« *under-funding* », car dépendant de l'impôt, ce qui provoque sa crise. Pour se donner les moyens d'investir dans le secteur, le budget 2002 du RU aurait dû inclure une hausse des impôts directs jusqu'à ce que la part du secteur se rapproche de la moyenne européenne. L'actuel gouvernement travailliste, soucieux de la compétitivité économique du pays, et l'opinion publique sont très partagés sur cet ajustement...

La Cour de justice de la Communauté européenne par son arrêté de juillet 2001 indique qu'un patient peut se faire soigner dans un autre pays de l'Union, s'il a un besoin objectif à le faire. Les difficultés rencontrées dans le domaine des interventions programmées qui peuvent attendre un an, voire être repoussées *sine die*, et l'opinion publique ont fait bouger la situation. Le R.U. a formulé des appels d'offre pour ces soins à réaliser sur le continent. Des accords sont passés notamment avec une clinique lilloise puis avec deux groupes du Languedoc, en particulier pour les interventions de la cataracte et les arthroplasties de hanche et de genou. Un tarif unique opposable par type d'intervention prendrait en charge le patient et un accompagnant et serait réglé par le *NHS*, préfigurant ainsi une stratégie d'achat de soins à laquelle certains établissements se sont empressés de répondre.

Aussi s'ouvrirait pour nos plateaux techniques lourds, une nouvelle possibilité de développement fondée sur la qualité de nos services reconnue par l'OMS et sur l'ouverture européenne des services de santé qui, à terme, se concrétisera peut-être par la carte Vitale européenne.

Si l'offre s'avère «politiquement correcte» pour le RU, les malades viendront-ils nombreux dans un tel processus pouvant apparaître comme une pure consommation ? Et les frais hospitaliers ne relèvent-ils pas de la compensation communautaire inter-Etats qui restent souvent, par courtoisie, en créances non recouvrées ?

Le « modèle suédois »

Ce syntagme envié fut souvent présenté par nos hommes politiques progressistes pour s'enchanter des avancées sociales de ce pays, temple indépassé de la social-démocratie. Le système national de santé y est appliqué depuis la fin de la guerre. A partir des années 1990, devant son inefficacité et les coûts grandissants, la Suède mit en route la dérégulation du secteur de la santé. Le « pluralisme » définit le nouveau partenariat privé-public. Il permit à des opérateurs privés d'acquérir des secteurs opérationnels publics et d'en assurer la gestion. Ainsi, le plus gros hôpital de Stockholm, *St Görans*, a été cédé en 1999 à une compagnie, la *CAPIO Ltd.* cotée au *Stockholm SX.* L'accessibilité des soins est garantie, l'efficacité est plus grande et les employés de santé sont mieux payés, prouvant ainsi que les problèmes sont organisationnels et pas nécessairement financiers [C.A. RAMSAY, 2000]. La Capio-Santé opère maintenant en France où elle vient d'acquérir d'importantes unités opérationnelles privées.

Citons aussi des pays socialistes comme la Chine Populaire ou le Viêt-Nam, qui appliquent pour leurs services de santé le pire des modèles protocapitalistes, comme l'occident n'en a pas connus, car humanisés par les œuvres charitables. La puissance publique sacrifie tout à une croissance économique qui profite aux plus forts dans une situation sociale de non-droit. Le patient doit payer ses soins et son séjour hospitalier, ce qui explique en partie la crise sanitaire que ces pays subissent. Il apparaît certes des assurances-santé privées qui permettront le développement de nouvelles structures. Le marché chinois continental s'ouvre aux assurances privées. Ces mesures marginalisent un peu plus les pauvres et justifient le désengagement de l'Etat. A Ho-chi-minh Ville (Saigon) la construction du Franco-Vietnamese Hospital (FVH), a été financée en partie par la Banque mondiale, et des capitaux privés. Des chirurgiens y exercent de façon rotationnelle («hands-on training »), en tant que salariés depuis janvier 2003.

Il apparaît donc que chaque pays cherche sa solution nationale à la gestion de la santé.

Au-delà de cette diversité, peut-on espérer une convergence possible entre les systèmes de santé ?

Dans les pays de l'OCDE, le modèle assurantiel fondé sur le travail cède du terrain pour aller vers une prise en charge des résidents du pays quel que soit leur statut professionnel ou leur nationalité.

La France suit cette évolution, avec la CMU et l'Aide médicale d'Etat, (AME, aux étrangers en situation irrégulière). Les cotisations sociales se détachent progressivement de l'emploi, allégeant les charges sociales des entreprises, pour aller vers un financement fiscalisé par les taxes et impôts affectés.

Le modèle libéral américain se complète d'un programme fédéral de prise en charge : *medicare, medicaid.* La France voudrait leur emprunter l'ingénierie des *MCOs* et le *cash limited budget* des enveloppes fermées de financement

Comme nous y invite l'OMS, l'évolution se fait vers un schéma international – tout au moins dans les pays de l'OCED – dans le sens d'un système national de santé, en le libérant de l'inefficacité des systèmes étatiques et hiérarchiques. L'entrée de partenaires privés dans le secteur opérationnel de la santé est généralement qualifiée de dérégulation. Traduction inévitable de l'anglais *deregulation*, dont le sens est en fait beaucoup plus riche : celui de déréglementation impliquant le pluralisme des intervenants tant opérateurs que prestataires. L'évolution est difficile en France. Quand un expert suggère une dérégulation, l'effroi gagne les bonnes âmes de notre pays. Elles y voient poindre la médecine «à deux vitesses», voire l'instauration dans la santé d'un libéralisme marchand, source des maux de la planète.

Le modèle assurantiel du secteur de santé reste encore vivace, notamment dans les pays en voie de développement, faute de volonté politique ou moyens pour assurer l'égalité et la socialisation des soins. L'état sanitaire de la population est sacrifié sur l'autel du taux de croissance économique qui enrichit les riches. C'est donc dans ces pays que la part individuelle au coût des soins est proportionnellement la plus élevée en raison de la faiblesse des contributions sociales affectées [B. INTIGNANO, 2001].

Ces généralités nous permettent d'aborder les trois thèmes annoncés de notre étude :

- l'état actuel du système de distribution des soins sur plateau technique lourd ;

- le vécu rencontré par le praticien à l'hôpital et en libéral qui, si rien ne bouge, va inévitablement vers un avenir médiocre ;

- et la rupture avec la situation actuelle, dans un modèle d'apaisement et de consolidation.

1

L'ETAT ACTUEL DU SYSTEME DE DISTRIBUTION DE SOINS DANS LES ETABLISSEMENTS DE SANTE…

…est-il la figure abstraite, protéiforme que nous évoque le graphisme de l'école artistique contemporaine ? Pour s'y orienter, l'exercice de l'activité chirurgicale dans les Etablissements de Santé (ainsi sont désormais légalement dénommés, depuis la loi hospitalière de 1991, les Etablissements Hospitaliers publics ou privés) sera le fil conducteur de notre étude.

Dans la première partie, nous étudierons l'aspect légal de la pratique, avant d'aborder l'évolution en cours sous les contraintes des nouvelles règles initiées par les pouvoirs publics.

1-1 LE CADRE JURIDIQUE DE LEUR FONCTIONNEMENT.

(8)
L'état de cette question ne peut se passer du rappel réglementaire de l'exercice de la chirurgie dans notre pays.

L'exercice de cette profession et le fonctionnement des établissements sont subordonnés à des règles et soumis à des lois regroupées dans certains articles du Code de la santé publique, que nous analysons ici.

1-1-1 Que nous apprend le Code de la santé publique?

L'ordonnance du 24 septembre 1945 ainsi qu'une série d'autres textes régissant les questions de santé publique, ont été regroupées dans un corps de textes législatifs appelé Code de la santé publique (CSP). Toutes les lois en vigueur régissant les problèmes de santé publique dépendant de la compétence du Ministère y ont été introduites. Des numéros dans un ordre logique, intègrent, au Livre VII, les dispositions des réformes hospitalières du 31 juillet 1991, du 24 avril 1996, puis la loi du 4 mars 2002. Les articles sont classifiés en L, R ou D selon qu'il s'agit d'un texte d'origine législatif, d'un texte réglementaire ou un décret gouvernemental. Une recodification du CSP a été introduite par l'ordonnance n° 2000-548 du 15 juin 2000.

Alors que de longs articles encadrent l'exercice des « chirurgiens dentistes », l'activité chirurgicale générale ou de spécialité ne jouit pas d'une telle attention.

Il faut donc se reporter au livre 4 « Professions médicales » Titre 1er, chapitre 1, précisant les conditions auxquelles est subordonné l'exercice individuel de la profession.

1-1-1-1 les conditions d'exercice de la médecine

L'ordonnance du 24 septembre 1945 reprenant la loi de 1892 et celle du 19 Ventôse An XII (voir n°4) stipule, dans son article L. 356, les conditions d'exercice de la médecine :

« Nul ne peut exercer la profession de médecin en France s'il n'est... »

(Remarquons que cette formulation, au genre masculin, fut un objet classique de contestation, au siècle passé, à l'exercice féminin de la profession...avant que, sur ce grave sujet, le législateur décida que « nul » était neutre, en dépit de l'avis des grammairiens qui soutiennent que notre langue a perdu ce genre qui est l'apanage du latin).

Les trois conditions de base sont les suivantes :

- *« titulaire du diplôme de doctorat d'état d'une faculté française ;*
- *citoyen français ;*
- *inscrit au tableau de l'Ordre des Médecins »*

Ces trois conditions classiques sont toutefois modifiées par un certain nombre de lois qui « autorisent les ressortissants d'un des Etats membres de l'Union européenne (UE) ou d'un autre Etat partie à l'accord sur l'Espace Economique Européen, à exercer en France». La Directive 93/16 du Conseil Economique Européen du 5 avril 1993 organise la reconnaissance des titres des médecins entre les différents Etats de l'UE.

En ce qui concerne les professionnels de la Communauté européenne, des équivalences de la valeur scientifique du ou des diplômes doivent être reconnues par le Ministère du pays où le diplôme a été délivré. Il doit attester par un certificat, que le diplôme d'Etat de Docteur en Médecine du postulant est bien celui concerné par l'article 3 de la directive n° 93/16, visant à faciliter la libre circulation des médecins et la reconnaissance mutuelle de leur diplôme et aussi entièrement conforme aux conditions de l'article 23 de la dite directive. Cette attestation ministérielle, associée au diplôme apostillé, permettent à un médecin européen d'obtenir l'équivalence dans un pays de l'UE. Cette équivalence européenne autorise un exercice individuel.

Pour les médecins étrangers extra communautaires, les autorisations sont données individuellement après avoir satisfait à une épreuve écrite nationale et sont délivrées à titre précaire et utilisables que dans un établissement hospitalier public (EPS) ou PSPH en tant que Praticiens Adjoints contractuels (PAC). On estime qu'il y aurait environ 8000 médecins à titre étranger en attente de régularisation. Il existe un assujettissement réciproque entre le praticien d'origine extra communautaire qui doit à son contrat hospitalier le renouvellement de son titre de séjour et l'hôpital qui en a besoin pour collaborer à son service de garde. Pour compenser un salaire sous-valorisé, ils participent pour près de la moitié de la permanence des soins institutionnels. Cette charge leur apporte un complément de salaire appréciable pour compenser leurs conditions économiques fragiles. L'article 60 de la loi CMU du 27 juillet 1999 abroge le statut de PAC, laissant la possibilité de le transformer en PH. Elle garde des fonctions provisoires mal définies comme celui d'Attaché associé, de droits d'exemption des réfugiés ou de quota annuel d'autorisations individuelles, selon la loi de juillet 1972 toujours en vigueur. L'apport des praticiens extra-communautaires est d'une grande importance pour notre système de soins hospitalier. Il faut toutefois souligner que leur compétence pointue dans leurs domaines d'expérience contraste avec certaines lacunes dans les espaces médicaux connexes si importants dans notre formation nationale qui se veut plus globale et plus transversale.

L'inscription au tableau de l'Ordre des Médecins est obligatoire pour les praticiens exerçants, même ceux ayant la qualité statutaire d'agent public non-fonctionnaire. Les Internes et les PAC ne peuvent exercer qu'à l'hôpital, dans des conditions contractuelles, sur nomination par le Directeur. Seul un praticien thèsé peut délivrer des soins en établissement de santé privé. Cette divergence administrative paradoxale à notre époque est encore confirmée par les décrets n° 2002-466 et 2002-514 concernant le fonctionnement de la réanimation médicale où un interne suffit à l'hôpital alors qu'un médecin est requis en clinique pour la même responsabilité.

La section n° 2 du C.S.P. précise les règles de l'exercice de la profession.

1-1-1-2 Règles de la profession

(9)

L'article L.361 précise que les médecins sont tenus de faire enregistrer leur diplôme à la Préfecture, Sous Préfecture ou Greffe du Tribunal de l'arrondissement du lieu de leur exercice.

L'article L. 366 concerne le Code de Déontologie médicale (CDM).

Le mot « déontologie » est employé au sens empirique de la connaissance de ce qu'il faut faire en toutes circonstances. Cet usage a été donné par le philosophe et juriste J. BENTHAM en forgeant sur le grec *deontos,* le devoir, sa *deontology* qui nous est venue d'Angleterre au XIXème siècle. Le code de déontologie est devenu la science des devoirs du médecin vis-à-vis des patients.

Le Code de Déontologie médicale a connu sa première édition en 1811. «Le premier code édictait des règles de boutiquier, mais les suivants, et notamment ceux de 1979 et 1995 ont intégré de véritables normes de comportement et de bonne pratique, avec une qualité rédactionnelle remarquable » (P. SARGOS). Le code est préparé par le Conseil National de l'Ordre, soumis au Conseil d'Etat, et édicté sous la forme d'un règlement d'administration publique.

Il précise donc les devoirs et les obligations entre médecin et malade, ainsi que les rapports entre les médecins eux-mêmes.

Tous les Praticiens, même hospitaliers, sont soumis au Code, qui précise également le règlement de la qualification des médecins :

En effet, l'omnivalence du diplôme de Docteur en Médecine permet l'exercice de la médecine sans préciser les limites du droit de mise en œuvre de tout procédé de diagnostique ou de thérapeutique. Il était pourtant souhaitable de définir une limite habituelle aux interventions médicales, limite basée sur la compétence définie par l'étude théorique et la pratique de certaines spécialités sanctionnées par un Certificat d'Etude Spécialisée.

Ainsi, l'Ordre des Médecins reconnaît une qualification en chirurgie générale, en chirurgie orthopédique, en anesthésie-réanimation, sur présentation d'un certificat de l'Université.

Le Conseil Départemental, saisi d'une demande de qualification d'un praticien, doit prendre lui-même la décision après avis de la commission de qualification.

Pour les praticiens hospitaliers, la reconnaissance de qualification est de la compétence de la Direction Départementale des Affaires Sanitaires et Sociales (Ddass).

Le code de déontologie, par l'article 2, rappelle que « le médecin, au service de l'individu et de la santé publique, exerce sa mission dans le respect de la vie humaine, de la personne et de sa dignité ».

Les articles 5 et 92 affirment la stricte indépendance de l'activité libérale de la gestion d'établissements.

L'article 8 rappelle la stricte économie médicale compatible avec la sécurité et l'efficacité des soins.

Selon l'article 85 du Code de Déontologie médicale, un médecin ne doit avoir, en principe, qu'un seul Cabinet. Il peut, en revanche, pratiquer ses interventions ou ses investigations dans une ou plusieurs cliniques. Cet article précise « qu'il y a Cabinet secondaire lorsqu'un médecin reçoit en consultation de façon régulière et habituelle des patients dans un lieu différent du Cabinet principal ».

Et le même article ajoute que « les interventions ou investigations pratiquées pour des raisons de sécurité dans un environnement médical adapté ou nécessitant l'utilisation d'un équipement de matériel lourd soumis à autorisation, ne constituent pas une activité en Cabinet secondaire ». Il s'agit alors d'un simple prolongement technique, une extension d'activité, autorisée par l'Ordre mais sous certaines conditions régulièrement rappelées par la jurisprudence. La création ou le maintien d'un cabinet secondaire peuvent être autorisés par le Conseil départemental lorsque l'intérêt des malades l'exige.

Un praticien installé en ville pourra donc pratiquer dans une ou plusieurs cliniques les interventions sur les malades hospitalisés, mais, s'il effectue à cette occasion des actes de consultation sur des patients se présentant à cette clinique, cette activité constituera un exercice en Cabinet secondaire, activité soumise à autorisation à caractère personnel.

Cette limitation est actuellement contournée par la possibilité pour un groupe de Médecins d'exercer au sein d'une Société d'Exercice Libéral (SEL) relevant de la loi n° 90-1218 qui lui permet d'avoir plusieurs sites d'activité. L'intérêt des professionnels est aussi d'occuper un territoire en multipliant l'offre de soins. Plusieurs praticiens peuvent exercer de façon rotationnelle dans plusieurs cliniques et de s'y placer de façon non concurrentielle. Mais les règles privatives doivent-elles l'emporter sur le code de déontologie ? Une réécriture récente de l'article 85 par la commission *ad hoc* rend désormais moins contraint l'exercice en lieux multiples.

Et l'article 19 ne rappelle-t-il pas que la santé n'est pas un bien marchand ; la médecine étant un service et ne devant pas être pratiquée comme un commerce ?

1-1-1-3 Organisation de la profession médicale

(10)
Le chapitre II du CDM en fixe les modalités :

- inscription au tableau départemental de l'Ordre des Médecins (Article L 412) ;
- l'article L 417 concerne la compétence disciplinaire de l'Ordre ;
- l'article L 418 précise l'irrecevabilité des poursuites directes des praticiens hospitaliers devant l'Ordre des Médecins, ceux ci relevant, à l'occasion de leur service, du Ministère de la Santé Publique, du Directeur Départemental de la Santé qui peuvent éventuellement faire appel au Conseil régional de l'Ordre. S'il s'agit d'une faute détachable du service, les faits relèvent alors du droit commun.

Le Code de Déontologie rappelle les devoirs généraux des médecins, notamment : le secret professionnel, l'indépendance professionnelle, le caractère non commercial de la profession ;

l'usage de son Cabinet avec jouissance paisible du preneur, et, comme le demande le Code civil en une locution qui peut sembler surannée mais toujours d'actualité, se comporter « en bon père de famille ».

L'article 8 rappelle les quatre principes représentants les bases d'un exercice libéral issu de la Charte de 1927 :

- libre choix du médecin par le malade : le contrat est conclu *intuitu personae*, en considération de la personne du médecin. Ce principe de l'ordre public déontologique, renvoie à l'article L 710 1 du CSP où « le droit du malade au libre choix de son praticien et de son établissement de santé est un principe fondamental de la législation » ;
- liberté des prescriptions du médecin : elle est de plus en plus encadrée en raison des abus du système et des impératifs économiques ;
- entente directe entre le malade et le médecin en matière d'honoraires, paiement direct des honoraires par le malade au médecin; mais l'article affirme ne pas voir l'application de ces principes compromettre « le fonctionnement rationnel et le développement normal des services ou institutions de médecine sociale ».

Il en résulte donc qu'un praticien libéral, sous réserve de tact et de mesure, « fixera librement ses honoraires ». Le caractère conventionné du praticien, appliquant les honoraires de l'assurance maladie, est considéré juridiquement comme un choix personnel et subsidiaire, proposé dans l'intérêt de ses patients et du développement de sa pratique.

Derrière toutes ces formules pontifiantes, se cache le drame du système qui obère lourdement son fonctionnement.

Dès le moment où la personne choisit librement son médecin, ici comme ailleurs, le consommateur-patient est souverain. Tous les abus sont alors possibles.

La relation soignante devient une relation individuiste entre le professionnel et le patient. Le stéréotype culturel du colloque singulier, image sémaphorique de la médecine française, se fait au détriment d'une approche horizontale, partenariale des problèmes de la santé. Ce décalage par rapport à l'évolution sociétale est responsable d'une bonne partie du blocage actuel et de l'absence de volonté pour une politique de santé publique.

L'indépendance du médecin déjà soulignée n'est pas un privilège personnel mais une garantie indispensable pour le malade. Comme l'indépendance de la Justice ou de l'Université, elle est un trait essentiel d'une civilisation. Cette indépendance est à préserver quelles que soient les modalités de l'exercice de la médecine. Pouvons–nous dire que le professionnel libéral est réellement indépendant ? Le libre choix du patient et le paiement à l'acte font qu'il reste détendeur d'une obligation envers son client, lequel ne manque pas d'user et d'abuser de cette situation pour ce qui lui semble être à son profit.

Le médecin hospitalier, face à son employeur, conserve l'indépendance technique de son art. Seul, l'interne en médecine à l'hôpital qui possède le statut hybride à la fois d'étudiant et de soignant, non titulaire du titre de docteur en médecine, ne peut pratiquer que sous l'autorité d'un « senior »

L'article 17 du CDM interdit à un médecin de faire gérer un Cabinet par un confrère. Toutefois cet article se voit remis en cause par l'introduction récente du fonds libéral en droit positif français. Ce fonds étant juridiquement individualisé, il peut alors faire l'objet d'une mise à disposition, location ou d'un commodat à une personne (Cass. civ. 7 novembre 2000 : la clientèle libérale devient clairement cessible).

L'annexe 6 du Code de la santé publique traite des Etablissements de Santé.

L'article 29 chapitre 4 précise que les médecins, chirurgiens et spécialistes des Hôpitaux, sont nommés par le Préfet et après concours sur épreuve ou sur titre organisé sur poste vacant dans les conditions qui sont fixées par décret.

Le décret n° 60 939 relatif aux conditions d'organisation et de fonctionnement des « Structures médicales » (Cliniques ouvertes), des hôpitaux non régionaux, précise que les malades ou blessés peuvent faire appel à titre payant aux médecins, chirurgiens et spécialistes de leur choix à condition que ces derniers n'exercent pas à l'hôpital.

Les honoraires des médecins et chirurgiens ou spécialistes sont alors fixés par entente directe préalable entre les malades et leur praticien sous réserve d'une limitation relative au tarif conventionnel en vigueur.

La redevance des médecins est fixée au niveau de l'article 5, pour couvrir les frais engagés qui ne sont pas couverts par la tarification de l'établissement, en fonction des prestations apportées par le service hospitalier en ce qui concerne l'acte chirurgical, en dehors de la mise à disposition du matériel courant, normatif.

Le nouveau code de déontologie publié par décret du 6 septembre 1995, se caractérise par une affirmation plus importante des droits des malades :

L'article 35 affirme les obligations du praticien envers le patient : « le médecin doit à la personne qu'il examine, qu'il soigne ou qu'il conseille une information loyale, claire et appropriée sur son état, les investigations et les soins qu'il lui propose. Tout au long de sa maladie, il tient compte de la personnalité du patient dans ses explications et veille à leurs compréhensions ».

L'article 71 engage le passage de la responsabilité de moyens à celle d'obligation de résultat pour : « veiller notamment à la stérilisation, la décontamination des dispositifs médicaux qu'il utilise et à l'élimination des déchets médicaux selon les procédures réglementaires. Il ne doit pas exercer sa profession dans des conditions qui puissent compromettre la qualité des soins et des actes médicaux ou la sécurité des personnes examinées. Il doit veiller à la compétence des personnes qui lui apportent leur concours »

La loi du 4 mars 2002 établit une nouvelle hiérarchie des normes juridiques. Le CDM s'avère largement dépassé par de nouvelles formulations législatives, dont le non respect transforme dorénavant le professionnel en délinquant en puissance…Le code de déontologie se réoriente vers une obligation entre médecins et ne concerne plus les usagers dont les droits sont reconnus par la loi.

Si le code de déontologie reste commun à la profession, les modes d'exercices relèvent de caractères distinctifs.

1-1-2 Les modes d'exercice de la profession

(11)

Les soins avec hébergement sont dispensés dans des établissements publics ou privés. La loi hospitalière du 31 juillet 1991 leur donne une dénomination unique, le législateur voulant rapprocher les deux secteurs, notamment en reconnaissant qu'ils avaient une mission commune. Dans les faits, tout les oppose : étendue des missions, modalités de fonctionnement, équipements, type de clientèle, modes de financements.

1-1-2-1 Les Etablissements Publics de Santé (EPS)

Les EPS se caractérisent par une unicité des règles de leur organisation interne médicale.

La première loi hospitalière du 31 décembre 1941 a affirmé, pour la première fois aux hôpitaux, la qualité d'Etablissement Public administratif de santé. En outre, ils se voyaient imposer une structure pyramidale où s'installe une dépendance hiérarchisée entre : les centres hospitaliers régionaux (CHR), généraux et les établissements locaux. On compte en France 31 CHR dont 29 universitaires (CHU), 554 centres hospitaliers généraux et 355 hôpitaux locaux.

Cette notion a été confirmée par les lois ultérieures : les établissements de santé publics sont des personnes morales de droit public dotées de l'autonomie administrative et financière. Ils sont placés depuis 1996 sous la tutelle des agences régionales de l'hospitalisation publique et privée (ARH).

On voit donc que les praticiens hospitaliers relèvent du régime de droit public. Par contre, ils sont exclus expressément du statut général des fonctionnaires [M. DUPONT, 2001].

Les patients qu'ils traitent sont placés dans la situation statutaire «d'usagers du service public» même s'ils sont traités à titre privé par le praticien.

Cette place singulière des personnels médicaux des hôpitaux est la conséquence nécessaire de l'indépendance technique professionnelle du praticien tel que l'exige le Code de Déontologie. On y voit également un souci légitime de préserver l'indispensable spécificité d'actes ayant pour objet la personne humaine.

Les praticiens « temps plein » peuvent exercer une activité libérale au sein de l'Hôpital public selon des modalités précises. Deux à trois lits du service sont théoriquement disponibles pour deux vacations hebdomadaires, où, en orthopédie, les arthroplasties de hanche et de genou font trop souvent l'objet d'une activité privée hospitalière expansive. Les praticiens hospitaliers ont la possibilité d'abandonner leur pratique libérale à l'hôpital en échange d'une prime d'exercice public exclusif.

En outre, le personnel médical des Centres Hospitaliers Universitaires possède une double appartenance : praticiens hospitaliers & professeurs des Universités (PH- PU), qui assurent la triple fonction d'enseignement, de recherche et de soins (voir n°3).

Les agents temporaires comprennent les Assistants hospitaliers universitaires et les Chefs de Cliniques assistants. Une prime d'exercice public exclusif vient aussi de leur être accordée s'ils s'engagent à exercer l'intégralité de leurs fonctions dans le cadre du service public (sic) …ce qui était de toute façon le cas auparavant.

L'exercice médical à « temps partiel » est en outre maintenu dans les hôpitaux pour faciliter son ouverture vers la ville. Il concerne des praticiens hospitaliers (PH) à mi-temps ou des attachés des hôpitaux intervenant dans la limite de vacations accordées par le directeur de l'hôpital.

La loi du 31 juillet 1991 fixe l'organisation médicale hospitalière actuelle qui repose sur une division en services basés sur des spécialités reconnues autonomes.

Ce cloisonnement présente l'avantage d'affiner considérablement l'activité du service mais fige le système qui ne peut plus aisément se repenser en fonction de l'évolution de la demande de l'évolution thérapeutique. Aussi devient-il difficile de limiter la place des disciplines finissantes et d'aider au développement de nouvelles. Il aboutit, à l'extrême, à de petits services balkanisés, repliés sur eux-mêmes. Cette situation est parfois néfaste à la bonne coordination des modes de prise en charge des patients.

Il est dénombré environs 35 000 praticiens hospitaliers en fonction.

Les rémunérations de ces personnels sont fixées par l'avenant médical et procèdent actuellement d'un double décompte :

- en service normal, le temps de service obligatoire exigible est de huit demi-journées obligatoires, auxquelles peuvent s'ajouter deux demi-journées : soit de service public, comme une activité d'intérêt général, soit d'activité libérale à l'hôpital. Une indemnisation pour les plages horaires supplémentaires au-delà du temps statutaire (416 demi-journées par an) étant possible au titre de temps de travail additionnel si le fonctionnement de l'hôpital l'exige.
- si le service requiert des gardes, son décompte est alors horaire : 48 heures par semaine en intégrant les gardes de nuit dans le temps de service et en y associant une indemnité de sujétion. La directive 2000/34/CE du Conseil de l'UE concernant l'aménagement du temps de travail et le repos compensatoire est applicable aux PH. Pour les spécialistes, comme les chirurgiens qui prennent des gardes, les conditions semblent pénalisantes puisqu'ils devront pratiquer leur art de façon discontinue, s'ils récupèrent leurs heures. Et ne risque-t-on pas d'aller vers un système sur-administré, détaché du terrain, avec des tâches codifiées, des services compartimentés, du personnel médical interchangeable, sur le même site.

Et même parfois sur des sites différents, encourageant l'activité nomade des chirurgiens, en fonction de la gestion du temps de travail et de la nécessité des équipes médicales. Nonobstant les incantations des textes législatifs, le malade serait-il vraiment au centre du système ?

1-1-2-2 les Etablissements de Santé Privés (ESP)

Ils relèvent, quant à eux d'une définition négative, restant la seule officielle. Elle énonce que « sont considérés comme Etablissements de Santé privés tous établissements de soins comportant hospitalisations qui n'ont pas la nature des Etablissements publics ou qui ne sont pas gérés par l'Etat ou les communes. »

De façon très générale, se distinguent :

- les Etablissements à but lucratif, à objet commercial où exercent des praticiens libéraux, orientés majoritairement vers des soins aigus et particulièrement la chirurgie ; ce secteur représente globalement vingt pour cent de la capacité hospitalière totale ;
- et les Etablissements à but non lucratifs, généralement gérés par des associations qui, ayant opté à temps pour la dotation globale, avec ou sans participation au service public, recrutent des praticiens salariés dont le statut relève de conventions collectives. Le salaire indiciel peut être majoré d'une indemnité ou d'une bonification accordée sur décision du Conseil d'Administration (CA) de l'établissement. Un petit nombre de ces établissements non lucratifs antérieurement à prix de journée préfectoral, a préféré dénoncer leur convention d'aide sociale et a passé convention dans l'enveloppe de la Caisse régionale d'assurance maladie (Cram), sauvegardant ainsi le statut libéral de leurs intervenants.

Les ESP ne sont pas organisés en structure interne réglementée et les praticiens y trouvent un cadre médical plus souple et évolutif. Caractérisés par de nombreux et petits établissements, un mouvement récent de regroupement a permis la création d'établissements de taille importante dotés de plateaux techniques sophistiqués.

D'un point de vue juridique, l'activité des médecins dans un établissement de santé privé sous contrat est généralement considérée comme un prolongement, dans le cadre de l'établissement, des formes individuelles ou de groupe d'exercice « en ville » de la profession. La prestation *intitu personae* (voir n°10) noue une relation directe avec son patient avec lequel il est lié par une relation contractuelle de droit privé.

Sa rémunération s'effectue à l'acte sous forme d'honoraires conventionnels pris en charge en tiers-payant par les caisses, auxquels peuvent s'ajouter des suppléments à régler par le malade chez les professionnels en secteur à honoraires libres (secteur II).

Le praticien est lié par un contrat d'exercice dans l'Etablissement dont la communication est obligatoire au Conseil de l'Ordre Départemental et permet ainsi de vérifier sa bonne conformité au Code de Déontologie.

Le contrat d'exercice libéral précise les modalités d'intervention du praticien au service de l'Etablissement, les conditions de mise à disposition de locaux et de personnel, la continuité des soins, les conditions de reversements d'honoraires aux cliniques privées, obligatoires depuis le 22 février 1973, en contrepartie de l'usage de l'entreprise hospitalière, ainsi que les services qui s'y rapportent. Ce contrat se limite à l'organisation générale du travail. Il ne doit pas constituer un lien de subordination caractérisant un contrat de travail ; ce cas pouvant être source de requalification du statut et des cotisations personnelles du praticien par les caisses de recouvrement des cotisations sociales (URSSAF).

L'exercice salarié est aussi possible dans un établissement hospitalier privé, notamment dans le domaine des urgences et des Soins de Suite et de Rééducation (SSR), quand il est inclus dans le prix de journée.

Il est la règle dans les Etablissements privés sous Dotation Globale de Fonctionnement (DGF), participant ou non à la réalisation du service public hospitalier (PSPH) : la grille de salaire est calquée sur la grille indiciaire hospitalière avec cependant une majoration correspondant à l'absence de statut de droit public de ces types d'établissements et de l'absence de garantie qui en découle. L'organisation du travail médical y est plus contraignante avec des obligations de continuité des soins et, éventuellement, d'accueil des urgences. Depuis plusieurs années, l'évolution salariale se fait au désavantage des professionnels du secteur privé PSPH en raison d'un défaut ou d'un retard de transposition des revalorisations salariales importantes accordées aux praticiens hospitaliers dont l'Etat veut maintenir l'attractivité de carrière.

La relation médecin-malade, est alors dépourvue du rapport direct contractuel relevant de l'art.1147 du Code civil. Les actes étant accomplis pour le compte de l'établissement, il est le seul détenteur du contrat de soins (Cass. civ. 26 mai 1999 ; Clinique Victor Pauchet de Butler).

Les ESP ne peuvent qu'à titre exceptionnel rémunérer leurs praticiens par référence à un volume d'actes médicaux (R.715-6-10 du CSP ; nous analyserons dans la troisième partie, l'intérêt de cet article).

Dans la pratique, l'individualisation des deux types de relation médecin-patient n'est pas aussi tranchée : un patient pourra choisir un chirurgien car il exerce dans une clinique où le patient désire se faire opérer : dans ce choix l'*intuitu formae* est alors prédominant. Et dans d'autres cas, le patient vient à l'hôpital pour se faire opérer par un praticien qu'il a choisi et avec lequel se noue une relation directe, qui est alors très empreinte d'*intuitu personae*.

(12)

L'évolution législative et réglementaire a progressivement rapproché les règles applicables aux deux secteurs (public et privé) d'hospitalisation, accompagnant de ce fait l'évolution convergente des pratiques de soins et des mentalités.

Le drame du sang contaminé a été le vecteur de ce retournement : un vide législatif est apparu dans le domaine de la sécurité sanitaire et la mise en cause spectaculaire du corps politique et administratif ont contraint le législateur à fixer un cadre normatif commun aux activités de soins. Les gouvernants, interpellés avec force par les associations de défense, ont entrepris un travail législatif sans précédent.

Antérieurement, le pouvoir réglementaire en la matière se limitait aux mesures classiques d'hygiène et de prévention des maladies transmissibles ainsi que de sécurité des installations et matériels.

Depuis une décennie, le législateur a étendu sa compétence à tous les domaines des activités médicales, poussé dans ce sens par l'opinion publique et les prétoires, qui, refusant la fatalité, exigent la sécurité et la précaution dans toute démarche ayant pour objet la personne humaine.

Dans cette perspective, l'ensemble des établissements est désormais soumis à des obligations communes de plus en plus prégnantes que nous analyserons.

1-2 LES CONTRAINTES DU SYSTÈME DE SANTÉ

Elles sont résumées par le schéma n°2 (page 96) qui classe les principales lignes argumentatives et leurs relations.

1-2-1 Organisation interne des Etablissements de Santé

Les hôpitaux, en tant qu'établissements publics administratifs (EPA) doivent composer avec le corpus de contraintes qui leur sont imposés par le droit public :

- unicité de la personnalité juridique, dotée d'autonomie administrative et financière, soumise au contrôle possible de la Chambre régionale des comptes ou d'une inspection de l'IGAS ;
- statut de la fonction publique hospitalière pour le personnel non médical,
- régime des marchés publics; *soma divisio* de l'ordonnateur des dépenses hospitalières et du comptable public du Trésor dépendant du Ministère des Finances ;
- attribution d'une Dotation Globale de Fonctionnement (DGF) à la charge des organismes d'assurance maladie, introduite par la loi du 11 août 1983 et appliquée à partir de 1984 ; la liquidation de l'exercice de 1983 fut déduite de la première dotation et pénalise toujours la comptabilité des hôpitaux;
- complétée de recettes subsidiaires commerciales, non atténuatives de la DGF et souvent non négligeables si elles sont bien gérées… (Groupe III et IV des recettes).

Les Etablissements de Santé Privés (ESP) pour ceux qui sont dans le domaine de l'entreprise commerciale, prospèrent dans le marché grâce à :

- une tarification des services de type indemnitaire gérée de façon exécutoire, contrôlée globalement en ex-post, associée à des recettes hôtelières accessoires,
- les règles du plan comptable général (PCG) ; dépôt des comptes annuels au greffe du Tribunal de commerce.

Il s'agit aussi d'une entreprise qui évolue sous contraintes : sans liberté totale d'entreprendre, ni liberté totale de gérer. L'effet classique du commerce « élasticité-prix » est sans prise sur son fonctionnement. La clinique sous contrat croise de façon unique l'objet commercial avec la socialisation des coûts, réalisant ainsi la fameuse « exception française », le *french paradox* si surprenant pour les anglo-saxons.

Toutefois, dans cette diversité, on peut reconnaître une tendance dans l'organisation comptable des établissements de santé à développer une analyse financière, démarche d'analyse économique qui s'affranchit des règles juridiques et comptables traditionnelles pour affiner leurs coûts au niveau d'un produit fini, l'unité d'œuvre. Les hôpitaux sont dotés d'une comptabilité analytique par l'article R.714-3-43 du CSP qui énonce : « pour les besoins de gestion financière, l'ordonnateur tient une comptabilité analytique couvrant la totalité des activités et des moyens de l'établissement ». Ils participent à la construction d'un panel de coûts qui établit une comparaison des productions entre établissements. La comptabilité analytique aboutit à l'évaluation de points d'indice synthétique d'activité (ISA) par rapprochement des données issues du programme de médicalisation des systèmes d'information, (PMSI).

Le PMSI trouve son fondement juridique dans l'article L.710-6 du CSP : « les établissements de santé publics ou privés procèdent à l'analyse de leur activité. Dans le respect du secret médical et: des droits des malades, ils mettent en œuvre des systèmes d'information qui tiennent compte notamment des pathologies et des modes de prise en charge en vue d'améliorer la connaissance et l'évaluation de l'activité et des coûts et de favoriser l'optimisation de l'offre de soins ».

Il est obligatoire dans les cliniques, où ces indices d'activité rentrent en compte pour finaliser, avec l'Agence régionale d'hospitalisation le tarif précis des prestations. Il contribue à l'élaboration d'un coût à la pathologie en le rapprochant des coûts constatés par la comptabilité analytique [P. FUSTIGER, 1991].

Les hôpitaux, comme les cliniques, entreprennent une démarche budgétaire prévisionnelle ainsi que des méthodes de contrôle budgétaires, réalisant un véritable tableau de bord interne des informations financières dans l'entreprise. Les hôpitaux publics sont invités, par la circulaire du 20 août 2002, à suivre leur gestion sur un Tableau de Bord des indicateurs Financiers des Etablissements Publics de Santé (TBF EPS).

A terme, il n'est pas exclu qu'une généralisation des normes comptables européennes, bilan et compte d'exploitation, ne s'impose aux établissements publics avec, notamment, la validation de la valeur nette comptable et la présentation de comptes certifiés sans réserve.

Si les différents établissements ont les mêmes contraintes réglementaires, il n'y a pas cependant d'homogénéité au plan fiscal, ceci pouvant entraîner entre certains établissements une distorsion dans les conditions de la concurrence. Les établissements à objet commercial sont soumis à l'impôt sur les sociétés, au régime de la TVA, dont en sont exclus les établissements à but non lucratif, sauf sur la redevance des médecins.

Une Commission médicale d'établissement - appelée Conférence médicale d'établissement dans le secteur privé - est mise en place selon l'article L.6161-2 du CSP. Constituée de l'ensemble des praticiens, elle élit un bureau et un président. Son champ de compétence légal s'étend à l'indépendance professionnelle, à l'évaluation des soins, à la politique médicale de l'établissement et aux prévisions d'activité médicale. Elle participe aux projets de l'établissement, prépare avec le Directeur les différentes orientations pour l'amélioration et le développement des soins et elle émet des avis sur les différentes opportunités qui s'offrent à lui.

Qu'il soit public ou privé, l'Etablissement est contraint de définir ses objectifs généraux dans le domaine médical et des soins infirmiers afin de réaliser un document appelé Projet d'Etablissement (PE).

Le Contrat Pluriannuel d'Objectifs et de Moyens (CPOM) a été institué par l'ordonnance n°346 du 24 avril 1996 portant réforme de l'hospitalisation publique et privée. Il devient obligatoire pour les cliniques à compter du 31 décembre 1998, en application du contrat national tripartite de l'hospitalisation privée du 15 avril 1997. Ce contrat, conclu pour 3 à 5 ans avec l'Agence Régionale de l'Hospitalisation publique et privée (ARH), comporte des annexes obligatoires que l'on ne peut pas négocier, complète le PE dans le domaine des orientations stratégiques et des transformations qu'il envisage. Toutefois, pour les cliniques, ces derniers items peuvent être gardés en interne, le caractère commercial de la structure les obligeant à un certain secret vis-à-vis des concurrents.

Les objectifs en matière de qualité et de sécurité des soins prévoient une mise en œuvre des procédures d'accréditation, ainsi que les investissements nécessaires au développement de l'Etablissement.

Le CPOM crée en outre pour les établissements de santé privés une véritable notion de service public tant en matière sanitaire par le signalement de problèmes particuliers, qu'en matière sociale par l'aide à l'obtention aux usagers des avantages sociaux auxquels ils ont droit. Mais l'annexe tarifaire du CPOM ne suit pas toujours les exigences du contrat et à l'extrême aboutit, selon le stéréotype des syndicats patronaux de cliniques, à un « contrat d'objectif sans moyens » (sic).

Au total, si le cadre juridique reste différent, on voit apparaître une évolution vers une approche commune timide et ponctuelle de gestion public-privé.

1-2-2 Les organismes de tutelle

(13)
La structure.

La notion de tutelle unique, ainsi que les enveloppes sectorielles pouvaient se retrouver déjà en ébauche dans les différents rapports de l'Inspection générale des affaires sociales (IGAS) des années 1984-85. Elle confirme l'idée que des grandes réformes de l'Etat peuvent se pressentir dans la lecture attentive des rapports administratifs bien antérieurs à la publication des décrets.

L'ordonnance n° 96-346 du 24 avril 1996 portant réforme de l'hospitalisation publique et privée crée pour chaque région une Agence Régionale de l'Hospitalisation publique et privée (ARH), personne morale de droit public dotée d'autonomie administrative et financière. L'Agence est régie sous forme d'un groupement d'intérêt public (GIP) constitué entre l'Etat et les organismes de l'Assurance Maladie. Elle est attribuée d'une mission exécutive en matière d'organisation, de planification et de répartition des ressources budgétaires entre les établissements de santé. Elle corrige notamment les inégalités existantes en matière tarifaire et veille à la sécurité environnementale en matière de soins. L'ARH constitue une innovation organisationnelle de régulation de l'activité hospitalière et de restructuration du secteur. Elle implique la coopération et la négociation entre partenaires et aussi…plus de comptes à rendre. Sa commission exécutive (COMEX) examine les attributions en matière d'autorisation. Elle est présidée par le Directeur de l'Agence Régionale (DAR) nommé en Conseil des ministres et qui a voix prépondérante. L'article L.6114-1 du CSP, commun aux établissements de santé publics ou privés fait obligation de passer un contrat avec l'Agence, confirmant le bipartisme entre l'Etat et les professionnels. La procédure budgétaire des différents établissements de santé publics ou privés se trouve sous son autorité.

Si en terme de droit le dispositif est commun aux deux secteurs, le mécanisme de fonctionnement pour s'accaparer les ressources, diffère notablement.

Pour les EPS, l'Agence reçoit du Ministère de la Santé une dotation régionale à répartir entre les différents établissements concernés sous forme d'un forfait (DGF).

Pour les cliniques, l'article L 6114-3 du CSP introduit par l'ordonnance du 24 avril 1996 a substitué au régime de conventionnement un régime de contractualisation avec l'ARH, conforme à un contrat type. Le système d'allocation de ressources est identique par son principe général à celui des Etablissements soumis au budget global : le contrat type valide leur conformité avec le Schéma Régional d'Organisation Sanitaire (SROS), ainsi que la qualité et la sécurité des soins délivrés aux assurés sociaux. L'ARH fixe pour le premier mai de chaque année un avenant tarifaire, accordé en fonction de l'Objectif Quantifié National (OQN). La régulation prix-volume se fait dans un objectif opposable national, mais elle se heurte à la logique micro-économique des acteurs.

Les ressources des ESP sont fortement dépendantes de l'Objectif National d'évolution des Dépenses de Santé (Ondam) voté par le Parlement (voir n°16).

Cet accord tarifaire tient compte, en outre, des données issues du PMSI (voir n°12) et secondairement des objectifs du Schéma Régional d'Organisation Sanitaire et de la Conférence Régionale de Santé. C'est l'Agence qui, en dernier ressort, règle les modulations des tarifs des Etablissements de soins ou les attributions du fond de modernisation des Cliniques privées (FMCP).

Le régime des autorisations relève des mêmes procédures pour le public ou le privé.

En effet, la Réforme hospitalière, par la loi n° 91-748 du 31 juillet 1991, modifie profondément le système d'autorisations administratives, identiques désormais pour les Etablissements publics et privés. Ces autorisations qui s'appliquent à tout ce qui est visé par la planification sanitaire, sont à durée limitée

(Art. L.712.14) renouvelable tous les dix ans tant pour le droit de poursuite de l'activité que pour les regroupements ou les conversions d'activité. « L'autorité responsable peut renouveler l'autorisation », et les mérites des différents projets destinés à répondre à un même besoin, seront comparés par l'administration. La planification hospitalière, déconcentrée de plus en plus à l'échelon régional, constitue le noyau central de la politique hospitalière.

Afin de maîtriser d'avantage les dépenses de santé et de favoriser la complémentarité entre les acteurs publics et privés, différents outils de planification hospitalière ont été créés et sont, maintenant, opposables aux deux systèmes.

Depuis 1970, puis réaffirmé par la loi hospitalière de 1991, le territoire national a été découpé en différentes zones sanitaires réunies dans la carte sanitaire qui résument les installations, les moyens d'hospitalisation et les équipements en matériel lourd soumis à autorisation. La carte sanitaire fixe les indices de besoins pour certaines disciplines et certains équipements en matériel lourd. Photographie de l'existant, elle serait supprimée pour une approche plus dynamique des besoins.

Un schéma régional d'organisation sanitaire fixe la répartition géographique des différents équipements ou activités de soins, et détermine les objectifs prioritaires de santé. Ceux-ci peuvent être révisés à tout moment et obligatoirement tous les cinq ans.

Carte sanitaire et Schéma d'organisation sanitaire (SROS) sont des actes administratifs opposables à toute modification de l'activité des établissements. Ils fixent les besoins en fonction de la population et le taux généralement excédentaire des structures de soins pèse sur les procédures d'autorisation de regroupements ou de conversions d'Etablissements. Les informations contenues dans le SROS sont particulièrement utiles pour la stratégie des établissements de santé ; elles en limitent les risques.

Commentaire.

Le processus de contrôle et de régulation ainsi décrit par les textes est sans doute la meilleure des régularisations dans le meilleur des systèmes. Dans les faits, la dynamique de l'ARH se heurte à des tensions politiques et administratives. L'unité de décision voulue par le législateur est difficile à appliquer. L'Agence relève de l'Etat mais l'assurance maladie, financeur du système, relève en principe du droit privé. Une autorisation accordée est difficilement non renouvelée sans argument de sécurité environnementale indiscutable. L'Agence est soumise aux pressions constantes que déploient les professionnels, les politiques et des industriels pour s'accaparer les ressources. Sous l'effet d'intérêts puissants, elle est parfois amenée à faire une politique qui ne serait pas la sienne.

L'OQN est un système régulateur subtil et efficace des dépenses par coûts constatés. Par son principe, l'enveloppe croisant prix et volume est une tarification judicieuse à l'activité. Mais en pratique, l'essai de régulation à la baisse, tenté en 1999-2000, fut un échec politique et administratif. Depuis lors, l'OQN ne fonctionne qu'en "effet de cliquet" positif, pour le plus grand bonheur des gestionnaires des établissements sous tarification.

Le système de soins est en outre piloté depuis le décret du 21 juillet 2000 par la Direction de l'Hospitalisation et de l'Organisation des Soins (DHOS) regroupant santé publique et action sociale qui succède à la Direction des hôpitaux auprès du Ministère de la Santé.

Au total, la planification, les autorisations, la vie contractuelle sont théoriquement communes au public et au privé et sont gérées *in fine* par l'Agence régionale de l'Hospitalisation. Son levier d'action sur les structures de soins est celui de la répartition des ressources entre les différents établissements de soins en fonction d'un objectif de santé publique et de rationalisation de l'offre.

1-2-3 Sécurité sanitaire ; gestion de la qualité et prévention des risques.

(14)

L'obligation de sécurité sanitaire et l'apparition du concept de précautions universelles à la fin des années 80 ont amené le législateur à s'impliquer d'avantage dans ce qui concerne l'exercice médical. Il s'appuie sur des textes juridiques opposables aux établissements de soins et s'implique également dans l'organisation du contrôle de la sécurité sanitaire appliquée à ces établissements. La loi n° 98-535 du 1er Juillet 1998 relative au renforcement de la veille sanitaire et du contrôle de la sécurité sanitaire des produits, donne aux Agences Régionale de l'Hospitalisation le contrôle de l'application des lois, règlements, décrets et règles générales d'hygiène hospitalière.

Au total, 47 lois, ordonnances, décrets, arrêtés et circulaires seraient actuellement opposables (voir le récapitulatif à l'annexe 4).

1-2-3-1 Les Vigilances sanitaires.

La mise en place et le contrôle des Vigilances sont le pré requis à tout développement d'activités médico-chirurgicales lourdes, même urgentes ou non standards. Ces contraintes ont pour but d'assurer la sécurité sanitaire et à travers la recherche de solutions plus performantes, améliorer ce produit final qu'est le soin.

L'Hémovigilance a été le premier secteur qui fut organisé par le décret du 24 janvier 1994. (Art. L.1221-13). En réponse au scandale de la transfusion sanguine, fut créé l'Etablissement Français du Sang responsable de l'Hémovigilance. Chaque Etablissement de Santé doit avoir un correspondant d'Hémovigilance entouré d'un comité de sécurité transfusionnelle. Il est en rapport avec un coordonnateur régional d'Hémovigilance et une fiche d'Incident Transfusionnel, dès qu'il est connu, doit être établie et communiquée à l'Etablissement français du Sang (EFS). Une remise à jour est prévue en fonction des directives européennes.

La Pharmacovigilance concerne les effets indésirables susceptibles d'être dus à un médicament ou à un produit. (Art. L.512-20). L'obligation de signalement est affirmée dans l'article R.5144-19 du Code de Santé Publique : « Un effet indésirable ou grave ou inattendu susceptible d'être du à un médicament ou un produit mentionné à l'article R.5144-1 doit faire l'objet d'une déclaration immédiate au Centre Régional de Pharmacovigilance »

La Matériovigilance concerne les dispositifs médicaux implantables dans le corps humain. (Art. L.5212-2.). Ils sont soumis à des procédures de certification de conformité, et porteurs du marquage CE. Il existe également une obligation de signalement à l'Agence française de Sécurité Sanitaire des incidents ou risques d'incidents dus à un dispositif médical (Art. L.1211-7). L'article D.665-5-2 du CSP précise que « l'exploitant veille à la mise en œuvre de la maintenance et des contrôles de qualité prévus pour les dispositifs médicaux qu'il exploite ».

L'infectio-vigilance, procédure normative pour tous les établissements de soins, se formalise dans le comité de lutte contre des infections nosocomiales comme le prévoit le décret n°99-1034. Sa tâche est de prévenir et de surveiller les Infections Nosocomiales (IN) en milieu hospitalier. Un fichier d'infection nosocomiale est établi pour chaque patient et il est fait obligation aux établissements d'en transmettre au centre de coordination, les résultats de prévalence, (le nombre de personne atteinte à un moment donné), d'incidence, (le nombre de nouvelles infections constatées dans une période donnée), et de densité d'incidence. Il existe cinq centres de coordination reliés à l'Institut de Veille sanitaire (InVs), au Comité technique national et au Réseau d'alerte, investigation et surveillance des infections nosocomiales, l'ensemble formant un système d'infectio-vigilance. Selon l'article R 711.1.1 du CSP, un Comité de Lutte contre les Infections Nosocomiales (CLIN) est obligatoire dans chaque établissement. Son rapport annuel d'activité est consultable sur place sur simple demande. On déplorait encore en France un taux anormalement élevé d'infections nosocomiales de 6,7 % en 1996. L'enquête de prévalence 2001 a montré une légère diminution des infections nosocomiales et elle insiste sur le respect des bonnes pratiques d'hygiène et sur la prévention de la transmission des infections croisées. Cette démarche permet de mobiliser les établissements et le personnel soignant dans la lutte contre les infections liées aux soins. Ce dernier terme paraît plus approprié à la diversité des situations où une transmission est possible. Des procédures concernant la prévention du risque de transmission des maladies provoquées par les Agents Transmissibles dits non conventionnels (ATNC) sont également en application. Des infections nosocomiales présentant un caractère rare ou particulier oblige à une déclaration nominative à la Ddass (Direction Départemental de l'Action Sanitaire et Sociale) dans le cadre de la circulaire du 30 juillet 2001. A l'occasion de nouvelles normes anti-ATNC, une fiche d'évaluation du risque potentiel à ces agents est obligatoire pour chaque patient.

Dans le souci de gérer leur impact environnemental, les établissements de soins doivent répondre aux exigences du décret n°97-1048 du 6 novembre 1997, relatif à l'élimination des déchets d'activité de soins à risque infectieux, incluant des bordereaux de traçabilité.

D'un point de vue juridique, on observe une évolution vers une unification du régime de responsabilité en la matière : l'obligation de sécurité et résultat, entraînant une responsabilité de plein droit, relevant de plus en plus des seuls établissements de soins, sauf preuve d'une cause étrangère infectieuse. Dans le cas des ESP, c'est toujours au patient de prouver la nature nosocomiale de l'infection dont il aurait souffert.

Depuis la loi du 4 février 1995, les ESP et EPS sont tenus de mettre en œuvre les moyens propres à prendre en charge la douleur des patients qu'ils accueillent (Art. L 710-3-1 du CSP). Ces moyens font partie des clauses de qualité inscrites dans le CPOM. Un Comité de lutte contre la douleur (CLUD) est institué dans chaque établissement. La loi du 4 mars 2002 affirme, s'il en était encore besoin, « le droit des malades à ne pas souffrir ».

Des normes de sécurité spécifiques ont été établies concernant les équipements structurants des établissements de santé :

- le bloc opératoire et ses aménagements techniques par l'article R.712-2-1 ; la stérilisation hospitalière qui devient une activité médicale déléguée de Pharmacie à usage interne (PUI), sous la responsabilité d'un préparateur par le décret du 26 décembre 2000;
- la maintenance du matériel et dispositifs médicaux du bloc opératoire (arrêté du 3 octobre 1995) ;
- les conditions d'anesthésie, l'Article D.712-40 imposant une consultation de pré-anesthésie, et de réanimation établie par le décret n° 94-100-1050 du 5 décembre 1994 instituant notamment une salle de surveillance post-interventionnelle (salle de réveil) et le tableau fixant la programmation des interventions ;
- le médecin coordinateur du bloc opératoire a le rôle « d'élaborer et veiller à l'application des procédures et modalités de préparation médicale du patient, surveillance post-opératoire dans l'immédiat et surveillance au réveil jusqu'au rétablissement des fonctions vitales (Arrêté du 7 janvier 1993) »;
- un « conseil de bloc opératoire » est obligatoire dans les EPS et bientôt dans les ESP.
- des prescriptions médicales écrites, datées et signées.

Au total, l'activité au bloc opératoire, qu'il soit public ou privé, est exposée à des obligations légales définies avec une particulière attention, et leur non-respect peut constituer une véritable « mise en danger de la vie d'autrui » avec les poursuites pénales que ce fait pourrait entraîner.

La chirurgie cardiaque et la neurochirurgie sont encadrées par une réglementation spécifique précise concernant les postes de circulation extra corporelle ainsi que la charge de personnel médical et para médical qui s'y attachent. Les unités de soins intensifs cardiologiques nécessitent la présence d'un personnel médical permanent, d'équipement et de personnel para médical parfaitement définis en fonction du nombre de lits autorisés. L'obstétrique bénéficie d'une graduation de technicité selon le décret d'octobre 1998 sur la sécurité périnatale. Il impose des niveaux de prise en charge par type de maternité selon l'équipement et le personnel médical permanent sur place.

Tout ce dispositif normatif est soumis à des contrôles spécifiques réguliers par les organismes de tutelles. Ils visent légitimement un niveau égal de sécurité et de qualité dans tous les établissements de soins.

Il reste que la vigilance des organismes de tutelles est inégale :

- très forte sur les structures privées, notamment à objet commercial ;
- plus légères pour les EPS, dont certains n'ont même pas signé de CPOM ou d'autres fonctionnant avec des services défaillants qui sont même parfois l'objet d'un arrêté de non-conformité. De toute façon, s'ils ne sont pas satisfaits des décisions de leurs organismes de tutelles, ils interpelleront leurs élus politiques pour préserver leurs structures et obtenir des ressources supplémentaires.

Devant cette réglementation de plus en plus oppressante, qui tente d'étouffer le secteur privé, il est permis de s'interroger si le domaine du normatif qui envahit le système hospitalier, ne se fait pas au détriment d'une réflexion sur la qualité finale des soins ?

Cette interrogation nous amène au processus d'accréditation des établissements de santé.

1-2-3-2 L'accréditation des établissements de santé

Peu de secteurs d'activité ont, sous la contrainte sociologique, autant bénéficiés de la promulgation de tant de réglementations pour la qualité que celui de la santé.

La loi hospitalière n° 91-748 du 31 juillet 1991 puis les ordonnances n°96-346 du 24 avril 1996 portant réforme de l'hospitalisation publique et privée précisent l'obligation de satisfaire à une procédure externe d'évaluation dénommée accréditation. Elle a pour but de promouvoir une politique de développement continu de la qualité des soins.

Pour ce faire, l'Agence Nationale d'Accréditation et d'Evaluation en Santé (ANAES) devient par décret n° 97-311 du 7 avril 1997 un établissement public administratif chargé de l'évaluation médicale et de l'accréditation.

Les ordonnances du 24 avril 1996 ont, en outre, fait évoluer le statut des établissements de santé vers le régime de contractualisation avec l'Agence Régionale de l'Hospitalisation publique et privée. Le Contrat pluriannuel d'objectif et de moyens, dans son annexe obligatoire mais négociable, impose à l'établissement de s'inscrire pour une date de visite d'accréditation.

De ces dispositions réglementaires, il en découle trois enjeux majeurs conditionnant l'avenir des établissements :

- respecter l'engagement contractuel : les autorisations d'activités de soins sont, depuis la loi hospitalière du 31 juillet 1991, délivrées à titre précaire, donc limitées dans le temps. Leurs renouvellements ou leurs transformations peuvent être liés au respect de l'engagement de l'accréditation.
- contribuer à l'amélioration continue de la qualité et de la sécurité des soins. La recherche d'un dysfonctionnement ou d'un risque de dysfonctionnement est une obligation forte des établissements de santé. Les organismes de tutelles donneront volontiers des allocations de ressources à un établissement si l'accréditation est bonne. *a fortiori*, des réserves majeures pourraient entraîner un retrait d'agrément.
- clarifier la politique de l'établissement : responsabiliser les professionnels dans l'avenir de leur entreprise ; redonner un objectif de travail, ce qui contribuera à fidéliser le personnel par une démarche mobilisée sur :
    - un projet de soins,
    - une action à réaliser,
    - des équipes qui s'impliquent et qui valorisent leur travail,

- une politique de formation professionnelle,
- et le développement d'un management participatif au sein de l'établissement.

Cette démarche se manifeste comme une tension permanente entre ce qui est fait et ce que l'équipe souhaiterait réaliser pour le patient.

L'accréditation juge le processus de soin et non le résultat médical. Elle ne délivre pas un *label* de qualité. Elle influe sur la pratique médicale en lui redonnant de la rigueur. Par les remises en question qu'elle implique, elle fait progresser la pratique des professionnels.

La visite d'accréditation est une procédure d'évaluation externe d'un établissement de soins effectuée par des professionnels en activité (gestionnaire ; médecin ; cadre infirmier), indépendants de l'établissement visité ou de ses tutelles. Elle est donc réalisée par les pairs.

Les expert-visiteurs apprécient l'ensemble du fonctionnement et des pratiques de l'établissement par un regard extérieur sur :

- la vision centrée sur le patient, en essayant de se mettre « en place » pour réfléchir à l'environnement du patient : direct, le soin et indirect, la logistique ;
- une approche *per processus*, de l'entrée à la sortie du patient ;
- une vision transversale de l'activité de l'établissement, comme les missions communes et les circuits de l'information ;

Ceci dans une conception pragmatique et pluriprofessionnelle basée sur une amélioration continue du service au patient.

La restitution de la visite des experts informe l'établissement des améliorations à apporter, propose un programme d'action et, si besoin, fait des observations ou des réserves sur des défaillances constatées. Le signalement auprès du DAR et du Préfet d'un dysfonctionnement majeur observé lors de l'évaluation est obligatoire.

Le Rapport 2002 de la Cour des Comptes regrette le caractère restrictif de l'accréditation et souhaite que l'Anaes s'investisse dans le champ de l'évaluation des pratiques professionnelles (EPP). Des approches de médicalisation du référentiel V2 seront proposées pour la seconde itération des établissements ayant déjà satisfait à l'évaluation.

1-2-3-3 Le dossier médical.

Les établissements hospitaliers sont tenus de rédiger un dossier médical par patient aux termes de l'article R.710-2-1 du code de santé public. Il doit justifier l'hospitalisation et les soins, permettre d'optimiser la prise de décision et faciliter la transmission des informations aux autres soignants ; c'est un outil pour la qualité des soins dont le médecin est désormais le dépositaire et qui doit permettre de comprendre le parcours médical du patient.

Par le décret du 30 mars 1992, inclus dans l'article R.720-2-1 du CSP, le dossier médical du patient hospitalisé en établissement de soins, devient un document réglementaire, et son contenu doit notamment justifier la démarche médicale, la nécessité des examens et opérations ainsi que le suivi thérapeutique

L'avenir.

Les contraintes environnementales de qualité et de sécurité du système de santé sont identiques dans les deux secteurs. Leur conformité est le passage obligé pour un exercice durable. Les Vigilances sanitaires, les procédures de qualité, l'information médicale ne peuvent fonctionner que par la collaboration volontaire des professionnels de santé. Or, dans les établissements privés, le gestionnaire n'a aucun pouvoir de direction sur les médecins libéraux ; les tutelles n'ont d'ailleurs aucune autorité administrative sur eux. Ces procédures, vitales pour la structure, sont donc laissées au bon vouloir des praticiens et de leur temps disponible. De ce fait, elles risquent de devenir au fil du temps de médiocre qualité, voire de disparaître.... Sauf à mettre en place des relations nouvelles entre les acteurs impliquant les médecins dans la vie de l'établissement et relevant ainsi d'une activité salariée de complément [F. SAIX, 1999].

1-2-4 Droits des malades ; la loi du 4 mars 2002.

(15)

Les faits : la révolution culturelle liée à l'évolution du droit des malades.

Les droits des malades ne sont pas une nouveauté. Ils font partie des droits de l'individu. Déjà, la Déclaration d'Helsinki, version 1964, en faisait mention. Ils ont été affirmés dans la loi n° 88-1138 traitant des recherches biomédicales, adoptée le 20 décembre 1988 sur proposition des sénateurs Huriet et Sérusclat. Elle prévoit de recueillir le « consentement libre, éclairé et exprès » de la personne ou des parents pour un enfant, avant de l'inclure dans un protocole d'essai thérapeutique. Ces droits ont été confirmés par le décret du 6 septembre 1995 inclus dans le CSP (voir n°10) proclamant la nécessité du consentement éclairé et spécifique de la personne sur laquelle on va entreprendre une intervention non urgente. Le chirurgien doit en outre pouvoir prouver qu'il a donné une information claire, loyale et appropriée en l'hôpital comme en clinique. On voit donc pointer à l'hôpital une relation de type contractuelle surprenante dans un service public mais qui s'explique par la spécificité humaine du secteur. L'information doit être riche et franche en expliquant la pathologie et la physiologie du patient ainsi que les différentes possibilités thérapeutiques, invasives ou conservatrices, et ceci, dans un langage accessible, mais approfondi. Il s'agit d'une information approximative au sens fort, se rapprochant au maximum possible du vrai.

Question récurrente dans l'actualité des médias, la responsabilité des établissements de soins et l'indemnisation caractérisent un fait majeur de société.

Un premier projet de loi concernant l'aléa médical proposé dès janvier 1983, connut l'aléa de la vie politique, remis dans ses cartons par une alternance parlementaire.

Bousculé par l'actualité et l'évolution des mentalités auxquelles tout vide législatif devient intolérable, le législateur conçoit alors un système de réparation du dommage résultant d'un accident médical non fautif qui est commun aux établissements de soins publics ou privés.

La réforme de la responsabilité médicale après la loi du 4 mars 2002.

La loi relative aux droits des malades et à la qualité du système de santé adoptée par le Parlement le 19 février 2002 et publiée le 4 mars 2002 sous le n° 2002-303, s'affirme complète et ambitieuse. Elle est le fruit d'un processus d'élaboration né dans la société civile sur les deux ans des états généraux de la santé. Elle fonde les principes d'une médecine plus participative, se veut globale et innovante, transcende le droit public et le droit privé, mettant le patient, quelque soit la structure où il est soigné, au centre de la nouvelle loi. Elle pose de nouveaux principes applicables à tous en recentrant la qualité des soins autour de l'usager. L'Etat et l'usager sont omniprésents dans le texte qui parvient à concilier le droit des victimes de dommages médicaux et les intérêts des acteurs de santé.

La loi se développe en trois parties.

La première partie affirme qu'il n'y a pas de responsabilité sans faute, sans pour autant définir ce qu'est une faute médicale et si elle sera présumée ou prouvée ?

Elle propose le concept de « démocratie sanitaire » définissant le droit des malades, la participation des associations et la responsabilité générale des professionnels. Nous savions que la démocratie n'est plus limitée au champ politique. Elle avait déjà accompagné le champ environnemental ou celui de la production économique. A la démocratie sociale créée par les instances fondatrices de la sécurité sociale (voir n°6), il nous est dorénavant proposé une démocratie sanitaire. Elle dépasse le paritarisme de gestion syndicat-caisse qui est actuellement en crise pour voir émerger un Collectif Inter associatif sur la Santé (CISS), premier pas d'une démocratie représentative des personnes au sein du système de soins. Cette démocratie sanitaire garde l'empreinte de l'Etat qui reste dans la partie centrale de la loi. Il légitime les agents qui parleront au nom des acteurs : associations agréées de patients, de professionnels, de syndicats et de ce fait, elle ne sera pas une démocratie représentative directe.

Commentaire.

Il est à noter que le titre de démocratie sanitaire disparaît lors de l'insertion du texte de la loi dans le CSP. Il faut toutefois souhaiter que cette démocratie sanitaire ne répète pas les immobilismes anciens du paritarisme social. Ou que, paradoxalement, elle ne génère pas des exclusions de malades ou de maladies non portés par un tissu associatif puissant, recréant des malades ou des maladies « orphelines », faute de relais amplificateurs. Il y a déjà des maladies pour lesquelles les laboratoires dépensent beaucoup pour un retour attendu sur l'investissement, tandis que d'autres sont laissées à l'abandon. Le risque des associations n'est-il pas non plus de légaliser un certain « communautarisme » (voir n°18) sous-jacent à notre tissu sociétal contemporain ? Par leur lutte contre le totalitarisme médical, les associations dans la santé seront-elles le moteur de l'évolution du système ? Dans ce sens, l'observateur peut noter, à titre documentaire, qu'elles reprennent souvent à leur profit une démarche de relation d'agence imparfaite avec risque moral (voir n°19, théorie de l'Agence de G.A. AKERLOF).

La seconde partie traite de la «qualité du système de santé » où il est sujet de la compétence professionnelle, des dispositions contraignantes relatives à la formation médicale continue, du respect des bonnes pratiques médicales.

La prévention et la promotion de la santé, ainsi que les réseaux de santé apparaissent officiellement et pourront bénéficier des subventions de l'Etat et de l'assurance maladie.

Le Titre III apporte un texte législatif particulièrement novateur.

Il affirme l'obligation du malade à être informé, sauf refus explicite, sans clause de conscience pour le praticien. L'accès direct à son dossier médical est licite, confirmant le souci de vérité, marqué par l'évolution de la société qui exige un discours de transparence. Les mesures relatives au respect de la personne et au secret professionnel sont de véritables réformes, s'harmonisant avec les lois européennes.

Sous le titre concernant les « risques sanitaires résultant du fonctionnement du système de santé », les professionnels voient leur statut de responsable privilégié s'alléger des dommages non fautifs. La loi fixe le principe du droit à la réparation « au titre de la solidarité nationale » des préjudices causés à un patient par un accident médical, une affection iatrogène ou une infection nosocomiale non fautives.

En effet, cette question de droit est particulièrement sollicitée :

- par l'évolution des investigations et des techniques de plus en plus efficaces mais aussi potentiellement risquées ;
- par les différences de traitement des affaires selon que le patient est en situation d'usager d'un service public ou en situation contractuelle en clinique privée ;
- par les lenteurs des actes administratifs ou judiciaires qui encombrent les prétoires.

La Convention européenne des droits de l'homme dans son article 6-1 affirme le droit à un procès équitable dans des délais raisonnables. Le gouvernement français était régulièrement épinglé par la Cour de justice de la communauté européenne pour l'inégalité des procédures juridictionnelles (administrative ou civile) auxquelles les patients devaient faire face et leur durée déraisonnable.

La mise en place de commissions de médiation ou de conciliation dans les établissements de soins, notée dans la charte du patient hospitalisé, permet une première approche des litiges selon la logique de subsidiarité.

La loi sur l'aléa thérapeutique dépersonnalise la dette en réparation des victimes de dommages médicaux non fautifs en créant un régime de solidarité. Une Commission régionale de conciliation et d'indemnisation présidée par un magistrat comprend des représentants des usagers, des Caisses et des Compagnies opératrices. La commission caractérise le dommage éventuel du demandeur : aléa ou faute thérapeutique. Un *accedit* auprès d'un sachant issu d'un collectif d'experts spécialisés peut être diligenté pour éclairer la décision. Les frais d'expertise seront remboursés à l'office par la Compagnie (Cie) quand celle ci fera une offre d'indemnisation.

Deux cas peuvent donc se présenter :

- la responsabilité d'un professionnel ou d'un établissement s'avère engagée, la Cie opératrice présente une offre d'indemnisation à la victime, sous un délai de quatre mois suivant l'avis de la commission et d'un mois après l'accord du plaignant qui vaut transaction, pour le régler ;
- ou bien il s'agit d'un aléa thérapeutique, sans faute médicale prouvée. L'Office national d'indemnisation des accidents médicaux (Oniam), établissement public administratif installé le 14 octobre 2002, propose, sous les mêmes délais, une indemnisation à la victime, financée au titre de la solidarité nationale. Le budget de l'Oniam, provisionné à la hauteur de 70 ms€, est alimenté par l'assurance maladie. Cette indemnisation ne peut rentrer en jeu, selon le décret du 4 avril 2003 que si le taux d'IPP est supérieur à 24%. Un barème d'invalidité est fixé par le décret ainsi que la date de début du processus fixée au 5 septembre 2001. Les contentieux antérieurs ou au-dessous de 24% relèvent encore des recours classiques.

Des recours en garantie contre la commission pour avis erroné sont possibles en cas de contestations d'imputabilité par l'une des parties; le patient n'est alors plus concerné par les suites subrogatoires du dossier. Dans ces conditions, diligenter une contre-expertise, si elle s'avérait indispensable à la suite du dossier judiciaire, deviendrait fort difficile à la partie qui s'estimerait lésée de droit, la personne n'ayant plus d'intérêt dans l'affaire.

L'Assurance Responsabilité Civile Professionnelle (ARCP) devient une assurance légalement obligatoire. Une prescription décennale unique à compter de la date de consolidation du dommage établit une égalité substantielle entre les deux secteurs. La date de consolidation correspond à la situation de la personne qui voit son état de santé ne présentant plus d'amélioration ou d'aggravation sensible après la fin des soins. Remarquons que cette date de consolidation n'est pas un élément juridique invariant. Elle est subjectivement proposée par le médecin et acceptée par la victime. *Quid* des dates de consolidation fixées *a posteriori* ? Lors d'un *accedit*, pratiqué à une décennie des faits litigieux, comment l'expert fixera-t-il objectivement cette date pour un magistrat qui, normalement, refusera de juger sur de l'approximation ? ...

Cette nouvelle loi entre dans une logique fonctionnaliste dont l'évolution est déjà inscrite au fil de la jurisprudence. En lui permettant de s'adresser à une commission unique quel que soit son statut juridique, elle masque à l'usager la complexité administrative et judiciaire de la démarche indemnitaire. Elle supprimera un certain nombre de litiges et permettra aussi d'en alléger les prétoires, tout en simplifiant les procédures puisque l'avocat ne sera pas non plus obligatoire.

Nous y voyons aussi les limites : la définition d'aléa thérapeutique soulève des problèmes: l'aléa, jeu de dé antique, implique une totale imprévisibilité. Il ne concerne aussi que les actes thérapeutiques et non l'ensemble des actes médicaux qui ne sont pas tous à but curatif.

La mise en place de ce dispositif intervient dans un contexte marqué par un désengagement de l'industrie de l'assurance du domaine des professionnels libéraux de la santé. Le risque devient trop difficile à évaluer et donc à tarifer. Les compagnies ont aussi l'impression de se situer au bout de la chaîne d'indemnisation et craignent d'y subir la montée en puissance du courant victimologiste.

Si le droit n'est jamais muet et qu'il ne peut y avoir déni de justice, le droit, certes, ne peut pas tout faire. Bon nombre de lois actuelles sont des lois de constat et non de postulat, quand ce ne sont pas des lois fourre-tout. Ce n'est pas le cas de la loi du 4 mars 2002, texte assez homogène, profondément novateur et créateur de droits nouveaux. Elle pourrait, s'il en était encore besoin, alimenter la fièvre justicialiste qui anime tant le corps social. Reste en attente l'interprétation de la loi, *ratio legis*, celle qu'en feront les prétoires qui apportera au texte sa version rationnelle et donc toute sa portée sociétale. Ne faudrait-il pas non plus « éviter l'indemnisation automatique de toute évolution médicale jugée anormale, ce qui serait illogique, la vie étant faite de risques, et déraisonnable, la société ne pouvant supporter la charge financière » [P. VAYRE, 1998].

Ce qui nous amène à la plus importante des contraintes communes : les contraintes macro économiques.

1-2-5 Les contraintes macro-économiques

(16)

Les pays de l'Organisation pour la Coopération et le Développement Economiques (OCDE) qui regroupe les 30 pays les plus développés, sont contraints à des règles économiques sur lesquelles ils n'ont pas de prise. De plus le Pacte de stabilité de l'Union européenne, dans le cadre de la monnaie unique, prévoit notamment que les déficits publics des Etats membres ne doivent pas dépasser 3% de leur produit intérieur brut (PIB). Nous dépassons cet objectif par une nette marge en 2003 et vraisemblablement en 2004. Aussi, les contraintes macro-économiques sont sans doute le rappel à l'ordre incontournable qui s'applique aux établissements de soins. Déjà le décret du 11 août 1983 avait imposé aux EPS un budget global (DGF). Puis l'OQN (voir n°13) est institué par la loi n° 91-738 du 31 juillet 1991. Véritable budget global, il devient opposable aux cliniques bénéficiant de la tarification.

L'ordonnance du 24 avril 1996 portant mesures en relation avec l'organisation de la sécurité sociale marque un effort de gestion et des réformes de fond. La Loi de Finances de la Sécurité sociale (LFSS) fixe annuellement l'Objectif National d'évolution des Dépenses de l'Assurance maladie (Ondam).

Chaque année, les dépenses constatées dépasseront l'objectif fixé initialement. Elles ont augmenté de 1995 à 2000, hors inflation, d'environ 1,5% en moyenne annuelle. Ainsi, la croissance des dépenses de santé en 2001 fut de 5,6% (à 108,8 milliards€) au lieu de l'évolution fixée à 3,5%, soit 3,1 milliards€ de plus que l'objectif fixé. Puis les dépenses de santé ont augmenté de 7,3% en 2002 alors que l'objectif national voté par le Parlement était de 3,8 %. En remontant le curseur à +5,3% pour 2003, le pouvoir politique propose un objectif national d'évolution « raisonnable » qui permettra partiellement, de sauver la face; sans pour autant limiter cette croissance facilement qualifiée d'inéluctable (voir figure 1).

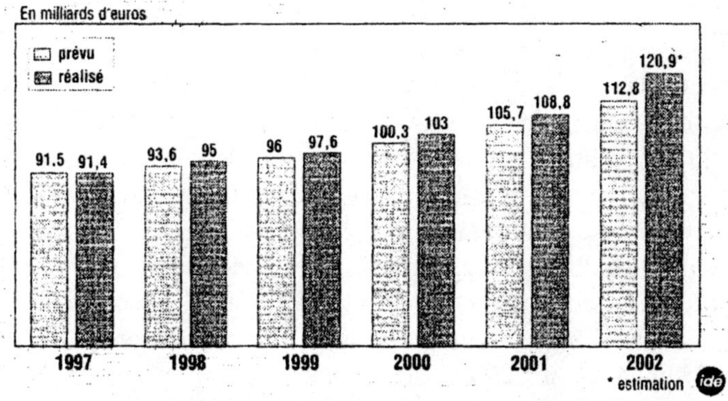

Figure 1 : Objectif national d'évolution d'assurance maladie [Les Echos, 24 septembre 2002]

Toute dépense devant avoir une recette en regard, la dérive continue des comptes sociaux se heurte à la dure réalité de l'équilibre nécessaire des comptes publics.

Entre 1998 et 2002, les dépenses nationales de santé ont progressé de 9,4 % à 10,4 % du PIB, plaçant la France en 4ème position des pays de l'OCDE. Les dépenses de santé par habitant en 1998 étaient au-dessus de la moyenne européenne :

2055 $ ajustés, contre une moyenne européenne à 1614 $ ajustés [P. BIENVAULT, 2002].

Les recettes en regard proviennent d'une part des cotisations sociales des entreprises et des salariés et d'autre part, des taxes et des impôts affectés, ce qui caractérise la mixité du système économique. Ce contexte de dépenses évolue dans un milieu industriel de plus en plus ouvert à la concurrence et soumis à l'irrésistible mondialisation libérale des échanges. La France pourrait, selon un ancien ministre, maintenir ce poste de dépenses, en y incluant les retraites, si sa croissance se maintenait à un rythme de 3 % par an (Martine AUBRY). Pendant trop longtemps, la classe politique espérait que la croissance, masquant les problèmes structurels, éviterait les révisions déchirantes.

Or, le cycle des affaires n'est pas si optimiste. Après quatre années de progression soutenue, l'économie s'oriente vers un cycle de faible croissance. Le nombre d'entreprises créées ou reprises diminue, passant de 284 974 en 1995 à 270 069 en 1999, marquant une faiblesse structurelle des investissements et s'ajoutant à une perplexité des entreprises à embaucher ; le taux de chômage s'incrustant à 8,4% de la population active de la zone euro. En outre, le respect du pacte européen de stabilité nous obligerait à un retour à l'équilibre des comptes publics, incluant l'Etat, la sécurité sociale, les collectivités territoriales, à l'échéance de 2004, opportunément repoussée de trois ans. Nous sommes loin de cette épure : le solde des administrations publiques est estimé à - 2,2% du PIB pour 2002 et - 2,1% en 2004, plaçant la France à l'avant dernière place, devant l'Allemagne Fédérale. L'évolution de la dépense publique est aussi bien loin de la norme annuelle fixée (2% inflation comprise). Les dérapages budgétaires sont préoccupants même si l'estimation de croissance de la France, dans un environnement qui ne s'y prête guère, pourrait atteindre 0,25 % pour l'année 2003, dans l'attente d'un redémarrage de l'économie en 2004. Les signes de « reprise de l'économie américaine » (sic) se multiplient. A moins qu'une rupture de croissance inédite ne menace l'équilibre courant…

Le réalisme macro-économique voudrait que les dépenses de santé ne soient pas une entrave au développement économique global. La nécessité de la croissance et les conditions propices de l'entreprenariat imposent, de fait, une diminution des cotisations sociales mais, avec parallèlement, la nécessité pour stabiliser les recettes d'une montée en charge des taxes et impôts affectés.

Or, cette pression fiscale a-t-elle aussi un plafond : celui de ne pas décourager l'initiative, les projets, ne pas motiver une délocalisation des centres névralgiques d'entreprises, notamment dans les métiers de haute technologie, sources de richesse mais très réactifs à l'environnement. Des programmes attractifs de baisse de l'imposition des personnes sont, contre toute attente, avancés pour les prochaines années.

Face à cette base incontournable, il est toutefois noté un effort considérable de la collectivité en faveur du secteur médico-social. La présentation du budget 2002 du Ministère de l'Emploi et de la Solidarité indique que les crédits de la Santé Solidarité progresseront de 2,9 %, soit 14,8 milliards€ contre 14,3 milliards€ en 2001 en périmètre constant auquel s'ajoutent les activités liées aux soins et relevant du budget de la sécurité sociale.

Ainsi ont été pris en charge 121 milliards€ (estimés) de prestations au titre de l'assurance maladie pour 2002, témoignant d'une forte progression des dépenses de santé depuis 1997 (voir figure 1). Il en résulte donc un budget global de santé très généreux par rapport aux autres pays qui, convenablement réparti, permettrait de soigner et de protéger dans de très bonnes conditions l'ensemble des français.

Nonobstant les plans de santé publique jamais réalisés en totalité dans l'enceinte de l'affichage, il reste le problème de fond : La difficulté que les décideurs et l'opinion publique ont à regarder la réalité en face, notamment le fait que des dépenses réparties ailleurs puissent avoir un poids considérable sur la santé publique. Ce coût d'opportunité pourrait se reporter sur les transports, l'environnement ou sur les causes de morbidité et de mortalité notamment des jeunes, échappant au système de soins. De 1995 à 2000, 130 milliards€ ont été injectés de façon cumulative en majorations de financement de l'assurance maladie. Ont-ils apportés une amélioration substantielle à la santé publique ? Les même ressources, dans un usage alternatif pour l'éducation sanitaire, la prévention routière ou l'aménagement du territoire, n'auraient-elles pas apporté un meilleur profit à la santé de la population ? Notamment sur la santé des plus défavorisés et des jeunes qui est menacée par les addictions, les accidents de la voie publique, le taux de suicide au chiffre particulièrement élevé dans notre pays. Contrairement à l'idée reçue du progrès linéaire, les inégalités se creusent entraînant une rupture du lien social qui est la base de la cohésion d'un pays.

Cette démarche de réflexion doit néanmoins être confrontée à la dure réalité d'une volonté politique qui n'est trop souvent qu'un conglomérat de corpus d'intérêts. Aurait-elle la sagesse d'arbitrages collectifs à l'image d'une démocratie aristotélicienne ou de la philosophie positiviste ? L'expérience porte à croire que la maîtrise d'une enveloppe ne permet pas toujours une redistribution des ressources budgétaires ainsi dégagées là où les dépenses publiques seraient les plus productives pour les fonctions collectives ! Comme le dénonce régulièrement la Cour des comptes, l'Etat n'établit pas pour lui-même le devoir d'exemplarité sur la rationalité de nos investissements collectifs. Beaucoup d'acteurs de la santé pensent qu'il est meilleur, pour la population, de développer leurs secteurs que de dégager des marges budgétaires pouvant aller vers des trappes obscures comme celles de nos entreprises d'économie mixte ou nos multiples politiques «Franceafrique» !

En parallèle, la mégalomanie de certains dirigeants d'entreprises, sans connaissance intime des métiers qu'ils entendent gérer et évoluant dans un capitalisme sans garde-fous, sont des contre-exemples implicites à toute efficience économique.

Cette remarque, qui reste néanmoins largement à débattre, met en lumière les difficultés du choix d'affectation budgétaire et de l'optimisation de la dépense publique.

Dans une démocratie moderne, la place du détenteur de la décision n'est pas toujours là où l'on croit la trouver. Il conviendrait d'identifier les nouveaux pouvoirs en concurrence dans notre société dont le politique n'est plus qu'un élément.

Elle ouvre la réflexion sur le triple questionnement :

Qui obtient quoi ?
Quand ?
Et comment ? …

Toutes ces contraintes communes ainsi développées bousculent le système et les mentalités en amenant progressivement une égalité normative entre établissements de soins publics et privés.

Dans la seconde partie de notre étude, par un panorama de l'existant, nous approcherons leurs répercussions sur le vécu professionnel actuel.

Enfin, une dernière étape pourra être franchie, permettant d'aborder les convergences attendues des deux systèmes vers une situation consolidée, au sens économique, incluant un ensemble qui peut être varié, mais dans un périmètre commun.

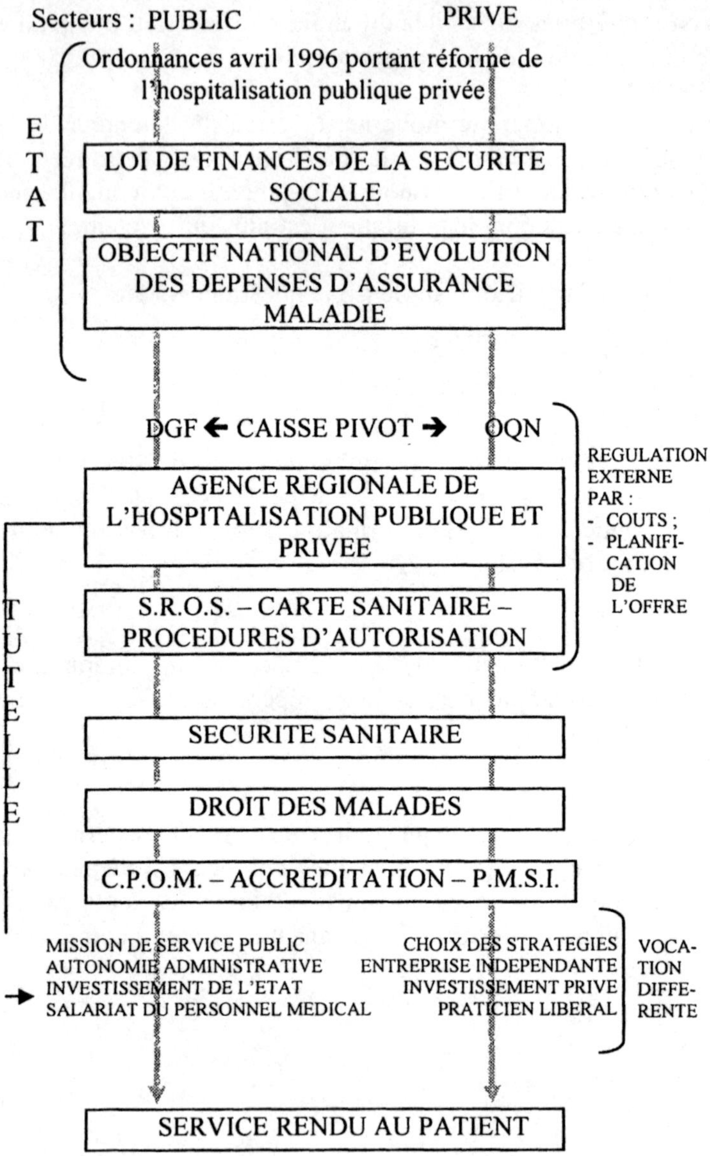

Schéma 2 : Les contraintes communes.

2

LE VECU PROFESSIONNEL ACTUEL, UN PANORAMA DE L'EXISTANT

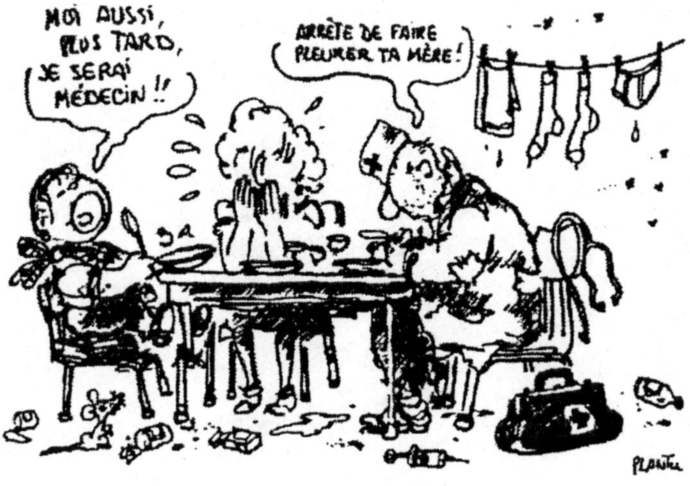

[PLANTU, Le Monde 2001]

2-1 A LA RECHERCHE DU POUVOIR PERDU

« *l'avenir n'est plus ce qu'il était* »
(P. Valéry).

2-1-1 De la vocation à la gestion : pas de répit pour les acteurs de la santé !

2-1-1-1 Stratégies pré-conscientes des acteurs; leur identification.

(17)

Les praticiens, encadrés par des obligations de plus en plus strictes, menacés par des mises en cause d'une extrême sévérité, sont plus que jamais dans « l'œil du cyclone ». Au plan moral, financier et politique, la situation de ces professionnels ne cesse de se dégrader, de se compliquer, au point de rendre, peut-être demain, la mission impossible. Cette évolution, bien que paradoxale, semble irréversible.

Des progrès immenses ont été faits comme en témoigne l'augmentation spectaculaire de l'espérance moyenne de vie. Beaucoup de médecins[2] ont débuté leur activité professionnelle à une époque où le monde de la santé avait confiance en son avenir et évoluait en même temps que le progrès scientifique et la croissance économique.

Ils étaient alors assurés d'exercer sereinement leur profession et de profiter pleinement des fruits de leur travail. Le risque majeur était en ces temps-là l'accident ou la maladie. Tout au contraire, aujourd'hui, ils sont plongés dans un monde d'incertitude. Qu'il s'agisse de la recherche, du juridique, du social ou de l'économique, quelle juste démarche doivent-ils adopter dans le constant souci de respecter l'éthique ?

Rien n'y fait, ni protestation, ni manifestation, ni grève, bafouant le code de déontologie. Rien ne peut jusqu'alors dissiper malaise et inquiétude.

---

2. Ce chapitre est une fiction. Toute ressemblance avec des personnes ou événements existants ou ayant existé, serait purement fortuite.

Une première approche de ce sentiment de découragement amène à analyser les stratégies pré conscientes des acteurs se résumant en trois comportements chronologiques successifs mais qui peuvent aussi s'imbriquer encore au présent.

Au départ et classiquement, le stéréotype culturel de l'équipe chirurgicale entrait volontiers dans le contexte de la vocation [J. MIRAMON, 1992].

En effet, cette activité, pétrie de crainte et de gratitude, suscitant une vive émotion, semblait réservée à des êtres appelés « d'exception », ne pouvant être exaltée que par une vocation souvent nourrie d'un modèle familial. Cette vocation se déclinait dans les principales valeurs sociales qui animent la profession : dévouement, compétence, prestige.

Le comportement du chirurgien de la clinique tendait à reprendre l'organisation fonctionnelle de l'hôpital où les praticiens mettaient leur esprit au service de la collectivité dans un climat de grande liberté et dans un désintéressement surprenant même à l'époque.

Le praticien, que seul animait la défense des grandes valeurs, recevait certes une récompense financière conséquente, mais celle-ci s'associait aussi à une estime, souvenir de *l'hononarium* antique, que lui témoignait l'entourage. « La fermeté, l'énergie, l'autorité, la confiance en soi, le sens aigu des responsabilités (un certain orgueil parfois), constituent autant d'éléments que les malades rechercheront souvent chez un praticien » [R. PIEDELIEVRE, 1963].

Cette démarche fondamentale du « don et contre don » a été bien documentée par l'ethnologue Marcel MAUSS (1872-1950) dans son *essai sur le don* (1934). Elle se confirme, dans notre civilisation occidentale, en beaucoup de situations. Actuellement, cet esprit se retrouve encore dans les missions médicales humanitaires des organisations non gouvernementales. La prodigieuse aventure des *french doctors*, présents sur tous les fronts de la misère reste emblématique. Le don de soi, la défense des grandes valeurs engagent les praticiens qui y adhèrent ; à moins que, pour certains, l'effet médiatique se disputant à l'activisme, ce ne soit aussi un tremplin pour une autre carrière...L'humanitaire s'est progressivement banalisé; la société civile internationale demande de plus en plus de stratégie dans ses programmes d'actions et le bénévole doit aussi s'engager dans une optique professionnalisante. Ce qui nous conduit naturellement à la seconde phase émergeante de motivation.

Ce thème apparaît avec le développement de l'efficacité de la chirurgie, en particulier depuis la couverture des antibiotiques permettant plus d'audace technique dans une meilleure sécurité et par une exigence plus forte des patients. La médecine accède au rang de science d'une efficacité démontrée et appelle une démarche techniciste et de professionnalisation.

L'idéologie d'appartenance du praticien voit son aspect de vocation s'estomper au profit de sa technique. La clientèle ne s'y trompe pas. Elle se détournera du praticien au fort charisme, en faveur du technicien rompu aux pratiques récentes qui, même si elles ne sont pas encore acquises, semblent garantes du meilleur résultat possible.

Les praticiens se forment et s'impliquent dans ces techniques nouvelles afin de satisfaire une clientèle toujours plus exigeante, s'efforçant de fournir des prestations conformes aux données actuelles de la science et de qualité égale ou supérieure à celles de ses confrères et concurrents. C'est ainsi, qu'à une croissance continue, répond le développement accéléré d'une médecine fondée sur une conception biomédicale de la santé.

Le mode des chirurgiens a, en quelque sorte, vécu avec un décalage temporel, sa « révolution industrielle ». Les praticiens se révèlent alors de redoutables professionnels, couvrant de nouveaux besoins avec l'appui du marketing des fabricants qui voient un marché porteur pour de nouveaux produits. La confraternité masque souvent une concurrence acerbe entre professionnels qui deviennent de véritables techniciens de la santé.

Sans doute trop tendus dans cette légitimité professionnelle, et peu au fait du raccourcissement considérable des cycles de transformation du système, ils négligent l'apport de plusieurs disciplines parmi lesquelles l'économie, la gestion et le droit. Ils ne voient pas venir le troisième concept du métier : celui de la gestion, de la coordination et de la démarche planifiée, auquel leur formation initiale ne les a pas préparés. Il apparaît insidieusement depuis une décennie et s'impose actuellement aux acteurs. Trempés dans la dure réalité de la course forcenée vers la performance technique et la clientèle, les praticiens n'ont pas anticipé cette nouvelle donne apportée par l'évolution sous la contrainte économique du système de santé et le concept actuel de transparence médicale illustré par l'obligation du dossier médical et de sa communication dans l'application de la loi du 4 mars 2002.

Pire, ils l'ont longtemps niée, puis refusée, se réfugiant dans le *statu quo* sociétal. Quitte, par une attitude négative vis à vis des problèmes de gestion et de sociologie, à risquer de n'être plus les acteurs pivots, voire de compromettre la viabilité de l'outil de travail qu'est l'établissement de soins.

L'individualisme farouche, l'horreur des contraintes, rendent les praticiens difficilement accessibles à la culture d'entreprise et de la santé publique sans laquelle aucun projet ne peut maintenant aboutir. On parle de logistique, procédures, méthode, démarche de qualité, évaluation de l'action, sans que les praticiens s'y impliquent. Certes, le professionnalisme reste toujours la valeur de base pour améliorer le service aux patients. Il s'y associe un investissement méthodologique, doublé d'une culture de transversalité, notions que les professionnels de santé n'abordent qu'avec difficulté, mais qui est incontournable pour l'amélioration des pratiques. Elle implique deux questionnements au cœur de cette nouvelle culture :

- la coopération entre les métiers ;
- la production et la maîtrise des connaissances nouvelles.

Le professionnel sera en outre amené à participer de plus en plus aux choix de gestion, qui deviennent des choix stratégiques, engageant non seulement l'avenir de leurs établissements, mais également les conditions d'exercice du métier. Cette troisième démarche nécessite de briser les corporatismes et de privilégier le collectif sur l'individualisme. Elle est en devenir et nul ne peut prédire ce qui en sortira.

Ces trois motivations des acteurs chirurgicaux que l'on retrouve dans le temps mais aussi comme identifiant permanent, se confrontent de plus avec la réalité de la société civile, d'où la nécessité de tenter de la déchiffrer.

2-1-1-2 Déchiffrer la société civile.

(18)

La société contemporaine n'épargne rien ni au chirurgien, ni à son équipe : on s'indigne que cet homme ou cette femme là ne soit point infaillible, pas disponible à tout moment du jour et de la nuit. De plus, on souhaiterait que ses interventions soient gratuites et dans le même temps, il est tenu responsable de l'augmentation insupportable des dépenses de santé (même si on ne sait pas trop à quoi celles-ci correspondent).

La contestation des acteurs institutionnels n'est pas l'apanage des professions médicales. L'Education, et même la Justice sont parfois déstabilisées par des mises en cause répétées ou un désaveu public, parfois dévastateur. Ce phénomène est d'autant plus marqué pour la Justice qu'elle apparaît bel et bien aujourd'hui débarrassée de la tutelle politique, et directement responsable face à l'opinion.

La santé, concept polysémique, renvoie à soin, gratuité et dû. Ainsi du droit légitime aux soins, on est passé impérieusement au droit à la santé. Selon la définition de 1947 donnée par l'Organisation Mondiale de la Santé, celle-ci devient un « complet état de bien être physique, mental et social » ; ce qui revient à dire qu'il s'agit presque du bonheur, un idéal non finançable par la société. Il s'y ajoute que l'individu, et c'est normal, veut franchir ses limites : la prise de risque est affirmée, mais elle n'est pas assumée par l'individu qui demande que ses conséquences en soient mutualisées.

Les relations qui comportaient à la fois une part de mystère et d'inégalité comme la confiance réciproque entre le médecin et le patient ou entre l'enseignant et ses élèves, tendent à se contractualiser. De l'antique esprit platonicien, nous sommes passés à une logique kantienne, replaçant d'égal à égal usagers et sachants. Le prestige du médecin diminue à mesure que ses possibilités augmentent ; il est devenu un technicien. Et la technique semble totalement dénuée de merveilleux ou de mystère. Les moyens d'information ont leur part de responsabilité dans cette évolution, par la diffusion accrue de notions médicales plus ou moins bien comprises. Ils privilégient une image de société qui, sans cesse toujours plus, demande une performance.

Dans notre espace social que les durkheimiens qualifient d'anomique, tout est de l'ordre du choix, l'individu doit tout construire lui-même, peu de place restant au donné et à la transmission. L'individualisme ambiant s'exprime par la profonde difficulté qu'ont les personnes à se représenter les contraintes collectives autrement que comme une charge supplémentaire. Cet espace social sans références et devenu celui de l'affect serait, selon certains psychologues, paradoxalement la matière au développement de la dépression endogène.

Ainsi, l'aspiration des individus est-elle sans limite, entretenant l'illusion du « tout est possible », entraînant une dénonciation permanente des insuffisances des libertés formelles, dans un discours d'égalitarisme, d'un style de pensée progressiste très proche de celui de P. Bourdieu (voir n°5) et de sa société duale.

L'égalité réelle ne pouvant être atteinte, elle ne peut être que revendiquée. Tout comme la dignité, valeurs constitutives de notre société, elles sont limitées et sans cesse en devenir.

A ce « toujours plus » s'ajoute dans notre pays une longue tradition de centralisme et de puissance étatique nourrissant une dynamique providentielle qui demande à l'Etat de tout régler pour chacun, dans un climat d'individualisme grandissant. Après la démocratie d'opinion, apparaît une démocratie émotionnelle qui sa confond parfois jusque dans la dictature de l'émotion. Au nom du « plus de démocratie », elle porte à son paroxysme l'égalité et le maintient de l'Etat providence. Elle freine toute velléité de réforme et, par son inadéquation, va jusqu'à trahir les valeurs dont elle serait l'âme [D. SCHNAPPER, 2002] ; et l'ultime barrière de la condition humaine continue d'être la mort.

Dans l'espace social soumis à une surenchère des affects, apparaît une néo-radicalité émotionnelle. Elle développe insidieusement une mentalité « d'ayant droits », un progressisme qui se cache souvent sous le concept de citoyenneté.

« Mais quand le mot est employé aujourd'hui, c'est pour glorifier la vitalité de la société civile, qui ne cesse d'émettre de nouvelles revendications, de nouvelles demandes, de nouvelles plaintes. L'individu post moderne est un plaignant, un ayant droits en colère. « La terre ne sera bientôt plus habitée que par des créanciers. » [A. FINKIELKRAUT, 2002].

Sans vouloir balayer avec acrimonie les temps nouveaux, concédons au philosophe les excès sous-tendant l'art de la dénonciation qu'autorise son brio !

Le modernisme, selon la pensée positiviste d'Auguste Comte correspond à une société raisonnable et progressiste. Toutes les diversités, toutes les spécificités y sont évacuées au profit de l'intérêt commun, la *reductio ad unum* : l'Etat nation. La démocratie représentative des élus en est le paradigme. C'est un modèle français qui s'est exporté, mais qui, partout, se fissure. La post-modernité l'a réinvesti ; elle agrège les personnes en tribus dans un sentiment d'appartenance, voire de communautarisme imprévisible et d'aspect inorganisé. L'individu post-moderne peut, de plus, obtenir à peu près tout ce qu'il désire. Sa devise est : « comme je le veux et quand je le veux ». Il n'y a plus de limite à l'exigence de transparence qui est ressentie comme un droit. L'ensemble des productions et services offerts, y compris les biens et services médicaux, est l'objet d'une consommation compulsive. La post-modernité augmente l'isolement de l'individu en même temps qu'elle lui permet d'être en liaison (virtuelle) avec le monde.

Selon le cycle du lien social (voir figure 2), la post-modernité peut ainsi être comprise entre une période de haute dissolution sociale et celle de l'émergence d'un individualisme forcené (modernité tardive). Il est l'aboutissement du processus d'individualisation, mais aussi au début d'un mouvement inverse de recomposition sociale.

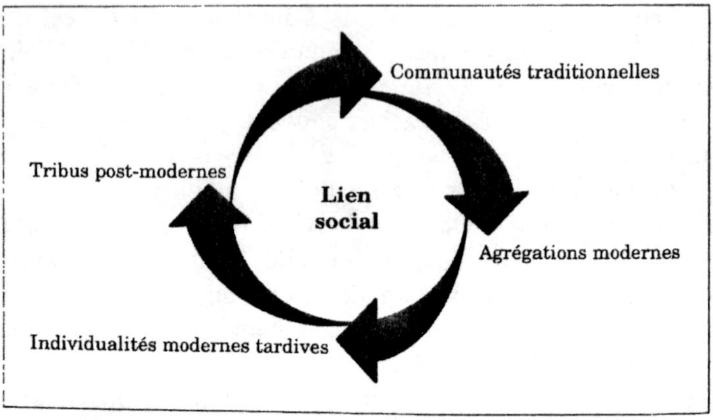

Figure 2 : le cycle du lien social [B. COVA, 1996].

Les quatre modes cycliques du lien social présentés par cette figure peuvent être historiques ou seulement coïncider aujourd'hui. Il faut aussi avoir à l'esprit que, par exemple en matière sociologique comme en d'autres, la réflexion sur le terrain risque souvent d'être en retard d'une époque…

Dans ce sens, soulignons aussi la montée des procédures et du normatif qui deviennent un nouveau mode de régulation sociale. L'excès de normes s'accumulera-t-il jusqu'au point d'être inefficace ou bien…à créer la délinquance ? Les prétoires voient se développer le système accusatoire et l'ère de l'indemnisation systématique [V. TURCEY, 2002]. Cette logique fonctionnaliste, se basant en dehors des règles des causalités adéquates marque une évolution déjà inscrite de longue date dans notre société. Elle aboutit à une pensée sécuritaire où tout est réparable, tout est justiciable. La dictature de l'émotion s'empare du corps social, entraînant des risques de dérapage. La post-modernité prône le subjectivisme. Elle nous convainc que le Mal est toujours à l'extérieur, jamais en soi – ce qui permet alors *ipso facto* de se trouver bon. La reconnaissance d'un coupable qui n'est pas soi-même aiderait à surmonter le handicap résiduel tant d'un point de vue moral... que par l'apport pécuniaire espéré.

Notre société valorise fort justement le savoir. Paradoxalement, cette société de savoir se nourrit de peurs. Des croyances que l'on espérait à jamais dépassée, guident de plus en plus le comportement des personnes. Il en résulte dans le domaine médical des attitudes parfois irrationnelles et volatiles. Périodiquement, un scandale lié au thème de l'infection jette l'effroi dans l'opinion. Elle vit dans le spectre de l'infection nosocomiale, sans trop savoir à quoi cela correspond, mais le mot est créé et l'indemnisation est là. Le public et les associations de malades sont convaincus à juste titre que les infections nosocomiales sont le fruit de l'industrie médicale et de son délire productiviste. Celui-ci est néanmoins bruyamment réclamé par ce public pour qui la santé n'a pas de prix : il veut des soins garantis pour tout et à tout prix.

Les présupposés du progrès médical entraînent un relâchement de la rigueur de la prise en charge personnelle de la santé, tout en exigeant davantage du système. Par un effet de sommation de l'ensemble, le principe de précaution devient un point passionnel, voir hystérique, surtout après le drame du sang contaminé qui a fortement interpellé la classe politique.

2-1-1-3 Le chirurgien : acteur intégrateur. Peut-il être l'agent parfaitement observable du patient ?

(19)

La nécessité de l'identification du comportement des acteurs nous amène à celui du chirurgien, qualifié classiquement « d'acteur intégrateur » [J. ELSTER, 1992]. Ce vocable résume bien la notion fondamentale de l'acte chirurgical, démarche avant tout intellectuelle qui englobe : le diagnostic, la décision partagée avec le patient et la réalisation de l'acte. Il prend aussi en charge les suites immédiates et lointaines. Il s'agit d'une sphère intellectuelle très spécifique qui inclut une décision donnée en priorité à la personne mais dont les conséquences peuvent être globales. C'est le type même de la relation d'agence imparfaite, le chirurgien, le mieux informé étant l'agent du patient et aussi celui de la Caisse opératrice des soins à ses affiliés.

[La théorie de la <u>relation d'Agence</u> fut développée pour les rapports du commerce, en 1970 par Georges A. AKERLOF, Prix Nobel d'Economie 2001 pour cette étude sur l'asymétrie de l'information. Rappelons que la partie informée est appelée agent et la partie non informée qui attend un service, le principal. Le schéma de relation d'agence s'adapte fort bien au domaine de la santé. L'acte médical est la situation-type de relation d'agence imparfaite.

Le principal délègue son pouvoir de décision et d'action à un agent-expert, le sachant qui est censé :

- posséder les connaissances techniques de son art,
- contrôler des zones d'incertitudes décisionnelles inhérentes à la pathologie.

L'observation du professionnel par l'agent est réputée imparfait en raison du contexte incertain des données et des intérêts divergents des acteurs.

L'effort que fait l'agent n'étant pas complètement observable, il en résulte deux types de risques :

- l'aléa moral où l'on peut douter de l'effort que fait l'agent pour satisfaire les intérêts du principal ;
- la sélection adverse où le principal observe imparfaitement les caractéristiques du bien servi par l'agent.

Il en résulte que la relation d'agence imparfaite positionne l'agent en arbitre décisionnel tant vis-à-vis d'un principal : le patient, que de l'autre : le gestionnaire ou la tutelle.

Le législateur, par la loi du 4 mars 2002 et les actions des décideurs en santé publique incitent à passer progressivement d'une observation imparfaite de l'agent-sachant, à une observation réputée « parfaite », recherchant ainsi un équilibre optimal entre ce qu'observe le principal et ce que fait l'agent].

L'incapacité de juger *a priori* l'acte opératoire est une caractéristique de la relation qui appelle inconsciemment à une référence morale. Cette notion, remarquablement exprimée par K. ARROW en 1983, résume la spécificité du secteur « Les mécanismes habituels par lesquels le marché assure la qualité des produits n'opèrent que faiblement dans le système de santé. Le contrôle ordinairement exercé par le consommateur informé est remplacé par l'internalisation de valeurs par les professionnels ». Dans ce modèle, le patient apparaît comme un consommateur aveugle, adossé, de plus, à un payeur également aveugle ; la seule régulation étant la vertu présupposée des acteurs. Le professionnel ne partage pas complètement, son information complète avec le patient. Celui-ci ne peut donc pas estimer de façon clairvoyante le produit de soins qui lui est proposé.

Dans ce sens il conviendrait que les sachants passent de la culture de l'implicite, si forte dans notre pays, à la culture de l'explicite réclamée par l'environnement social post-moderne.

Pour être plus précis prenons le cas d'une consultation chirurgicale où le praticien considère souvent implicitement que son client vient pour une opération et qu'implicitement il a aussi pesé les risques de sa démarche. En fait tout est faussé : le raisonnement doit être explicité par une remise à plat de la démarche décisionnelle, comme le demande d'ailleurs *explicitement* la loi du 4 mars 2002.

Une approche des mécanismes rationnels – ou... irrationnels – qui sous-tendent la demande de soins de la part de personnes est nécessaire à la poursuite de notre démarche. La modélisation de l'arbre décisionnel opératoire se fait selon la technique classique du *Standard Gamble* (voir schéma 3).

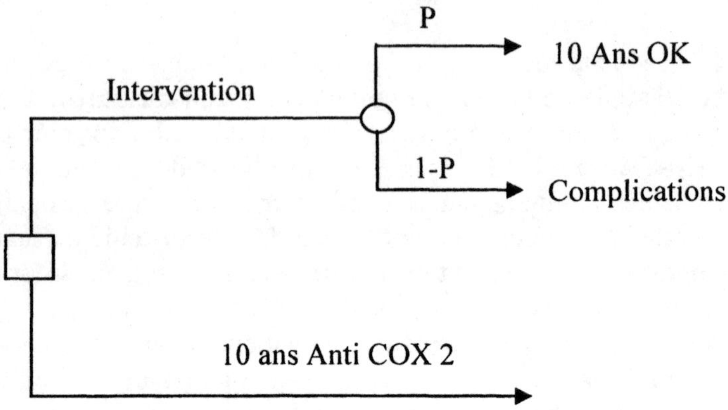

Schéma 3 : Modélisation classique du comportement des agents.

Nous prenons l'exemple d'une arthrose, affection dégénérative qui peut être traitée par anti-inflammatoire de deuxième génération (anti COX 2) ou par intervention chirurgicale endoprothétique ; le choix décisionnel symbolisé par un carré, la probabilité par un rond qui est la valeur pour laquelle les deux bras de l'alternative laisse la personne indifférente (*willingness to play*). La probabilité d'occurrence est comprise entre 0 et 1.

On voit donc que les deux branches présentent un coût non neutre et que le choix opératoire peut dépendre d'un élément fondamental : l'aversion au risque du patient ou l'empathie du professionnel. L'information du malade sur les avantages et les inconvénients des traitements est nécessaire pour réduire l'asymétrie de l'information entre prescripteur et patient et de lui permettre d'indiquer ses préférences.

C'est à ce niveau que les prétoires puis le législateur ont recherché à marquer un choix éclairé du patient face aux professionnels. Il s'est donc développé le concept de consentement éclairé par une information claire, loyale et accessible sur les soins proposés.

La complexité de la démarche apparaît par le fait que l'on demande au professionnel lui-même d'effectuer cette information, sans clause de conscience (loi du 4 mars 2002).

Il en résulte une incertitude et une asymétrie de cette information. Le praticien est dans une situation ambiguë : l'activité chirurgicale est pour l'essentiel (60% dans la région Languedoc-Roussillon) dans le secteur à objet commercial.

L'exposé des complications possibles par celui qui sera lui-même le réalisateur est une approche certes de justice et d'équité, mais fort variable selon que le praticien est plus ou moins bavard sur la question. L'exposé des statistiques dans un domaine de probabilité binaire ne saurait rassurer le patient qui ne peut pas *a priori* se situer. Les complications interventionnelles possibles étant certes redoutables mais assez rares compte tenu du nombre d'actes pratiqués, le professionnel de la santé demeure souvent très en arrière de la main sur le sujet, de crainte de voir son client, effrayé, lui préférer un confrère ou l'hôpital.

L'angle nouveau de l'approche informative s'articulera entre le seuil des connaissances toujours variable et la décision, toujours incertaine.

Il reste encore, à l'évidence, le vaste champ de régulation sur le modèle conventionnaliste, celui de la référence à l'éthique médicale hippocratique. D'ailleurs bon nombre de malades, par transfert, ne questionnent-ils pas leur chirurgien sous une simple forme : « Et vous, Docteur, que décideriez-vous pour vous-même ? » Ou bien : « Et si c'était votre mère, que feriez-vous ? ». La réponse du praticien emportant toujours le choix de la personne. Ce modèle induit une auto-limitation spontanée des comportements médicaux et apparaît comme une règle conventionnelle de la pratique aux yeux et vues de tous. En période de fortes tensions ce modèle de régularisation conventionnelle par l'éthique s'affaiblit considérablement.

Le système ne peut plus fonctionner sur la seule vertu de ses acteurs.

2-1-1-4 Les agents économiques et leurs relations :

(20)

Le vieillissement de la population, la *seniorisation* de l'Europe, est un fait souvent rappelé. Les personnes de plus de 75 ans verront leur effectif dépasser 2,5 millions dans un proche avenir. Dans la notion de santé on tient de plus en plus compte du phénomène d'usure dans la prise en charge de la personne. Les malades les plus âgés constituent une part considérable des hospitalisés et sont, en moyenne, les plus gros consommateurs de soins, notamment de soins chirurgicaux. Le maintien ou la restauration des capacités physiques et fonctionnelles de l'individu est devenu un objectif nécessaire pour notre société. Le caractère épidémiologique de cette population est marqué par des affections chroniques responsables de handicaps physiques de l'appareil locomoteur et sensoriel. Il convient donc de souligner la croissance importante, par exemple, de la place occupée en chirurgie par l'arthrose qui implique un recours de plus en plus fréquent aux implants orthopédiques articulaires, les dégénérescences rachidiennes avec l'approche chirurgicale des lombalgies, la cataracte sénile responsable de l'essor des traitements par la phaco-émulsification du cristallin.

Cette demande de soins croissante se confond souvent avec une exigence impérieuse de bien être. Les personnes qui auront pris l'habitude des consommations médicales des années de forte croissance, voudront, légitimement, garder le meilleur niveau d'autonomie possible en bénéficiant de tous les progrès médicaux du moment. Le traitement de la maladie passe au traitement de l'usure des organes et l'art médical se transforme en une techno science, un délire cherchant obstinément sa propre réalisation. Et le noble vieillard ne risque-t-il pas de devenir « un corps de machine malade qu'il convient de réparer à grands frais et à grand renfort d'innovations biotechnologiques » [J.C. HENRARD, 2002] ? Les mécaniciens du corps humain, emportés par leurs talents oublient parfois l'essentiel : la qualité résiduelle de vie (voir n°21). Le plus important ce n'est pas la technique mais la réponse de la personne à cette technique. Ce constat après un décès nous interroge : «...et pourtant son bilan biologique de ce matin n'a jamais été aussi bon » ; le malade nous a-t-il joué un mauvais tour ? Sans erreur médicale décelable, combien de morts « guéris » hantent nos cimetières ?

De plus, les problèmes comportementaux et sociaux restent plus que jamais d'actualité dans une société de plus en plus atomisée. Ils induisent parfois une prise en charge médico-chirurgicale de la personne en lieu et place d'une analyse sociale ou environnementale du problème. Les problèmes de fragilité psychologique de la personne sont parfois de meilleurs prédicateurs des résultats que les aspects biomécaniques souvent mis en avant. Ainsi, ce transfert se caractérise par l'émergence d'un problème médical qui, dans une situation externe plus favorable, aurait pu rester sous-jacent dans le champ de perception de la personne.

D'autant plus, qu'en regard, s'organise une offre de soins spécialisée, attrayante par sa technicité. Clinique ou hôpital sont en appel permanent pour maximaliser l'utilisation de leurs équipements. Si la capacité d'hébergement des patients est soumise à l'autorisation administrative, le nombre de salles d'opérations des blocs opératoires est laissé à l'appréciation des cliniques. Aucun élément de pondération ne vient contrer cette « induction de la demande par l'offre » souvent dénoncée par les économistes comme la source de dysfonctionnement du système [R. EVANS, 1974].

Le rapport de la Cour des comptes 2002 souligne une répartition territoriale inégale des lits d'hospitalisation. Ainsi les régions d'Ile de France et du Languedoc-Roussillon tournent à 60% de leur capacité théorique, ce qui est sans doute un appel à des actes inutiles ou redondants.

Il en résulte que la notion de besoin de santé demeure un concept ambigu face à une offre qui reste encore pléthorique malgré d'importants regroupements et rationalisations effectués depuis une décennie.

Pour s'orienter dans le dédale du système de soins, le malade, traditionnellement, se reposait sur l'avis de son médecin traitant qui restait garant de la continuité et de l'homogénéité des soins.

Actuellement, le malade est confronté à un flux informatif dépassant l'avis du médecin traitant. Il ne parvient plus à écarter les informations erronées ou factices, s'il est consulté sur un traitement estimé prometteur. Ne voit-on pas ainsi le malade aller directement chez un spécialiste souvent sur les conseils de son entourage ou par auto-orientation compulsive? Le malade « déambule » [G. JOHANET, 1999] alors dans un système de santé protéiforme, au gré de l'information glanée dans l'entourage ou propagée par les médias. Les spécialités médicales reconnues se sont multipliées. Elles étaient au nombre de huit à la création de la Sécurité Sociale ; elles sont maintenant au nombre de cent, en comptant les sous-spécialités. Il en résulte que chaque spécialiste a une réponse technique à un problème, sans trop préjuger de la personne.

Pour citer quelques exemples :

- Le lombalgique, état pathologique fréquent et particulièrement lourd en soins et coûts indirects, erre de médecins en ostéopathes, de radiologues en chiropraticiens, pour ensuite échoir à la consultation de chirurgie du rachis pour l'opération et, en dernier ressort, à la consultation de psychothérapie ou d'algologie, par lesquelles on aurait peut-être dû commencer ;
- La multiplication exponentielle des interventions pour cataracte sénile voit parfois leur résultat ponctuel marginalisé par le fait, médical, que la chambre postérieure de l'œil (structure neuro-sensorielle) est aussi déficiente que sa chambre antérieure, mais le chirurgien de la cataracte ne s'occupe que du cristallin…
- Le rhumatisant qui consulte le chirurgien de la hanche aura une indication d'implant orthopédique, d'autant que c'est sa société biomédicale qui lui conçoit le produit.

Il en résulte une désorganisation de la distribution des soins et le grand gaspillage dans les dépenses de santé que nous subissons.

2-1-1-5 *Le grand gaspillage dans la santé*

Les faits.

Les prestations inutiles ou redondantes minent le système de façon rémanente. Elles sont responsables de nos coûts les plus élevés de l'Union Européenne. Notre médecine est lourde, complexe et chère notamment par la multiplicité des points d'entrée dans le système. Ils sont de plus totalement libres d'accès. A l'heure du développement exponentiel des pathologies chroniques et multiples, il convient de réfléchir à la politique du juste soin en terme de rapport coût/efficacité. Eliminer les pratiques médicales déviantes pour recentrer les moyens sur les thérapeutiques actives, même coûteuses, est une forme élevée de challenge qu'il faut relever.

Les quelques lignes argumentatives *infra* illustrent l'importance du problème :

- La chirurgie de jour est anormalement délaissée, en faveur de l'hospitalisation complète dans les structures de soins, partout en sur capacité ;
- L'appendicite chronique est une maladie typiquement française ; elle est responsable du taux anormalement élevé d'appendicectomie dans notre système.
- La radiographie pulmonaire de dépistage des fumeurs - prescrite à défaut d'agir sur le tabagisme - déclenche des processus d'examen pouvant parfois aller jusqu'à l'intervention ; le risque iatrogène devient plus élevé que le risque cancérigène à dépister.
- L'hétérogénéité des pratiques en cancérologie notamment, selon les écoles et le point d'entrée du malade dans le système, est source de redondances et de non-qualité. De plus, 60 % des patients ne seraient pas traités à partir des standards thérapeutiques les plus actuels [M. MARTY, 2003].
- Le mal au dos, si banal, entraîne une répétition de bilans jusqu'à trouver quelque chose ; par dommage collatéral, un diagnostic lésionnel incident fixe la somatisation et déclenche une médicalisation nocive du problème. Pire, il augmente les indications chirurgicales injustifiées.

- Les nombreuses maladies inflammatoires chroniques sont hyper médicalisées, sans que soit appréhendé un contexte environnemental majeur.
- Les dépistages des cancers, concession légitime à l'inquiétude ambiante, se pratiquent sans la moindre évaluation de la pratique et de ses résultats [D. SICARD, 2002]. La confusion est constamment entretenue entre dépistage et prévention. Le dépistage est connoté positivement par la population, tandis que la prévention … chagrine et freine la consommation. Le premier a un résultat rapide et tangible tandis que la prévention agit sur le long terme et n'est pas porteuse politiquement.

Citons encore :

- les endoscopies digestives - préférées à une stratégie nationale de dépistage du cancer colo-rectal (*eg.* : la réalisation du test Hemoccult® réduit la mortalité de 15 %) – ou trop souvent répétées en dépit des avis des conférences de consensus ;
- Le mésusage des médicaments ; Une injection intra-veineuse sur deux s'accompagne d'une faute, dont certaines aux conséquences très graves [TAXIS, 2003].
- L'acharnement à faire maigrir les gros, quitte à les transformer, par la médicalisation outrancière du problème, en des infirmes aigris et amaigris.
- La reprise des discours des laboratoires bio-médicaux qui proposent tout ce qui peut se vendre sans contrôle par l'autorité administrative ; les essais d'implants orthopédiques sur les patients, pour voir comment cela marchera…L'absence de tenue d'un registre national d'arthroplasties, permettant d'évaluer leurs taux de survie.

Ce corpus d'observations, certes à débattre, pourrait se poursuivre impitoyablement. Les indications de prestations de soins posées pour faire fonctionner des structures existantes ou amortir des équipements ou des dispositifs sont assez caractéristiques de notre système. C'est aussi sans compter l'enfer moral et physique des excès de soins et des mutilations inutiles de personnes trop facilement qualifiées de malades.

Commentaire.

La médiatisation actuelle fait que toute mesure prise est minée par un angélisme qui se confond avec l'amour du genre humain. La libéralisation des autorisations d'équipements lourds d'imagerie médicale est attendue prochainement, notamment en déconcentrant les autorisations au niveau régional. Elle entraînera une embellie de la consommation d'examens que les praticiens appellent non sans euphémisme « complémentaires ». En pratique, ils forment l'essentiel de la médecine actuelle. Un nouveau type d'examen ne remplace pas l'ancien ; il s'ajoute aux autres. Les Français ont une grande appétence pour les examens médicaux d'autant plus que l'arbitrage par le prix n'existe heureusement pas pour la majorité des gens. L'ajout d'une technique sophistiquée à une autre plus rustique n'est pas toujours d'un quelconque bénéfice pour la personne ; pire, elle peut augmenter les soins inutiles. Aucune réflexion sur le meilleur compromis irradiation v/ apport diagnostic ne viendra ainsi menacer l'amortissement des équipements. La sommation attendue des recours aux techniques utilisant les radiations ionisantes ou les isotopes ne risque-t-elle pas à terme de rendre la population radioactive…pour la bonne cause médicale ?

L'avenir.

Les abus et inconvénients de l'imagerie médicale échappent à la rationalité. L'irrationalité de la pensée vient à son comble quand les gens s'indignent, par exemple, d'une antenne émettrice sur une école alors qu'ils confient des appareils de communication personnels à leurs enfants où se concentrera l'émission d'ondes lors de la recherche de la connexion…

L'analyse des gaspillages médicaux et des variabilités des pratiques a permis aux experts d'estimer une économie possible de 25 milliards€ cumulés. Elle serait à arbitrer vers les secteurs dégradés de la santé, comme la périnatalité, la psychiatrie ou les dépenses à venir qui s'annoncent potentiellement élevées. L'arrivée de nouvelles molécules en cancérologie ou en rhumatologie et l'inévitable haute technicité de certains équipements à prévoir comme la tomographie par émission de positrons où la pression des patients est considérable tout comme leurs prix, sont à anticiper en luttant contre les gaspillages.

Des solutions sont possibles pour s'extraire de l'univers stakhanoviste de consommation médicale. Déjà, les conférences de consensus proposaient des Références Médicales Opposables (RMO), actuellement plus guère opposables, pour valider les examens complémentaires. Encore faudrait-il qu'elles soient également opposables dans les prétoires où le ministère public dénonce volontiers, par de grands effets de manche, des examens « non faits qui auraient pu sauver le malade » (sic). Des « Espaces éthiques » s'installent dans certains hôpitaux pour mettre en débat les pratiques médicales à la lumière d'avis non médicaux. Encore faudrait-il se prémunir contre toute dérive possible en l'absence de références communes…

L'assurance maladie ou les futurs opérateurs privilégiés devront réfléchir à l'utilité médicale des soins, seule notion qui devrait justifier leur prise en charge. Elle passe par une définition d'une politique de santé et d'un thésaurus de soins nécessaires en fonction de la pathologie validée par les experts, les plates-formes et réseaux de santé et les responsables publics. Cette garantie de soins permettra d'aborder l'analyse coût-efficacité et de circonscrire les prestations qui ne relèvent pas de l'assurance maladie mais d'une complémentaire de santé [rapport de J.F. CHADELAT, Inspecteur général des affaires sociales - 2003].

La future loi de santé publique élaborée par le ministère de la santé, est consultable sur Internet. Elle devrait corriger les défauts structurels du système en remédiant aux lacunes actuelles de l'évaluation et de la prévention en santé. Elle proposerait des buts quantifiés de progrès en santé publique concernant cent objectifs précis sur une période quinquennale [M. GOMEZ, La Croix mai 2003]. La future loi sera pilotée par un établissement public de l'Etat, l'Institut national de prévention et d'éducation pour la santé (Inpes). Concession naturelle à une habitude bien française de créer une commission pour tout propos.

Notre système de santé actuel, basé sur l'*ethnos* de la consommation individuiste, pourra-t-il, demain, s'adapter à une approche collective de la santé ? Le débat sur le bien public et le bien individuel sera-t-il clairement ouvert ?

Dans la troisième partie, des solutions nouvelles s'inscrivant dans une autre modélisation du système, seront proposées à la réflexion du lecteur.

2-1-1-6 La qualité de vie selon la perception de la personne :

(21)

Les faits.

Par comparaison avec d'autres branches du système productif, le secteur de santé consacre peu de moyens à l'évaluation de résultats finaux, de rentabilité ou d'adéquation des soins aux souhaits des personnes. La grande presse prend le relais informatif en établissant des classements des établissements tant privés que publics. Ce sont généralement ceux où tout le monde va et y reste le moins longtemps. D'ailleurs, certains praticiens, pour rester dans le palmarès, ne veillent-ils pas à la diminution de la durée moyenne de séjour (DMS) et à la sélection des patients ?

L'accréditation des établissements de santé ne se situe pas dans le plan de l'évaluation médicale et ne concerne donc pas les indications et les thérapeutiques appliquées par les professionnels de santé.

Les articles scientifiques médicaux, très souvent non accessibles aux patients, voient leur adéquation de résultats contestables : généralement, on y mesure une technique chirurgicale et non le bénéfice d'un individu. Les implants orthopédiques permettent de retrouver les capacités fonctionnelles de l'appareil locomoteur ; il importe donc de mesurer le bénéfice apporté au patient de cet investissement dans le court terme mais aussi dans le long terme où les facteurs de risque d'échec sont non négligeables. Aujourd'hui, il ne suffit plus pour un orthopédiste de se contenter de mesurer les angles et les mouvements, comme dans la classification DMS évaluant: la douleur, la mobilité, la stabilité de l'articulation, dans une échelle numérique de 0 à 6). Le vrai problème est l'estimation globale de la réponse au traitement par la personne, étudiée avec des questionnaires psychosociaux ou d'autres questionnaires d'évaluation du bien-être comme le PGART (*Patient Global Assessment of Response to Therapy*). Il faut donc évoluer d'une description assez rustique des résultats, vers une appréhension du service rendu au patient.

Une nouvelle analyse décisionnelle.

On voit donc apparaître la nécessité de la mise en place d'indicateurs généraux d'utilité espérée pour le comportement des personnes en situation de choix.

Le caractère approprié des indications et la qualité des résultats opératoires sont obtenus par une modélisation des probabilités de survie et de qualité de vie. Pour quantifier le gain de qualité de vie, on se base de façon pertinente sur un concept d'années de vie ajusté sur la qualité ou QUALYs (*Quality Adjusted Life Years*). Ces QUALYs reposent sur une échelle analogique de 0 (décès) à 1 (réponse excellente) remplie par les patients. Ils permettent une comparaison temporo-spatiale des résultats des interventions de soins. Les économistes peuvent y joindre un ratio de coût par QUALY, ce qui donne une valeur à l'argent que l'on va investir dans l'amélioration de la qualité de vie. La notion de QUALY repose donc sur un fondement scientifique incontestable et permet d'évaluer la situation globale de la personne en économie de bien être et non sur un résultat ponctuel d'un geste opératoire (par exemple, une articulation à un moment précis). Son utilité espérée permettrait d'aider à révéler les préférences des patients confrontés à des choix en situation de risque ou d'incertitude.

Ainsi, la stratégie des pratiques médicales s'élargit-elle à des critères extra médicaux qui replacent la personne dans son environnement et devant son libre arbitre.

La réflexion sur ces faits nous amène naturellement à la nécessité de rationalisme et de coordination, qui s'anticipe dans les plates-formes et réseaux de santé.

L'incidence de la loi du 4 mars 2002 relative au droit des malades et à la qualité du système de santé active les réseaux de santé dans son Article 84 (L.6321-1 du CSP). L'ambition et le caractère novateur du texte ne sont plus à souligner. Il nous est proposé une véritable éducation thérapeutique de la personne. Les réseaux anticipent la croissance inéluctable des pathologies chroniques et dégénératives. De plus, la diminution de la démographie des soignants impose de l'imagination aux acteurs de santé avant que l'on ne leur impose un nouveau carcan juridique.

Même si on peut prouver qu'une méthode thérapeutique est meilleure qu'une autre, elle ne guérit pas à tous les coups. Chez un patient, il y a un certain pourcentage de chance qu'une méthode soit efficace ou, à l'opposé, estimer le nombre de patients à traiter pour un bénéfice. Dès lors, la décision d'acceptation d'un certain risque dépend de la psychologie de la personne.

Il serait donc utile, dans l'intérêt partagé, que l'information soit faite avant la prise de la décision, notamment au niveau de plates-formes et de réseaux de santé qui devraient se développer sur chaque grande branche de pathologie. Les étapes en amont de la prise de décision devraient inclure la prévention et la sensibilisation aux facteurs externes aggravants. Une approche pluridisciplinaire du patient est nécessaire avant son inclusion dans un programme thérapeutique. Ainsi, que l'appelle la loi, une information large et objective des différentes thérapeutiques médicales ou chirurgicales est à proposer au patient. L'expérience du réseau de santé, les plates-formes médico-chirurgicales et les associations de malades enrichiront les cercles de qualité entourant le malade (voir schéma 4, page 121). Dans cette perspective cognitivo-comportementale, le médecin généraliste trouvera toute la mesure de son art dans sa capacité de partager avec le patient pour prendre des décisions dans l'incertitude [M.A. RAETZO, 2002]. Le partage de la décision thérapeutique, par exomorphisme, ne pourra longtemps éluder l'analyse du rapport coût/efficacité et de la responsabilité des décideurs en santé vis-à-vis des autres patients ou patients potentiels concernés par le financement collectif du système de soins.

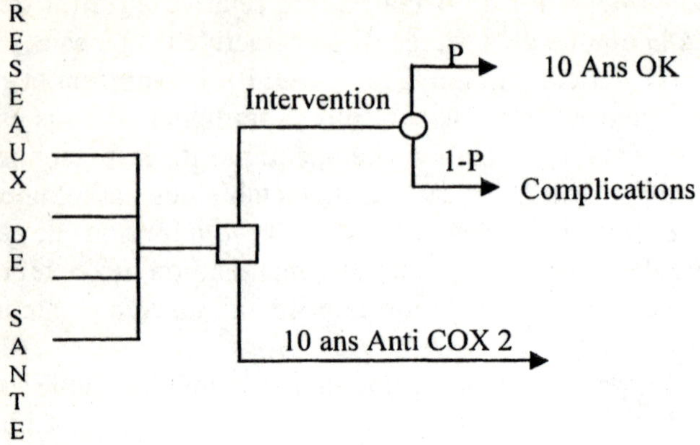

Schéma 4 : modélisant le comportement des personnes par les réseaux de santé.

2-1-1-7 Le blocage des syndicats médicaux

(22)

Face à cette situation nouvelle ainsi décrite, comment peut-on évaluer l'action des syndicats médicaux libéraux qui restent l'un des partenaires sociaux majeurs du système ?

L'autorisation des syndicats professionnels médicaux a été mentionnée dès 1892 (voir n°4). Fort nombreux et disséminés, ils se sont regroupés en 1928 au sein de la Confédération des Syndicats Médicaux Français, (CSMF) reconnue organisation représentative.

Le fait marquant des rapports entre syndicat et payeurs fut la mise en œuvre du dispositif conventionnel, qui restera unique en son genre. Le père de la convention médicale, telle que nous la connaissons toujours actuellement sous de diverses moutures, est sans aucun doute le Docteur J. MONNIER, Président de la Confédération de 1960 à 1981. Il comprit, bien souvent contre l'avis de ses mandants, la nécessité d'un dialogue dans l'esprit de démocratie sociale instituée par les ordonnances fondatrices (voir n°6), afin de faciliter l'accès aux soins pour tous et de sauvegarder l'indépendance et le confort des professionnels. Par sa signature de la convention, il engagea, par effet *erga omnes*, toute la profession. Elle a fonctionné selon des tarifs totalement opposables à la profession de 1971 à 1980, date de la création du secteur II.

Cette politique conventionnelle était alors la meilleure pour les différents agents, dans le contexte économique florissant de l'époque. Elle permettait d'augmenter la valeur des actes médicaux remboursés dans un système ou la technicité restait marginale : les dépenses de santé, encore modestes, concernaient une population jeune et active.

Ses successeurs n'ont pas eu toute la lucidité et la marge de manœuvre nécessaire pour appréhender le cycle de transformation du système. D'autant plus qu'apparaissent et se développent des syndicats catégoriels (anesthésistes, chirurgiens, ophtalmologues, radiologues, etc.), défendant une vision corporatiste du système et de ses enjeux. Moteur du système conventionnel dans les années d'expansion, les syndicats médicaux durcissent sommairement leurs discours dans une logique cellulaire de financement de l'existant, abandonnant ses interlocuteurs naturels, les caisses, pour interpeller les politiques. Le secteur à honoraires libres fut créé en 1980 par J. BARROT, Ministre de la santé, contre l'avis du syndicat majoritaire, pour satisfaire les ultra-libéraux de la profession. Il permet aussi de modérer les revalorisations des actes conventionnés accordées dorénavant fort chichement par les caisses, en incitant les professionnels à se servir dans le porte-monnaie des assurés sociaux.

L'autorité publique, minée par la mauvaise conscience, affaiblie par l'angélisme, accorde des enveloppes affectées à des cellules au gré des revendications plutôt que de décider d'une réforme de fond. Ils creusent ainsi les inégalités, en payant toujours plus aux riches de la profession. Il est curieux de constater que les responsables publics s'attachent à justifier l'octroi d'augmentation tarifaire sur des économies à espérer, pensant qu'il y aurait moins d'actes, s'ils sont mieux payés… Pour le moment, il faut encore essayer le principe... dont tout porte à croire qu'il est un faux-nez.

Les syndicats médicaux tendent à recycler des souvenirs fondés sur des concepts néo-libéraux qui ne correspondent plus au paysage socio-économique. Le rôle de l'action syndicale ne serait-elle pas de participer à l'élaboration de nouveaux schémas d'organisation du système de soins ? Pour en rester les acteurs pivots et retrouver leur crédibilité opérationnelle.

2-1-1-8 Le pouvoir perdu pourra-t-il être retrouvé ?

Au terme de ce chapitre, il apparaît que le monde hospitalier est passé en une décennie de dominateur à dominé [P. BOURDIEU. 1970] (voir n°5), si le lecteur veut bien encore excuser cette nouvelle « bourdieuserie ». D'où ce mal-être qui participe à la perception de pouvoir perdu. Encore faudrait-il savoir de quel pouvoir s'agit-il ?

- Le pouvoir sur le patient : Le temps est loin où le Professeur Portès s'enchantait que « tout acte médical est une conscience qui rejoint une confiance » [L. PORTES, *in* discours inaugural du CNOM, 1941]. Ce pouvoir est perdu et ce fait est entériné par les lois les plus récentes, comme celle du 4 mars 2002 relative aux droits des malades (voir n°15). La confiance, difficilement accordée, est vite retirée si une difficulté survient. Le professionnel est prisonnier d'une clientèle sûre de ses droits, exigeante, arrogante, voire menaçante. De partenaires, sachants et patients, se retrouvent parfois adversaires !

- Le pouvoir de gestion dans l'entreprise médicale est lui aussi perdu par le manque d'implication des praticiens, voulu ou non, dans la gestion, la coordination et la planification. L'investissement devient l'affaire des groupes privés ou des mutuelles. Le désengagement financier de l'instrument de travail, les divergences entre propriétaires et gestionnaires rencontrées parfois dans le secteur à objet commercial marginalisent encore un peu plus les professionnels de leurs établissements. Le pouvoir sur les gestionnaires s'est inversé: ceux ci tiennent dorénavant les professionnels en servitude et leur imposent impitoyablement leurs conditions d'exercice.

- Le pouvoir sur les tutelles et les politiques : il est grandement perdu. Pire, les professionnels libéraux des cliniques subissent une domestication croissante par une administration dont ils fortifient incidemment le pouvoir. Ils n'ont aucune possibilité de sortir du système. Cela limite leur marge d'intervention et les rend totalement dépendants de l'autorité publique. L'influence des professionnels médicaux libéraux persiste toutefois dans les situations de monopole de certains centres incontournables où le lobbying peut encore être très actif [D.C. PREVOST TESTARD, 1992];

- Le pouvoir sur la maladie : il n'a jamais été aussi grand dans ce domaine si sensible de la faiblesse humaine. Le sachant restant le garant de la souffrance, plutôt de son absence, avant d'accompagner le malade dans la finitude de la mort. Déjà Hadrien, à travers la plume de M. Yourcenar ne s'exclamait-il pas qu'il est « difficile de rester empereur en présence d'un médecin ! [...] l'œil du praticien ne voit en moi qu'un amalgame de lymphes »... Sublimant cette pensée antique, Michel SERRES [M. SERRES, 2001], conçoit dans le sachant « le héros du singulier, du corps privé, de l'intimité secrète, l'accompagnateur de la souffrance de chacun. Dans le cas contraire, il ne s'agirait que d'un demi-médecin, qui soignerait les maladies, les classerait, les rangerait comme des dossiers ». Le médecin n'a ainsi jamais suscité tant d'espoirs. Trop, peut-être, car, quand la maladie gagne finalement, c'est parfois vers lui que les reproches convergent.

Face à ces stratégies inconscientes ou plutôt préconscientes des agents dans le champ des activités de soins cliniques et face aux contraintes qui s'imposent à tous, quelles vont être les évolutions stratégiques des établissements de santé privés (ESP) ?

2-1-2 « La chronique d'une mort annoncée »

Cette paraphrase d'un titre cinématographique, met en lumière les difficultés du secteur et exprime le sentiment de beaucoup de professionnels de santé. Elle prend le relais d'une « sinistrose » ambiante du secteur à objet commercial marqué par son absence de visibilité.

2-1-2-1 Incertitudes (et quelques certitudes)

(23)
Le contexte.

Elles pourraient qualifier les autorisations et la tarification. Les évolutions stratégiques des Etablissements de Santé Privés ont été bouleversées par la loi n°91-748 du 31 juillet 1991, portant sur la réforme hospitalière et instituant dans sa section II une autorisation d'exploitation donnée pour une durée déterminée : cette caducité des autorisations, que l'on croyait pérennes, a ébranlé la structure patrimoniale de l'entreprise hospitalière. Sa survie est dorénavant subordonnée au schéma sanitaire fixé par les tutelles et à la mise en place de normes techniques de fonctionnement. Cette loi provoque de façon incidente l'émergence d'une patrimonialité ouverte sur l'incorporel : les autorisations d'activité de soins et la clientèle se distinguent alors de l'immobilier et de son financement.

Dans son sillage, le montant annuel de frais d'hospitalisation pris en charge par les régimes d'assurance maladie (OQN), décliné en une négociation prix-volume, s'est trouvé inclus à partir de 1997 dans le dispositif de financement de la Sécurité sociale, l'Ondam (voir n°17). Ces mesures marquent la fin de la rente économique où vivait le secteur à objet commercial.

Les incertitudes macro-économiques grandissantes et l'accroissement des volumes ont vu ce régime des prix administrés fortement encadré. La campagne budgétaire annuelle pour les établissements de santé privés permet parfois un ajustement à la marge. De plus, des enveloppes supplémentaires tels que le Fonds de Modernisation des Cliniques Privées (FMCP), créé par la LFSS 2001 pour 5 ans, concernant la sécurité, la qualité, les regroupements, hors périmètre de l'OQN, qui s'est substitué au Fonds Régional d'Aide à la Contractualisation (FRAC), ouvrent pour la première fois, des subventions à l'exploitation. Par contre, le développement de ces dérogations et de ces subventions crée progressivement un lien de plus en plus dépendant des cliniques vis à vis du payeur, la tutelle.

Ainsi, le niveau des loyers des Sociétés d'exploitation, les redevances des praticiens, pèsent parallèlement au service sanitaire rendu dans les discussions pour les fixations tarifaires ou la répartition des subventions exceptionnelles qui leur sont accordées. Le payeur ne peut pas à lui seul résoudre leurs problèmes ; il n'a pas souvent la vocation ou les moyens pour démêler l'écheveau complexe d'une entreprise privée.

Si les cliniques commerciales gardent toujours une part importante de l'offre de soins, de l'ordre de 20% des lits sur 715 établissements MCO encore en fonction, une grande incertitude plane sur le secteur. La moitié des soins chirurgicaux sont faite par les ESP. La moitié d'entre eux serait en déficit. Les efforts de régulation du système de santé, notamment mis en place depuis les ordonnances d'avril 1996, ont permis des regroupements et des rachats. Depuis 1997, 400 cliniques MCO ont disparu : les cliniques actuelles correspondent chacune à « 2,2 » établissements. L'offre de soins autour de structures plus importantes s'est ainsi concentrée. Une part grandissante (près de 20 %) est exploitée par les industriels du secteur.

Les données issues du PMSI (voir n°12) indiquent que la part de marché prise par les cliniques commerciales est, depuis quelques exercices, légèrement en décroissance par rapport au secteur public. La chirurgie ambulatoire qui a connu dans le secteur à objet commercial, une forte croissance au début des années 1990, voit son taux de progression entravé en raison de la limitation des journées prises en compte dans ce secteur et la saturation de la chirurgie vraiment substitutive.

L'hospitalisation stagne en raison du transfert vers l'ambulatoire d'activités qui nécessitaient de l'hébergement. Si la part de la chirurgie restera encore importante en orthopédie et traumatologie à moyen terme, certains secteurs ont vu leurs indications chirurgicales s'amenuiser par la tendance vers la chirurgie minimale-invasive et une meilleure connaissance des traitements conservateurs ou des méthodes thérapeutiques émergentes. Le raccourcissement des actes chirurgicaux et des temps de guérison, l'amélioration des techniques de pose d'implants contribuent à la diminution de la durée moyenne des séjours (DMS).

Citons en exemples : les pontages coronaires concurrencés par la chirurgie coronaire mini-invasive par « stents » ; ou les interventions sur tumeurs solides abandonnées pour la Radiothérapie, et demain « l'Ablatherm » (ultra-sons) ou la neuroradiologie interventionnelle. D'ici quatre ou cinq ans, n'y aura-t-il pas une solution pharmacologique à la sciatique sévère ? Notons aussi l'évolution cyclique des grandes pathologies humaines : l'une chassant l'autre, selon la théorie de la transition épidémiologique [A. R. OMRAN, 1977]. Les maladies tout comme les types de traitements ont un cycle vital, se développent puis disparaissent, ce qui rend nécessaire de ne pas figer les structures de soins.

Le taux d'évolution de l'OQN arrêté en 2002 témoigne, indirectement par diminution de l'effet volume, de ce tassement notable d'activité chirurgicale: son enveloppe de 7,012 milliards€ d'objectif opposable est en croissance de + 3,51% après rebasage en « ex-post ».

Il est intéressant de rapprocher cette enveloppe du Produit de l'Exploitation (PE) du secteur à objet commercial de l'ordre de 7 milliards€ pour l'exercice 2000.

Le tableau des flux issu de la Direction de la Recherche des Etudes et l'Evolution des Statistiques [DREES, 2002] montre un effritement de la rentabilité économique du secteur pour l'ensemble des structures commerciales depuis 1995. Les ratios sont analysés à partir du compte de résultat (CR) des entreprises publié aux greffes des Tribunaux de commerces, du système d'information des Caisses et des Statistiques Annuelles des Etablissements (SAE) :

- si le taux de marge brute d'exploitation, témoignant de la performance de l'entreprise (Excédent Brut d'Exploitation rapporté au PE : EBE/PE) est encore à près de 5 % ; (voir tableau 1), il est toutefois en diminution régulière depuis 1997 du fait d'une progression des achats et charges externes ;

- la rentabilité économique des firmes que mesure le ratio : Résultat Net comptable rapporté au PE (RN/PE) avoisine 1 % (médiane de la distribution.) (voir tableau 2) avec des inégalités régionales, comme un ratio encore plus faible relevé en région Rhône-Alpes, voire négatif en région Ile de France, (- 0,6%) (voir tableau 3).

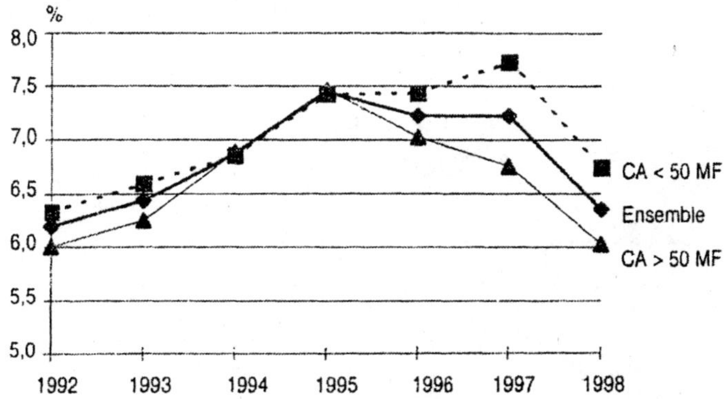

Source : DREES

Tableau 1 : Taux de marge brute d'exploitation (EBE/PE).

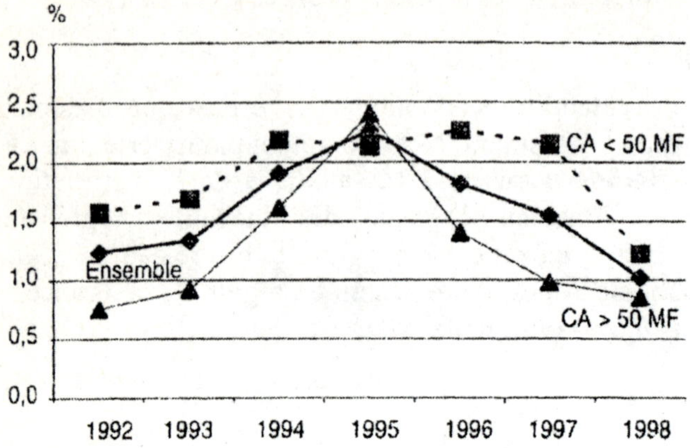

Source : DREES

Tableau 2 : Rentabilité économique (RN/PE).

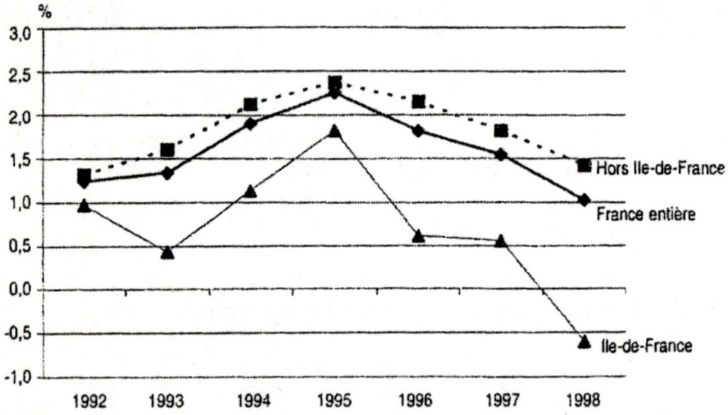

Source : DREES

Tableau 3 : Evolution de la rentabilité ensemble des cliniques.

Elle dépend également de la spécialité médico-tarifaire: le secteur purement chirurgical accuse une marge nulle, tandis que les Soins de Suite et de Rééducation (SSR) atteignent une marge de 3%, la psychiatrie, 5% (voir tableau 4).

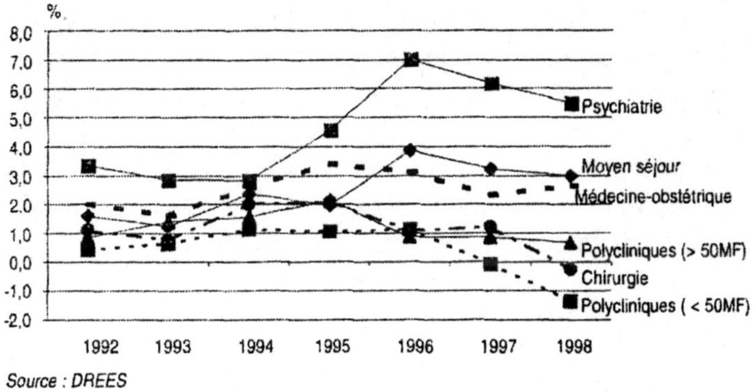

Tableau 4 : Rentabilité selon la catégorie de clinique.

En 2000, 28 % des cliniques accumulent un déficit presque égal au RN de l'ensemble des établissements (73 millions€).

L'équilibre du secteur ne se fait plus sur son métier : la Sécurité Sociale n'accorde plus le financement complet des soins par la tarification. En effet, elle ne couvre que 82% du revenu des cliniques. Les allocations de ressources sont appréciées en fonction de leur destination et non en fonction de l'équilibre de la structure. Il en résulte que l'équilibre ne se fait plus actuellement que grâce aux recettes accessoires, comme les produits des chambres particulières, les redevances ou les prestations à caractère hôtelier non pris en charge par l'assurance maladie. Ces recettes accessoires étaient autrefois le revenu des actionnaires ; elles sont actuellement l'élément d'équilibre de la structure. Les grands groupes, qui investissent dans le secteur, l'ont bien compris. Ils se positionnent dans les *case-mix* (i.e., éventail des cas) les plus attractifs (ophtalmologie, chirurgie vasculaire périphérique, chimiothérapie ambulatoire…), en visant dans leur programme de regroupement une logique des métiers de façon à bien se placer dans une filière de soins rentable. En outre, ils prennent pied dans les secteurs de l'hospitalisation à domicile (HAD), porteurs dans l'optique des réseaux de complémentarité et présentant l'avantage de se situer hors du périmètre de l'OQN. Les cliniques à objet commercial, qui avaient judicieusement choisi en leur temps la chirurgie ambulatoire comme option de développement, ont vu leurs résultats s'améliorer jusqu'à la saturation des activités substitutives. Leur croissance a permis une reprise des investissements en 1996 et en 1997. Leur poids financier, associé à l'évolution rapide de beaucoup de charges d'exploitation, compliqué par un tassement d'activité, aboutissent à la situation actuelle de crise du secteur.

L'avenir.

Il en résulte que :

- la rentabilité décline fortement, pénalisant les cliniques qui ont beaucoup investi en équipement, épargnant encore les établissements de petite taille ayant peu investi. Ils peuvent encore, paradoxalement, mieux se placer au CR par l'apparition artificielle de rentabilité, mais celle-ci compromet le moyen terme par le défaut d'investissement ;
- le constat d'un ralentissement des phénomènes de regroupement des cliniques à objet commercial [DREES, 2002]; cette tendance s'explique :
    - par la restructuration voulue implicitement par le système mis en place depuis les ordonnances de 1996 qui aurait atteint son point d'équilibre ;
    - par le fait qu'il n'y a plus d'opérateur financier pour la poursuivre ;
    - ou bien par la combinaison des deux facteurs.

Les risques financiers du secteur de l'entreprise hospitalière rendent de plus en plus difficile la couverture bancaire de telles opérations.

2-1-2-2 Des coûts non contrôlables caractérisent le secteur de l'entreprise hospitalière.

(24)

Dans cette activité de production de services, les frais de personnel sont élevés et leur défaillance, dramatique. Elle impose donc le recours de plus en plus fréquent, surtout depuis deux ans, à l'externalisation (*outsourcing*) de certaines activités non stratégiques. Ce poste, ainsi que l'alourdissement des charges variables (produits pharmaceutiques) entraînent la détérioration relative du taux de Valeur Ajoutée représentant le taux de croissance de la firme. Ils s'y rajoutent les risques de requalification des contrats d'intérim, s'ils sont trop fréquents.

La notion de fidélisation du personnel avait été absente dans les années de forte croissance économique dans le secteur des cliniques commerciales. A une époque où le personnel était encore nombreux sur le marché, elles avaient alors choisi d'investir essentiellement dans la technicité et l'immobilier, plutôt que dans le développement des ressources humaines. Ne voit-on pas, parfois maintenant, des infirmières quitter leur établissement pour y revenir par le biais de l'Intérim ? Ce système offre souvent au personnel des conditions, tant financière (prime de « précarité ») que d'organisation de leur travail, plus attractives qu'un poste fixe. La Convention Collective « Unique » (CCU) signée le 18 avril et applicable au 1er mai 2002 devrait permettre une fidélisation du personnel par l'arrêté ministériel d'extension. Elle construit un nouveau système de rémunération reposant sur des coefficients définis en ce qui concerne le regroupement de métiers dans chaque filière, associés à un pourcentage d'ancienneté fixe pour tous les salariés. Intégrant les éléments de rémunération existants, la CCU crée un effet d'affiche des salaires par la Rémunération Annuelle Garantie. Elle se rapproche de la CCN du 31 octobre 1951, elle-même en cours de rénovation, par le haut, au sein des établissements adhérents à la Fédération des Etablissements Hospitaliers et d'Assistance Privés à but non lucratif (FEHAP). Les effets économiques de la CCU sur l'entreprise à objet commercial sont encore difficiles à prévoir, notamment en limitant l'individualisation des rapports sociaux et leur liberté contractuelle traditionnelle en matière salariale.

Les gestionnaires se désespèrent également d'un développement, certes justifié, des produits à « usage unique ». Où est alors la logique économique quand, en fin d'une intervention, le coût du consommable médical utilisé est supérieur au forfait technique accordé par l'assurance maladie pour l'intervention ?

Il s'y ajoute encore les coûts de l'alignement de plus en plus intenables et non directement productifs, notamment pour respecter les normes imposées par les tutelles, assurer la maintenance bio médicale qu'il faut parfois sous traiter ou tenir les dispositifs de traçabilité de toutes les procédures entourant le patient.

Ajoutons à cela une facturation médico-tarifaire sans cesse rechapée et ainsi rendue de plus en plus complexe. Et un CR prévisionnel de plus en plus difficile à élaborer et à respecter. L'ajustement tarifaire annuel du premier mai décidé par la tutelle ajoute à la confusion comptable et empêche toute visée prospective en matière de gestion.

2-1-2-3 Le déséquilibre économique structurel:

Analyse.

Il est accentué par la difficulté d'élaboration d'une démarche prévisionnelle budgétaire. En ce qui concerne le résultat (CR) et le bilan, les cliniques commerciales étaient caractérisées, il y a encore une décennie, par une rentabilité positive associée à une absence de risque de défaillance de trésorerie. La croissance et la solvabilité de la clientèle rendaient le secteur attractif. Actuellement, les établissements commerciaux sont dans une zone économique délicate : leur rentabilité est nulle, voire négative ; les coûts absorbant la marge bénéficiaire. Toutefois, l'entreprise possède encore de la trésorerie grâce à la télétransmission à la caisse-pivot qui permet un règlement de

85% de la tarification, avant de régler les créditeurs. Il en résulte ainsi une monétisation sur le cycle d'exploitation. Les établissements fonctionnent généralement en Besoin de Fonds de Roulement négatifs (BFR -) par réduction du délai de l'encours client. A terme, la situation est fragile : une diminution du volume de l'activité ou le manque de rentabilité peuvent dégrader la trésorerie. La seule sortie ne pourra alors se faire que par un retour à l'état antérieur... Ou, quand le concours bancaire de trésorerie ne suffira plus, par la cessation de paiement et le dépôt de bilan.

Commentaire.

Ces chiffres et statistiques sont à prendre avec prudence. Par exemple, de nombreux comptes ne font pas apparaître un solde à couvrir d'heures supplémentaires de personnels escomptées mais pas provisionnées au CR. Ce glissement, contre toute prudence, peut compliquer la lecture du résultat ;

La méthode des ratios a aussi ses limites ; un retraitement comptable est nécessaire pour rendre les résultats plus économiques que juridiques ; des Dotations aux Amortissements et Provisions (DAP: n° 68 du PCG) élevées peuvent écraser le résultat.

L'OQN n'est pas opposable à une firme ; il en résulte une fuite en avant par le volume de la production. Chacun pour soi ! Il faudrait atteindre 6 à 7 % de progression annuelle du volume d'activité chirurgicale pour obtenir un bon confort d'exploitation. Est-ce bien raisonnable ?

Dans cette course effrénée au volume, curieusement (?) ce sont les établissements à but non lucratif qui ont le moins de scrupules en la matière. Cela leur vaut parfois incidemment un bon classement dans le palmarès des magazines. Il est vrai qu'ils justifient leurs pressions sur le volume des prestations par les charges salariales de la Convention collective nationale de 1951 dont bénéficie le personnel.

Il s'y ajoute la force de la bonne conscience, affichée par leur absence présupposée de profit (*sic*) dans leurs exploitations des entreprises hospitalières. Les établissements à but non lucratif n'hésitent pas à utiliser l'atout moral comme argument structurel pour mieux s'accaparer les ressources.

La situation de profonde déstabilisation du secteur crée un assujettissement inter actif des professionnels de santé et des gestionnaires qui suivent avec angoisse les indices de productivité du bloc opératoire. Ils réclament toujours plus d'activité chirurgicale à leurs praticiens. Ceci est d'autant plus réalisable que, pour eux, l'enveloppe d'honoraires individuelle est sans contrôle.

Par un effet collatéral, les gestionnaires sont sensibles au moindre frémissement de leurs tutelles. L'instabilité structurelle des cliniques alimente des préoccupations qui favorisent la déférence envers l'autorité administrative.

2-1-2-4 Perspectives et risques des praticiens libéraux

(25)
Les faits.

Les familles d'aujourd'hui et les nouvelles générations ne s'y trompent point. Elles orientent désormais l'avenir, non plus vers des disciplines médicales ou para médicales, mais vers des études économiques, commerciales ou de communication. Ici, pas d'astreinte ou de garde de nuit, pas de risque de contracter une maladie grave, pas de procès pour erreur de diagnostic, pas d'affrontement éprouvant avec la mort, la misère du quotidien, pas d'interrogation éthique sur une décision extraordinaire à prendre. Bref, une vie plus calme et régulière, avec des revenus proportionnellement supérieurs et un horizon plus large. La nouvelle génération voudrait souvent que la profession soit une fonction protégée, à part, et qu'elle soit semblable aux autres professions, avec tous leurs avantages sociaux.

L'obstacle à la vocation chirurgicale, dans l'esprit de la réduction du temps de travail, est particulièrement sensible actuellement dans les hôpitaux. A titre d'exemple, le nombre de chirurgiens digestifs actuellement en formation est de: un à l'UFR de Marseille ; un à Montpellier ; deux à l'AP-HP et aucun à Lyon. De plus, la nouvelle attractivité des carrières hospitalières met en danger le recrutement en professionnels des établissements de santé privés. Le résultat est là : nous allons manquer de professionnels dans les spécialités stratégiques. La pénibilité, la responsabilité, ainsi que le manque de lisibilité du secteur libéral amplifient la désaffectation du secteur.

Beaucoup de médecins anesthésistes retardent ou abandonnent une installation pour préférer se situer dans le secteur de l'intérim médical. Pour certains, c'est un mode de vie professionnel : cela leur permet de varier les expériences professionnelles, de jouir d'une sensation de liberté et de se ménager des périodes de temps libre notamment pour se consacrer à leur famille. La précarité n'est plus le caractère spécifique de l'intérim. Il est proportionnellement mieux payé qu'un poste fixe, en particulier à l'hôpital. La demande y est si pressante que les structures sont prêtes « à tout payer » pour avoir l'anesthésiste qui fera fonctionner leurs services stratégiques. De plus, pour une firme, cette charge financière n'alourdit pas la masse salariale, puisqu'il s'agit d'un service (ligne 62 au CR).

En clinique, la situation est parfois pire. Les cliniques proposent, ici ou là, un complément d'honoraires pour attirer les jeunes anesthésistes, embauchent des infirmiers anesthésistes pour soutenir l'activité du bloc opératoire. Elles participent financièrement à la mise en place d'anesthésistes venus d'intérim dont la charge est particulièrement lourde et aléatoire pour l'établissement. Dans le compte d'exploitation très tendu des cliniques, sur quelle ligne comptable peuvent-elles en assurer le financement ?

Ces recours coûteux, récemment épinglés par la Cour des comptes, deviennent parfois un mode de fonctionnement habituel pour certains hôpitaux. Il s'agit parfois pour faire marcher la clinique de monter de véritables bricolages organisationnels. Tout est bon pour trouver des anesthésistes. Ne parle-t-on pas de la « filière belge », vraie bouée de sauvetage pour certains établissements en complet naufrage. L'Ordre ou les Tutelles, par pragmatisme, ne veulent pas trop analyser de près certaines situations de fonctionnement…

D'après le fichier « ADELI » de la Ddass, les départs en retraite vont s'accélérer d'ici à 2005 et ne seront pas compensés par l'augmentation des places en faculté de médecine amorcée avec retard. La pyramide des âges des professionnels prend progressivement la forme d'une toupie, provoquant à terme la raréfaction des compétences médicales. Le choix des nouveaux médecins se fera-t-il vers les secteurs à contraintes lourdes où on les attend le plus? Les spécialistes libéraux se concentrent principalement dans les secteurs des CHU, confirmant leur disparité de répartition intra et inter régional. Le syndicat des anesthésistes estime une baisse de 30% de leurs membres d'ici à 2020. Or une majoration de 15% des actes d'anesthésie est prévue dans cette même période par le vieillissement de la population. Des mesures comme la restructuration des services, des plateaux techniques communs ainsi qu'un apport de spécialistes étrangers communautaires ou extra-communautaires sera inévitable. A condition que ce mouvement ne prive pas de ses spécialistes leur pays d'origine…

Face à ce problème, la réponse administrative, nous l'avons vu, est de créer une commission. Un Observatoire national de la démographie des professions de santé est institué par décret du 23 juin 2003.

La DREES a publié une enquête sur le revenu des praticiens de 1993 à 1999 ventilant les revenus bruts des revenus nets. Les charges sont ainsi en progression, atteignant 50% en moyenne.

(voir tableau 5).

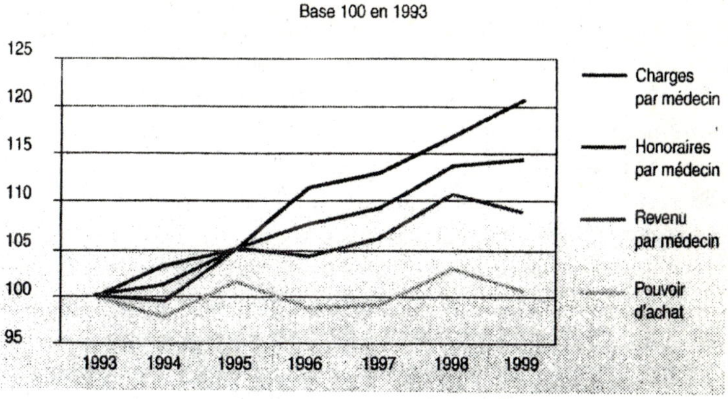

Tableau 5 : Evolution du revenu médical libéral et de ces composants [DREES, 2002].

L'évolution tarifaire est bloquée pour limiter l'effet prix-volume des actes : ainsi, depuis le 1er mars 1995 la lettre-clé KC des actes opératoires est restée identique. Deux secteurs voient leurs revenus croître le plus. L'évolution favorable des radiologues s'explique par la possibilité de faire effectuer leurs actes par leur manipulateur tandis qu'ils peuvent se consacrer à des examens plus longs comme échographies ou imagerie lourde. L'évolution des revenus des anesthésistes est également favorable grâce à l'appoint des infirmières anesthésistes qui leur permettent un contrôle de plusieurs actes dans différents blocs et à la salle de réveil en même temps. Une tendance qui ira sans doute en s'accroissant ; l'anesthésie ne serait-elle pas bientôt par la force des choses, un acte non médical ?

Il est noté dans cette étude que les chirurgiens orthopédistes travaillent beaucoup plus pour un revenu moindre. Il est intéressant de noter que pour les chirurgiens libéraux 25 à 60 % de leurs revenus vient d'activités de consultation qui essaie d'être de substituts de revenus. Compte tenu de l'inflation, il en résultera une diminution, en monnaie constante, du revenu des chirurgiens. Si une reprise de l'inflation devait survenir, les praticiens des secteurs ne faisant pas réaliser des actes en série pourraient en subir de plein fouet les conséquences.

(26)

En chirurgie comme en obstétrique, le blocage des lettres-clés a réduit les revenus relatifs des praticiens ; ils sont parfois compensés, pour les praticiens en secteur II, par des compléments d'honoraires - certes parfois remboursés par certaines mutuelles-. Les primes d'assurance de responsabilité civile (ARCP) augmentent considérablement, quand elles sont accordées, atteignant 12 600 voire 18 300 € par an en obstétrique. Il en résulte que certains gynécologue-obstétriciens préféreront, à terme, cesser la pratique des accouchements pour réduire une charge d'exploitation devenue insupportable.

Comment, dès lors, faire fonctionner le secteur libéral (et aussi le secteur public ou PSPH qui ont les mêmes difficultés) avec l'exigence de qualité de prestation pour tous mais avec des praticiens moins nombreux, moins disponibles que l'étaient leurs aînés ?

Les cliniques cherchent avec frénésie le maximum de praticiens, quitte à bousculer les règles contractuelles ou le code de déontologie, en faisant appel à des chirurgiens « volants » ou « rotationnels » de site en site. Dans ce nomadisme médical, le suivi et la qualité pourront-ils être maintenus?

Dans ce contexte, les activités médicales « périphériques » sont parfois laissées en friches dans des domaines où il n'existe pas pour le professionnel libéral une rémunération en regard, principe auquel ils sont habitués. Cliniques et praticiens nouent des relations complexes, l'établissement cherchant à tout prix l'activité, au prix d'un déséquilibre des programmes opératoires. Cela implique souvent un sur-investissement en bloc opératoire et en matériel pour assumer des débuts de semaine souvent très lourds, alors que les équipements sont moins utilisés voir non utilisés en fin de semaine avec une non-occupation récurrente d'une partie des lits. Il en résulte des capacités productives excédentaires et un ratio de personnel souvent supérieur à la norme, pour faire face aux fluctuations de la demande. Le chirurgien qui salarie son aide-instrumentiste tient à maîtriser sa programmation opératoire pour ne pas se pénaliser. Ce qui n'est pas parfois sans conflits répétés avec les anesthésistes ou l'établissement, en cas de retard, de modification ou de dépassement des plages horaires.

Synthèse.

La démographie des professionnels de santé est en fait l'exemple du faux problème souvent avancé dans le contexte de la pensée unique ambiante. Il est certes facile de dégager en touche en élevant le *numerus clausus* et en faisant appel à l'immigration.

Le système actuel s'articule sur une fiction libérale et aboutit à un non-sens économique. L'augmentation du nombre de praticiens fera qu'il en y aura toujours plus là où il y en a déjà trop. La tarification des actes favorise des secteurs économiquement privilégiés. Les futurs médecins, même s'ils sont plus nombreux, n'iront pas vers les spécialités stratégiques à risques, d'autant plus qu'ils y seront mal payés pour l'effort fourni. La Médecine générale reste d'un rapport qualité/prix appréciable pour peu que l'on s'appuie sur un bon logiciel informatique, en supprimant les gardes, le tout, si possible dans une ville attrayante.

La problématique de la démographie médicale doit ainsi être une opportunité à saisir pour redimensionner l'approche du système : en mutualisant les acteurs et en recherchant une meilleure productivité dans leurs fonctionnements (voir *infra* : Inventer des solutions nouvelles ; économie de la hiérarchie).

2-1-2-5 Le désengagement des médecins de leur outil de travail

(27)

C'est un fait notable qui bouscule encore l'économie du secteur. Avant les années 80, les cliniques à objet commercial réalisaient parfaitement l'idéal de la pratique libérale : un exercice avec un outil parfois très technique, tout en restant la propriété des prestataires.

Un développement fortement symbiotique naissait de cet ensemble, qui n'était pas sans soulever, parfois, une certaine suspicion, très souvent non fondée. L'opinion confond parfois le revenu brut du libéral avec le revenu imposable et la disponibilité après impôt ou revenu discrétionnaire. Les catégories moyennes de la population ont certes moins de disponibilités mais la sécurité relative de leurs revenus permet de « consommer » sans angoisse démesurée. Les professions libérales, traditionnellement, investissaient une partie de leurs revenus discrétionnaires dans leur outil de travail pour leur sécurité professionnelle, leur avenir ou parfois pour celui d'un enfant qui veut prendre la relève. Or les tutelles demandent aux établissements de faire appel de plus en plus aux revenus des praticiens qui y exercent, par exemple en augmentant les reversements des honoraires. Sous le triple effet de la nécessité d'apports de plus en plus lourds, de la complexité de la technique entrepreneuriale et du retour aléatoire sur l'investissement, les médecins actuellement hésitent à investir. Ils sont réticents voire devenus opposés à un apport de leurs revenus discrétionnaires pour souscrire une augmentation du capital ou verser des avances au compte courant d'associés. A terme, ils risquent de perdrent leur outil de travail, ce qui peut leur coûter plus cher que l'effort financier refusé au départ. Il en résulte que le pouvoir médical, qui a disparu de l'hôpital, s'amenuise dans les cliniques : si l'investisseur médical se dérobe, elles sont rachetées dans les meilleurs cas par des industriels ou par le secteur public, satisfait de récupérer des praticiens pour faire fonctionner l'hôpital. Bon nombre de praticiens possesseurs de « parts » de cliniques constatent à leur cessation d'activités qu'ils ne peuvent plus réaliser leurs investissements, faute d'acquéreur. Ce qu'ils pensaient être un apport pour leur retraite se trouve en fait devenir un fardeau.

2-1-2-6 *« and the last, but not the least ...» (le dernier mais non le moindre)*

Les faits : le temps du droit.

Pendant longtemps les professionnels laissaient leur défense civile à leur compagnie opératrice, qu'ils considéraient payés pour cela. Par bienveillance ou par honte vis à vis de leurs anciens patients, ils ne fournissaient pas toujours les renseignements demandés par leurs défenseurs, ni assistaient aux opérations d'expertises. Quant aux *accedits* missionnés par les Tribunaux administratifs, ils se déroulent invariablement dans la plus totale indifférence de l'institution hospitalière...

Actuellement le secteur de l'Assurance de la Responsabilité Civile Professionnelle (ARCP) apparaît aux actuaires comme un risque non indépendant. Le passé caché de la sinistralité accrue est la spécificité de ce secteur. Depuis la loi du 4 mars 2002 relative aux droits des malades et à la qualité du système de santé, il fait peur à l'industrie de l'assurance. Dans le meilleur des cas, les compagnies résilient leurs contrats à titre conservatoire pour ajuster ensuite les primes en raison d'une jurisprudence qui va très loin. Dans le pire des cas, elles quitteront le marché laissant un seul groupe non diversifié, le groupe d'assurances et de mutuelles médicales (GAMM) et des courtiers adossés à des compagnies étrangères volatiles. L'industrie de l'assurance se désengage pour des raisons structurelles et ce n'est pas un replâtrage annoncé de la loi du 4 mars 2002 qui les fera revenir sur le secteur. Les compagnies qui se maintiennent sont de plus en plus exigeantes sur l'estimation de la sinistralité de leurs souscripteurs. Le risque médical devient non probabilisable et la neutralité actuarielle difficile à évaluer. Les gens vont en justice pour des motifs de plus en plus futiles ou intercurrents. Selon le GAMM, 75% des contentieux d'anesthésie concernent des bris de dents allégués. Les sachants, praticiens et établissements, sont souvent appelés conjointement en réclamation. Le GAMM note 13% de hausse des déclarations de dommage corporel entre 2000 et 2001, malgré des actions de formation et d'assistance ciblées sur certaines catégories de praticiens à risques aggravés. L'ARCP étant dorénavant obligatoire (voir n°15), les tutelles ont récemment demandé à la Société hospitalière d'assurance mutuelle (SHAM) la possibilité d'élargir ses garanties au privé... sans succès. L'AP-HP qui assumait sa propre assurance, se voit en grande difficulté pour trouver un placement de son risque [P. BIENVAULT, août 2002]. Répondant à une attente des compagnies, la loi du 30 décembre 2002 relative à la responsabilité médicale, élargit le champ de l'Oniam et modifie la logique de l'assurance : de « fait-générateur », la garantie devient « fait-déclaration », le *claims made* des anglo-saxons, à compter de janvier 2003. Pour garantir le passé caché, les professionnels devront ainsi continuer à s'assurer après leur cessation d'activité, et même après leur décès si leurs enfants ont imprudemment accepté l'héritage. Les divergences d'intérêt sont évidents entre les professionnels qui souhaitent régler les affaires au plus vite même par transaction et la compagnie qui souhaite payer le plus tard possible, au risque d'être médiatiquement ruineux pour le professionnel. Ce n'est pas leur affaire...

La facilité des procédures pénales pour obtenir un dédommagement n'est évidemment pas adaptée à l'exercice médical. Le droit pénal n'a pas ici la fonction de réprimer un trouble de l'ordre public. Il devient idéal pour la réparation par ses dispositions élastiques, telles que : la mise en danger de la vie d'autrui, l'abus de faiblesse et le mauvais traitement (au sens pénal et non médical !). Il n'y a pas de principe de proportionnalité. Une simple faute de négligence, de diligence ou d'imprudence, suffit à engager la responsabilité pénale des sachants compte tenu de leur mission, de leur fonction, de leur compétence, ainsi que du pouvoir et des moyens dont ils disposent (C. cass, ch. criminelle, dans deux arrêts du 23 octobre 2001). Sur onze mois de 2001, les sociétaires du GAMM ont déclaré 2255 accidents corporels, dont 230 plaintes au pénal. Intellectuellement, le médecin n'est pas un juriste ; il peut se faire facilement piéger par une perversion du droit car le monde judiciaire lui est complètement étranger. Il y a aujourd'hui dans les prétoires une tendance au renversement de la charge de la preuve. N'est-elle pas celle de la *probatio diabolica* ?

Il en résulte une grande pression sur le monde médical hospitalier ou privé. Une sanction correctionnelle a des conséquences redoutables sur la carrière d'un professionnel. Elle est vécue dans une totale incompréhension et entraîne une déstabilisation durable de l'individu.

Il en résulte une tendance, déjà sensible en Amérique du Nord, à voir se développer une médecine défensive. Il serait dommageable d'abandonner en exercice libéral certaines techniques pourtant acquises, comme celles de chirurgie laparoscopique, d'endoscopie articulaire ou de neuroradiologie interventionnelle, sous la pression judiciaire ou de l'industrie de l'assurance. L'orthopédiste, dans ce sens, privilégie une technique donnant un résultat rapide et sûr, même si le moyen terme est moins prévisible.

Commentaire : la confiance en la médecine ou la justice ?

Il est devenu non exceptionnel qu'une transfusion sanguine soit refusée ou autorisée par ordonnance de référé administratif assignée à la demande d'un médecin ou d'un patient. D'aucun se gaussera qu'il pourrait s'agir d'une éventuelle mort sur « ordonnance ». Elle ne choquera plus, tout étant à valider par le droit. Ne verra-t-on pas un jour apparaître le « référé-santé » tout comme il y a le référé-liberté ? Les professionnels se muniront-ils d'un « guide juridique d'aide à la prescription médicale », comme viatique méthodologique à l'exercice médical ?

Nous sommes passés insensiblement d'une confiance décrétée à une confiance méritée et même à une méfiance imméritée. Or, il est impossible d'entreprendre une opération de soins sans la confiance. Il s'agit d'une confiance partagée dans une réciprocité très forte: celle du patient et aussi celle du chirurgien. Notre époque, qui se nourrit de beaucoup d'illusions, est marquée par les comportements incertains des protagonistes. Ce constat n'est d'ailleurs pas l'apanage du système de soins, il se retrouve aussi dans le système éducatif. Les pressions jurisprudentielles et législatives ne font qu'accentuer ces comportements incertains, ce qui explique une partie de la crise que nous subissons.

Le professionnel exerce sous l'observation sourcilleuse de l'opinion publique, des médias et du regard menaçant du juge, promptes à dénoncer leurs imprudences présupposées. Le risque est de voir s'institutionnaliser dans le soin, le principe d'extrême précaution, allant jusqu'à la paralysie des acteurs. Le légalisme provoque la fermeture du métier. Le mouvement risque alors de se retourner contre les intéressés. Dans ce cas extrême, comme le prévient le président Sargos, « l'excès de précaution peut être fautif » [P. SARGOS, 1999]. Les professionnels sont avertis : entre l'extrême précaution et la précaution fautive, la porte est désormais étroite !

Si l'opinion demande fort légitimement l'extrême précaution à leurs sachants médicaux, elle ne s'applique toutefois pas ce principe pour ses comportements de la vie quotidienne où elle accepte le risque, s'il est hédoniste.

Le champ de la médecine ouvert à tous vents est l'évolution sociétale majeure de notre époque post-moderne. Les médecins subissent plus qu'ils n'accompagnent ce mouvement où le tout puissant expert médiatique dit ce que le public a envie d'entendre. Ils relativisent aussi certaines agitations médiatiques, sinon ils ne pourraient plus exercer ! Tout comme le philosophe qui parle du travail, le juriste en la matière parle très souvent de choses qu'il ne connaît heureusement pas, la maladie, la souffrance et la mort.

La démarche médicale reviendra insensiblement à ce que les juristes nomment la raison proportionnée [G. MEMETEAU, 2001]. Et ainsi par delà le technicisme triomphant, revenir à l'action pesée pour le bien du malade. Dans une démarche appuyée sur l'écrit, le professionnel propose le traitement le plus adapté selon son jugement personnel au cas de l'intéressé… Comme au bon vieux temps hippocratique où l'on parlait latin : *primum nihil nocere* (d'abord ne pas nuire).

La lecture événementielle des évolutions livre ainsi le tableau d'un secteur globalement sinistré. Il doit, de plus, gérer un avenir incertain. Mais « le pire n'est jamais sûr » (Paul CLAUDEL). Cette réflexion indispensable nous permet de franchir une nouvelle étape, si le lecteur a encore la bienveillance de nous y accompagner, notamment : les convergences des systèmes sous faisceaux de contraintes.

2-2 LES CONVERGENCES ATTENDUES.

2-2-1 Mettre de la sécurité dans les cliniques et du « risque » à l'hôpital

… Tel peut être la première approche des convergences qui apparaissent entre les établissements de santé public et privé.

2-2-1-1 Point de vue du secteur public hospitalier.

Les établissements du secteur public sont confrontés à des contraintes qui ne se démentent pas au fil des ans. Leurs gestionnaires restent parfois perplexes quant au sens de la politique hospitalière.

(28)

Comment les Fédérations hospitalières publiques (Fédération hospitalière de France- FHF - organisation professionnelle) et privée (Fédération de l'hospitalisation privée- FHP - organisation patronale, tout comme la FEHAP pour les établissements à but non lucratif) pourraient-elles partager les mêmes préoccupations et s'accorder à considérer que l'échange de leur vécu professionnel est un moyen d'éclairer les débats et d'entrevoir les voies et moyens de sortir de l'incertitude actuelle ? Interpellées par un système qui bouge, elles sont invitées à participer, volontairement ou non, à l'élaboration d'un nouveau système de soins.

D'un concept honni de rationnement des soins, nous passons à l'optimisation des dépenses qui implique le décloisonnement du système. L'effet sémaphorique de ce terme de décloisonnement est particulièrement éclairant puisqu'il rallie sans réserve tous les acteurs de santé. Chacun s'en réclame, sans toujours parvenir aux mêmes conclusions (voir schéma 5).

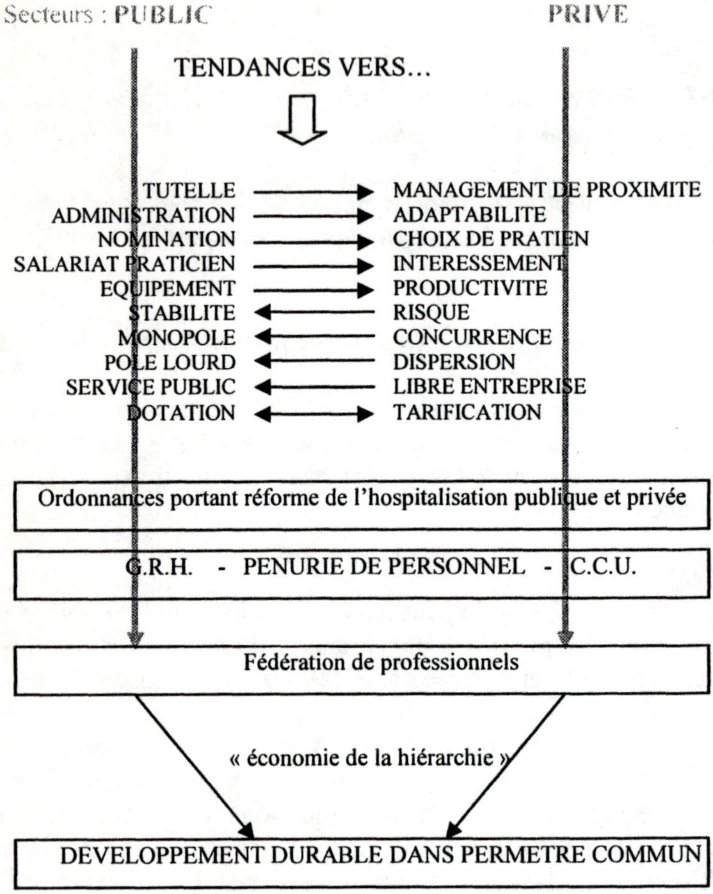

Schéma 5 : Les convergences.

Aussi, le décloisonnement est-il un concept voulu de longue date par les hôpitaux.

Déjà, le rapport ESPER [Cl. ESPER, 1994] avait contribué à d'importantes propositions d'expérimentations pour l'hôpital public.

Analyse.

Ce rapport partait du constat que l'hôpital est sur-administré. Les personnels se plaignent d'une recentralisation au niveau hospitalier de la gestion du personnel et des moyens par des agents qui connaissent mal le terrain. Il est souvent noté que du matériel commandé sur le budget de l'année sera livré difficilement à la fin de l'exercice.

Il proposait un assouplissement de la gestion financière et des règles de recrutement des praticiens. Dans un statut juridique rénové, il posait les principes d'un intéressement du personnel. Il part du constat qu'une augmentation sensible de la rentabilité de l'hôpital, du fait de la diminution de la durée moyenne de séjour, significative d'une augmentation de la productivité, n'avait pas de répercussion sur le personnel médical.

Ce personnel ne se voyait pas récompensé par ses efforts fournis dans ce domaine.

La dotation globale est fondée sur l'historique des dotations et perpétue les inégalités sous-jacentes. Elle est un budget aux structures et de ce fait déconnecté de l'activité réelle de l'exercice. Elle ne permet pas une valorisation de l'effet de productivité, donc de la diminution des coûts.

De plus, l'asymétrie d'information entre opérateurs de soins et le gestionnaire est flagrante (voir n°19). L'analyse par la théorie de l'agence permet d'appréhender le rôle de l'administration, le principal, et du chef de service, l'agent. Le principal observe imparfaitement l'agent. Ainsi, un chef de service qui diminue son budget sur un exercice par un effort organisationnel subira sur la distribution budgétaire une baisse de sa dotation pour l'exercice suivant. Les plus vertueux ne sont pas récompensés et donc ils ne sont pas motivés. Par contre, ceux qui dépensent beaucoup, par phénomène inverse, voient leur enveloppe mieux considérée. Ajoutons dans la perspective de la théorie de l'agence que, si l'administration est le principal du médecin, il est simultanément l'agent des tutelles publiques ce qui contribue à l'opacité du système.

Un intéressement au résultat est difficile à faire accepter aux personnels médicaux, d'autant plus qu'il soulevait l'hostilité des syndicats tant de médecins que de salariés, qui préfèrent habituellement que rien ne bouge. Cela entraîne ainsi une inhibition durable de toute décision gouvernementale dans ce secteur. L'*isolat* hospitalier, figé dans sa dignité et nourrissant un complexe obsidional, reste dans un attentisme craintif vis-à-vis de son environnement.

Cependant, toute bonne idée resurgit souvent face au problème réel persistant. Les gestionnaires des hôpitaux deviennent de plus en plus conscients que la procédure budgétaire et administrative est paralysante et demanderait une adaptation rapide, par crainte d'être bloqués par la concurrence de plus en plus prégnante dans le secteur.

Le projet politique de la Fédération Hospitalière de France (FHF) qui regroupe bon nombre de directeurs d'hôpitaux va plus loin sur l'avenir de l'hospitalisation publique. Il accorde une réflexion sur sa place dans la société et ouvre des pistes pour une articulation en profondeur de l'économie, du social et de la santé. La FHF demande d'assouplir les statuts de l'hôpital qui concernent les secteurs où le contingentement administratif est source de blocages :

- L'autonomie de l'hôpital est réclamée : à partir d'un cadre national, il faudrait imaginer des solutions plus adaptées aux réalités géographiques et aux besoins réels du territoire. L'autonomie des établissements, des statuts, de la contractualisation, permettent un assouplissement des règles de fonctionnement de l'hôpital public. Les procédures budgétaires et administratives sont paralysantes. Les directeurs des hôpitaux demandent plus d'autorité et de liberté dans leur mission. La gestion du processus comptable hospitalier par une agence comptable intégrée avec pouvoir hiérarchique direct du directeur serait souhaitée.
- Décentraliser les décisions et les moyens permettraient une meilleure réactivité de l'hôpital et son adaptation aux besoins de soins. Une adaptation du code des marchés publics est attendue.
- Comme nous l'avons noté, la DGF basée sur la dotation antérieure, fige la situation de l'hôpital. Un système de fonctionnement centré sur une tarification à l'activité commune

aux cliniques et aux hôpitaux, associé à une allocation forfaitaire et modulable pour la permanence des soins, l'enseignement, la recherche, les urgences, permettraient une convergence de financement entre le secteur public et le secteur privé, tout en évitant une distorsion de la concurrence.

- Un assouplissement des conditions de recrutement des personnels médicaux serait basé sur la proximité, l'intéressement et le développement de leur mobilité inter-hospitalière. La suppression des services hospitaliers structurés pour des départements ou des fédérations faciliterait une plus grande adaptabilité aux besoins de santé et au travail en réseau.

Les directeurs aimeraient recruter et fixer eux-mêmes les rémunérations des personnels médicaux sur une base contractuelle, fixée par le Conseil d'Administration (CA) et une grille validée régionale. Un contrat de mission interne incluant des obligations professionnelles en échange d'un système d'intéressement, comme les valences rémunérées, les promotions, la formation, le soutien à la mobilité, serait également fixé par le CA. Comme le suggère le plan « Hôpital 2007 », son pouvoir serait ainsi renforcé, sortant de son rôle traditionnel d'enregistrement.

En outre, une remise en cause de la triple fonction des praticiens hospitaliers et universitaires (PH-PU) est envisagée : ils seraient invités à choisir une des deux options : enseignement ou recherche. Cela dans un souci de meilleure efficacité des prestataires de soins à l'hôpital, où de plus en plus de tâches administratives restreignent généralement la recherche, « laissée pour compte » du système français, à laquelle personne n'a cru.

Au total, cette plate-forme stratégique de la FHF ouvre un débat d'idées intéressant.

Synthèse.

L'hôpital évoluerait-il, comme le connurent d'autres établissements publics, vers un statut d'établissement public à vocation industrielle et commerciale ? Par le poids du secteur, une telle évolution ne pourrait se produire sans la participation des acteurs du théâtre institutionnel.

La réflexion de la FHP est trop appuyée sur les personnels médicaux dont la compétence et l'abnégation sont souvent remarquables dans un exercice aux conditions matérielles quotidiennes souvent difficiles. La gestion déroutante et technocratique de l'hôpital est le reproche récurrent du corps médical à leur institution, reproche souvent alimenté par un climat de haines recuites.

Le contexte hyper-administré de l'hôpital – un cadre de santé pour deux médecins - est un fait incontournable dont l'autorité publique est bien consciente. Elle voudrait l'institution plus moderne et responsable.

Il y est difficile de créer un esprit d'unité fonctionnelle. La notion de service domine encore dans un « syndrome de la clinique privée » qui y est souvent encore remarqué. Compétition, rivalité, territoire sont des enjeux communs à l'hôpital. L'esprit médical y est marqué par la performance, l'innovation qui appelle l'innovation, attirant les malades en grand nombre dans une course sans fin au prestige. Les entreprises biomédicales nord-américaines considèrent le marché français comme particulièrement « porteur », d'autant plus qu'il n'y a pas une évaluation trop approfondie du coût-efficacité des innovations. Il y a plus de vingt ans Alain TOURAINE peut ainsi écrire: « On peut voir l'hôpital comme un lieu où les professionnels enchantés par la prolifération des techniques s'en servent pour accroître leur influence ». L'argument est-il encore à débattre ?

L'onde psychologique des « 35 heures » est redoutable. Aux yeux des professionnels elle dégrade la valeur d'un travail que l'on ne comptait pas auparavant. Jamais depuis la création des CHU, le découragement et l'exaspération des PH n'ont atteint un tel paroxysme car cette mesure est vécue par la plupart comme une véritable provocation à la valeur de leur pratique. Ils ont le sentiment que leur mission au sein de l'hôpital leur échappe et que ce n'est plus le malade mais le programme de roulement qui est au centre du système. La directive européenne 2000/34/CE du repos compensateur après la garde ajoute à la confusion. La réduction du temps de travail (RTT) et la directive européenne limitent le temps de travail à 48 heures par semaine. Ce qui veut dire que les professionnels viendront deux jours complets par semaine à l'hôpital, séparés par onze heures de repos...Le reste du temps ne restant sûrement pas pour autant oisif quand les cliniques des alentours sont, elles aussi, à la recherche de personnels médicaux. Dans le jargon institutionnel cela s'appelle « faire des ménages » pendant sa RTT. La situation hospitalière risque de devenir explosive ou vidée de sa substance. L'administration pourrait racheter jusqu'à 10 jours de RTT. Des « comptes d'épargne temps » (CET) sont aussi proposés. Ils ne feront que repousser le problème. Ce qui est un exemple d'école, prouvant que les politiques ont des réponses aux problèmes mais pas de solution imaginative. D'où l'impérieuse nécessité d'inventer des réformes nouvelles (voir *infra*, troisième partie).

a contrario, la nomination de ces praticiens qui reste la fine fleur de la profession devrait toujours être laissée au juste discernement du ministère afin de garder la qualité, l'égalité et l'indépendance de leur recrutement.

Tout, à l'hôpital, loin s'en faut, ne dépend donc pas de l'investissement, souvent méritoire, des professionnels. Par exemple, l'appel d'offre des marchés publics est un processus long et qui ne permet pas de négocier avec le moins-disant, qui n'est pas toujours le meilleur ou le meilleur marché. Le projet de réforme du nouveau code des marchés publics est en concertation interministérielle. Il devrait intégrer les observations de la Commission européenne et reposer sur une responsabilisation des acheteurs publics. Le respect des règles de concurrence et de publicité est toutefois nécessaire dans un milieu qui est souvent le terrain de manœuvre d'un pouvoir politique succombant parfois à la tentation du clientélisme.

S'accaparer des moyens au détriment des autres a toujours été un exercice apprécié. L'hôpital n'est satisfait que lorsque ses crédits s'inscrivent à la hausse. L'augmentation des coûts à l'hôpital est un signe apparent de succès. Personne ne se préoccupe de savoir comment ce budget est utilisé et si la structure a réalisé la totalité des actions qu'elle voulait engager en début d'année.

La mise en place de référentiels de gestion pour les directeurs d'hôpitaux permettrait une harmonisation méthodologique financière; L'introduction des TBF EPS va dans ce sens (voir n°12).

Cette approche nouvelle de l'hôpital n'est pas non plus sans rappeler la réforme déjà entreprise par le système de santé suisse caractérisé par la fin du clivage entre gestion et soins, l'intérêt accru pour les résultats, ainsi que l'inter disciplinarité des soins.

Bref, il s'agit d'une harmonisation globale du système hospitalier public et privé.

Le secteur privé y est convié, d'autant plus qu'on lui propose une formalisation de la participation des cliniques aux activités d'intérêt général. Derrière ce paradigme de modernité n'y a t-il pas une arrière-pensée des acteurs ? Ne veulent-ils pas évoluer d'un développement auto-centré vers un dispositif d'alliances, de partenariat visant à élargir leurs ressources en intégrant progressivement le secteur privé ?

A cette modélisation nouvelle à laquelle nous invite le secteur hospitalier, quelles vont être les attentes des cliniques à objet commercial ?

2-2-1-2 Attentes des cliniques

(29)

Elles y répondent par un certain mutisme, ce qui est une tradition dans tout secteur commercial où il ne convient pas de dévoiler aux concurrents ses projets de développement.

Toutefois, dans les faits, une ligne de force se dégage et s'analyse.

Le secteur privé se considère comme un acteur limité dans ses ambitions par les autorisations et le financement des activités de soins qui brident son développement.

Il est en attente de mesures radicales qui vont permettre de réorganiser et de conforter l'hospitalisation privée. Traditionnellement, celle-ci est caractérisée par des leviers financiers puissants, associés à une bonne réactivité concurrentielle sur les besoins, notamment avec l'entrée des investisseurs industriels.

Les établissements commerciaux ont toujours été le vecteur et le relais des innovations médicales issues des hôpitaux, qu'ils ont pu accompagner et développer avec succès. Parfois ils sont en avance sur le système comme pour le développement de la chirurgie ambulatoire ou pionnier dans un nouveau domaine technique comme la cœliochirurgie. Ils entreprennent alors une démarche multidisciplinaire de la réflexion stratégique. Ainsi ils ont compris que, pour l'essentiel, l'activité de la chirurgie, telle qu'ils la pratiquent jusqu'à ce jour, comme activité programmée sur une pathologie définie, souvent fonctionnelle, évolue vers une saturation des besoins dans certains domaines. La stagnation des indices, le développement d'une substitution à certaines techniques chirurgicales, ont déjà été évoqués (voir n°22). Seuls les domaines de la réhabilitation fonctionnelle, comme l'orthopédie et la traumatologie ou l'ophtalmologie, resteront à moyen terme, encore très chirurgicaux, et donc bien attractifs autant pour les patients que pour les professionnels de santé. Les autres disciplines, comme : l'urologie, la chirurgie des tumeurs solides, évolueront vers des techniques de moins en moins opératoires.

Ainsi, cette situation a été très bien ressentie dans le secteur commercial qui en perçoit les risques à court terme et réagit pour se positionner de façon concurrentielle sur des pôles forts et incontournables d'activités. Tout en sachant que les clés des décisions stratégiques ne sont connues qu'après.

Il en résulte donc une anticipation dans plusieurs domaines, avec une recherche acharnée de mission de service public institutionnalisée dans une stratégie de déplacement vers des activités médicalement décisives.

(30)

Les urgences :

Voilà un secteur en plein développement dans toutes les cliniques polyvalentes. Sachant que 30% des urgences chirurgicales sont des urgences-main, le label privé « SOS Main » avait permis à certaines cliniques de s'octroyer une démarche d'exclusivité dans ce domaine. Certain CHU y faisant même transférer ces blessés. Le traitement de l'urgence n'est donc pas une nouveauté pour les cliniques. C'est un concept qui se développe actuellement par la demande des personnes: l'urgence peut être vraie ou seulement ressentie comme telle ; les patients veulent alors être rapidement informés ou rassurés sur leur état de santé. Ils s'adressent de préférence à un service d'accueil, plutôt qu'à son médecin traitant, pas toujours rapidement disponible. Cette démarche implique une demande qui représente un recrutement non négligeable de patients. Elle est d'autant plus attractive que toute demande médicale urgente est maintenant solvable par les caisses; de plus elle ne nécessite pas pour la clinique un investissement très lourd, car l'accueil peut souvent s'organiser autour de l'existant.

Certes, ce secteur des urgences empiète sur le domaine traditionnel de l'hôpital, qu'importe, tout est bon pour s'approprier des ressources ! Des procédures d'autorisation de création ont été déposées par beaucoup d'établissements privés à l'occasion de la révision du volet urgence du Schéma Régional d'Organisation Sanitaire (SROS) 1999-2000. Il s'agit généralement de demandes d'ouvertures d'Unités de Proximité d'Accueil, de Traitement et d'Orientation des Urgences (UPATOU) ou plus rarement de pôles spécialisés (POSU) plus spécifiques à une typologie d'urgence, par exemple, cardio-vasculaire.

Les établissements non autorisés perdent le label d'accueil des urgences, mais on leur propose une solution dont seule la France a le secret : ils peuvent dispenser des Consultations et des Soins Non Programmés (CSNP) ou urgents (CSU) en leur rappelant avec insistance leur obligation générale de secours aux personnes en danger - réel ou ressenti - qui se présentent ou s'adressent à eux. L'obligation contractuelle du gestionnaire de tenir un registre d'urgences est inscrite dans l'Art. R.712-74 du CSP. Cette façon informelle d'accueillir des urgences de ville séduit beaucoup d'établissements, espérant une reconnaissance *a posteriori* de l'activité. On perçoit ici la limite de l'attitude de la tutelle qui autorise - voire oblige - un fait, l'accueil, sans en donner les moyens : le financement de la structure. Cette situation pourrait être un jour, source de contentieux complexes.

Le domaine des urgences ou des soins non programmés est parfois laissé en friche par la médecine de ville ou aussi par l'hôpital soumis à un flux de patients toujours plus nourri qui se présentent au service des urgences. Ces unités d'accueil, formelles ou informelles permettent en outre une gradation dans l'accessibilité aux soins, où le recours au spécialiste peut se faire secondairement.

Ces unités sont organisées par des médecins urgentistes dans les structures autorisées ou par, le plus souvent, des omnipraticiens dans les CSU. Pour l'établissement, c'est un pari gagnant : il draine donc une nouvelle clientèle qui, par ce biais, connaît l'établissement, use de ses services techniques comme la radiologie ou le laboratoire, et débouche parfois sur une hospitalisation. L'établissement bénéficie en outre d'une tarification, dans le périmètre de l'OQN pour l'utilisation de sa structure, sous forme de forfaits.

Le *case-mix* des passages concerne 80% d'affections traumatologiques; ils apportent le recrutement d'une discipline qui restera longtemps chirurgicale.

Il y a donc, au-dessous des UPATOU, un besoin objectif qui aurait tout intérêt à être reconnu par les tutelles, dans l'intérêt de la santé publique.

Enfin les urgences permettent de gérer les variations d'activité. Le caractère cyclique de l'activité de la chirurgie programmée tant sur la semaine (voir n°25) que sur l'année (congés des chirurgiens, cycles annuels des besoins ressentis) est une cause de déstabilisation de l'équilibre financier de l'établissement.

Les urgences sont alors un appui non négligeable au développement de son activité.

On évalue généralement à 20-25% l'apport en admissions d'urgences dans les polycliniques qui ont fait ce choix. Pour l'hôpital, l'apport des urgences représente 40 à 50% des entrées.

D'autres domaines témoignent aussi d'une recherche de reconnaissance de service public par les établissements pluridisciplinaires. Ainsi, ils suscitent une politique de développement dans les domaines suivants :

(31)

Les équipements lourds :

Les ESP craignent d'être coupés des innovations technologiques et des nouvelles thérapeutiques. Ils réclament depuis longtemps : tomodensitométrie (TDM), images par résonance magnétique (IRM), scintigraphie, lithotripteur urinaire...Le décret du 2 novembre 2001 déconcentre ces autorisations au niveau régional. Une libéralisation dans le domaine de la planification de ces équipements lourds devrait être favorable aux établissements privés, tout en sachant que le risque de faux pas économique dans ces types d'investissements n'est pas impossible.

La chimiothérapie en ambulatoire et la radiothérapie sont des spécialités que les cliniques privées considèrent comme très importantes pour leur développement sanitaire futur.

Une dynamique de projet doit inciter les établissements à gérer les montées en charge des activités nouvelles et d'organiser le désengagement des activités non souhaitables. La reconnaissance d'activités nouvelles ou la croissance externe par fusion ou acquisition sont des temps cruciaux dans la vie économique des établissements. La croissance interne ou externe leur permet de rebondir économiquement et d'obtenir une tarification nouvelle par application du décret 2001-356 du 23 avril 2001 (Art. R.162-32).

Les réseaux d'établissements déjà prévus dans la troisième ordonnance d'avril 1996. Actuellement, ce sont des réseaux informels basés sur des relations de praticiens. Ces réseaux s'organisent de façon plus officielle, comme dans le Lyonnais où un promoteur regroupe autour de la chirurgie des autorisations de centres de radiothérapies, d'assistance et de service de soins à domicile, de soins de suites et de rééducation, même l'Hospitalisation à Domicile (HAD). L'entreprise hospitalière se profile dans un schéma de filière de soin. La clinique sort de ses murs pour appréhender le patient dans sa globalité, en amont et en aval des soins aigus. Ainsi la clinique, d'acteur indépendant centré sur une pratique libérale de chirurgie réglée, évolue vers une globalité de soins, notamment par l'accueil des urgences qu'elle revendique fortement, les services para-médicaux, les équipements lourds d'imagerie et de traitement.

Par cette nouvelle démarche des cliniques, on perçoit que l'hôpital peut ressentir une certaine frustration, d'autant plus qu'il se sent parfois abandonné par les tutelles qui cèdent aux cliniques des autorisations dans des domaines qui sont ceux des métiers hospitaliers…

Le médecin de clinique est lui aussi déstabilisé : l'exercice libéral n'est pas la norme parfaitement compatible face aux apports d'activités nouvelles. Le dépassement d'honoraires n'est pas envisageable dans les domaines d'activités de service public. Les établissements ont de plus en plus recours au salariat de complément pour s'assurer le concours de médecins urgentistes.

Au CHU, la filière organisationnelle s'exprime en Fédérations de services. Ces entités administratives regroupent des secteurs qui travaillent du traitement à la réhabilitation, comme l'orthopédie ou la rhumatologie avec la rééducation fonctionnelle. Il ne peut plus y avoir de stratégie strictement individuelle possible dans le soin. De plus un lien est nécessaire entre le projet médical de l'établissement et la programmation régionale issue du SROS.

Face aux difficultés environnementales ainsi soulignées, les professionnels font un effort organisationnel inédit. Ils sont pour cela aidés par des formes juridiques nouvelles d'association dont certaines offrent une perspective professionnelle positive.

2-2-1-3 Les formes juridiques nouvelles

(32)

2-2-1-3-1 Les associations

Elles ne sont pas vraiment nouvelles. Classiquement (voir n°9), exercer une profession libérale impliquait de travailler seul, dans un colloque singulier et une interdiction de se regrouper. Cette interdiction fut levée par la loi du 29 novembre

1966 qui leur permet de former des Sociétés civiles. Ces sociétés ont la lourdeur et le risque patrimonial qu'impliquent leur transparence et leur adossement au droit civil.

Des structures juridiques nouvelles offrent aux professionnels des voies jusqu'alors inédites pour leur organisation professionnelle.

Créées par la loi n° 90-1218.9 du 1er décembre 1990, les Sociétés d'Exercice Libéral (SEL) donnent aux entreprises de service à caractère libéral des outils de gestion de chef d'entreprise comme la possibilité de trouver des financements extérieurs et de nouer des intérêts communs. Elles sont régies par le droit commercial, des créances acquises et des dettes certaines pour la comptabilité, mais relèvent de la compétence des tribunaux civils [M. LE FRIANT, 1999]. Malgré les réticences de l'Ordre et des caisses, elles ont été finalement éligibles aux professionnels de santé par le décret du 3 avril 1994. Elles permettent aux praticiens d'exercer sur plusieurs sites, si l'intérêt des patients l'exige. Le salariat de ses membres est possible, mais coûteux en matière de charges. La mise en commun des revenus dans une société de capitaux permet de faire des réserves, prélever les rémunérations du travail ou distribuer des dividendes. Un arbitrage entre ces trois éléments peut fortement développer la profitabilité. Toutefois un rapport disproportionné entre distribution et rémunération sera source de contentieux. La création d'une SEL nécessite l'agrément de l'Ordre et l'inscription au registre du Tribunal de commerce. Si elle a l'inconvénient du formalisme des sociétés de capitaux, elle est toutefois conforme à l'évolution de la profession et à ses besoins.

2-2-1-3-2 Groupement de coopération sanitaire.

L'intervention de l'ordonnance n° 96.346 du 24 avril 1996 souligne la volonté du pouvoir politique de donner un nouvel élan à la coopération hospitalière. Des conventions particulières de partenariat public-privé ou privé-privé sont déjà possibles. Le décret n° 97-240 du 17 mars 1997 crée une nouvelle catégorie de personne morale, les Groupements de Coopération Sanitaire (GCS). Il s'agit d'entreprises de type intermédiaire réalisant un partenariat symbiotique entre deux secteurs n'appartenant plus au même champ concurrentiel. Le projet dans sa réalisation profite de la combinaison de ressources détenues par des établissements différents. Ce groupement n'est pas un établissement de santé autonome. Il est doté de la personnalité morale et gère le matériel et les locaux. Chaque membre reste propriétaire de ses propres autorisations. En outre le CGS n'est pas l'employeur et ne peut encaisser des facturations. Il réalise et gère pour le compte de ses membres des équipements d'intérêt commun. Il s'agit généralement d'une co-utilisation de bloc ou d'équipement technique, réalisant une cohabitation et une complémentarité dans l'orientation du SROS. La Conférence Médicale d'établissement (CME) est commune, mais les équipes professionnelles distinctes.

La grande difficulté réside peut-être dans l'intervention commune de personnels médicaux et paramédicaux dont le statut est différent. La nouvelle CCU (voir n°24) pourrait faciliter et accompagner les projets de rapprochement entre établissements. Dans certains bassins de santé, inférieurs à 150 000 habitants, le GCS a pu aboutir à une véritable fusion immobilière, généralement incitée par les Caisses et l'Agence, dans un contexte économique précis, avec construction d'un pôle public-privé. Elles ont été aussi voulues par des établissements ayant pris conscience de la nécessité de travailler ensembles de façon à pérenniser leur activité sur un bassin. Des demandes de conversion et de regroupements d'activités ont généralement été autorisés sur l'incitation des tutelles : l'hôpital recevant généralement le pôle médical, l'accueil des urgences et l'obstétrique ; le secteur privé restant propriétaire de ses autorisations d'exploitation de clinique chirurgicale sous tarification avec son propre matériel, son propre personnel. Ces pôles de santé sont complexes à monter et fragilisés par un éventuel désengagement de l'un des partenaires. Il s'avère difficile de faire cohabiter des professionnels de motivation et de culture différentes. La structure juridique n'est pas stabilisée par la jurisprudence. Elle est ouverte aux personnes physiques et aux réseaux de santé par l'ordonnance du 4 septembre 2003 portant simplification sanitaire.

Quand les praticiens qui ont collaborés à ces GCS partiront à la retraite, le concept attirera-t-il de nouveaux professionnels ? D'où l'importance d'un effort organisationnel nouveau.

2-2-1-3-3 Clinique ouverte

Réactivation d'un vieux style que l'on croyait disparu (voir n°10), les cliniques ouvertes, désormais appelées « structures médicales » permettent à des praticiens de ville de pratiquer leurs actes à l'hôpital. L'Art. L 714-36 du CSP en précise les conditions particulières de mise en place. L'accord simple du Directeur de l'ARH est requis. A échéance d'une autorisation et dans le cadre du SROS, une clinique peut perdre un service, transférable vers l'hôpital : celui-ci peur être géré en clinique ouverte. De nombreux hôpitaux ont opté pour cette formule dans le cas de reprise d'exploitations de lits chirurgicaux ou obstétricaux privés. Cette formule permet aux praticiens libéraux d'exercer à l'hôpital et de participer à son activité. Elle n'est pas toujours attractive pour le professionnel qui doit généralement reverser 30% de ses honoraires sur des contrats ni cessibles ni exclusifs.

2-2-1-3-4 Groupement d'employeurs des professions libérales.

Les Groupements d'Employeurs des Professions Libérales (GEPL), sous forme d'une association loi 1901, permettent aux professionnels adhérents de bénéficier de services communs de paramédicaux libéraux. Il pourrait être une solution économiquement viable, tant par le praticien que par le gestionnaire, dans le domaine, par exemple de l'aide instrumentiste au bloc opératoire.

2-2-1-3-5 Sociétés de participation financières des professions libérales (holding)

La loi n° 2001.1168 du 11 décembre 2001 (« Murcef ») contient dans son article 32 les dispositions susceptibles d'intéresser les praticiens libéraux. Elle introduit la possibilité de constituer une « holding ». Ce système flexible peut prendre la forme de société de participation financière (SPF) de profession libérale dont les décrets d'applications sont en attente. Inscrite auprès de l'Ordre, elles seront ouvertes à des praticiens n'exerçant pas dans la structure, voire à d'autres activités que celles des professionnels. Elles pourraient ainsi proposer des services complémentaires innovants contribuant à l'attrait de la clientèle. Par élargissement de leur périmètre d'intégration, les holdings actives peuvent former des mini-chaînes occupant un territoire. Certains esprits chagrins avanceront que n'est-ce pas introduire une certaine marchandisation de la profession ?

2-2-1-3-6 Société Coopérative hospitalière de médecins (S.COOP.HM).

Les coopératives sont ouvertes aux médecins par l'art. 88 de la loi du 4 mars 2002. Les praticiens se regroupent en qualité d'établissement de santé. La coopérative hospitalière est une personne morale qui doit établir un projet d'établissement et obtenir une autorisation de fonctionnement. Sa gestion est démocratique et participative. Le pouvoir procède de l'assemblée des associés où chaque membre dispose d'une voix. En ce qui concerne le CA, le capital n'est pas un critère de pondération. Le directeur est obligatoirement salarié de la coopérative. Elle peut prendre différentes formes sociales et même admettre des associés non-coopérateurs comme des personnes morales ou des praticiens salariés..., venant pourquoi pas du secteur public ? (voir *infra* : « Inventer des solutions nouvelles »). L'objet de la coopérative est social ; le capital étant bien de *main morte*, il ne peut pas être distribué de dividendes. Les sociétaires sont rémunérés en fonction du travail apporté, ce qui soulève une certaine réticence pour une application dans des cliniques à objet commercial.

Alors que le GCS est une restructuration autour d'équipements, la coopérative médicale engage le mouvement inverse. Les praticiens prennent l'initiative d'un exercice en commun de la profession permettant la restructuration de l'activité, la mobilité et la transversalité, pour mieux répondre aux besoins. La coopérative hospitalière de médecins est de type multipartenaire. Elle pourrait par la mise en commun de moyens et de capitaux, faire réapparaître aux professionnels un pouvoir d'entreprise dans leurs structures. Elle serait aussi une opportunité d'organisation des fédérations de praticiens. Faute de précisions normatives suffisantes elle n'est pas applicable en l'état aux établissements de soins (voir *infra* : Inventer des solutions nouvelles).

2-2-1-3-7 Union Régionale des Médecins à exercice Libéral (URML).

Rappelons les URML fondées en 1993 (voir n°4) et qui pourraient se réactiver dans un rôle semblable aux Unions des Laënder allemands, notamment en fractionnant le niveau d'information pour aller vers un outil de gestion plus fin, plus proche de la réalité concrète des soins, où la contrainte globale de l'Ondam ne peut pas être estimée. Leurs rôles seraient indiqués dans l'évaluation des pratiques médicales et le regroupement des professionnels dans une territorialité d'exercice et de métiers. Le mode d'élection de ses membres serait à reconsidérer : actuellement, seuls les candidats agréés par la tutelle sont éligibles. Il en résulte un état d'esprit corporatiste et conservateur, porté à recycler les vieux concepts de la pensée unique. Un espace pour les praticiens salariés, non libéraux, serait une ouverture possible de ces Unions.

2-2-2 Les nouvelles technologies

(33)

Le décloisonnement clinique-hôpital s'affirme, encore de manière subsidiaire, par l'irruption dans le champ médical de l'*e-Transformation* telles qu'en témoignent les Nouvelles Techniques de l'Information et de la Communication (NTIC). L'hôpital a été le ferment et le fruit de cette révolution technologique dans notre pays. La télé-médecine est une technique qui se développera dans un contexte de collaboration étroite des deux secteurs, l'un et l'autre étant demandeur, ainsi que les patients dans le futur.

La télé-médecine distingue traditionnellement dans le monde de l'Internet deux activités distinctes :

La télé-expertise référée sous le sigle B2B, « Business to Business », fait intervenir un médecin traitant avec un panel d'experts référents, généralement PH-PU. Elle permet de l'interroger tout en lui faisant connaître les éléments du diagnostic dans un domaine particulier où un tiers compétent permet, en temps réel, d'aider au diagnostic ou à l'indication thérapeutique. Dans le cadre de la périnatalité, citons :

Le réseau « MaterNet », mettant les intervenants en réseaux virtuels autour de l'accouchement Il organise, dans le multipartenariat, la prise en charge de parturientes et leurs transferts entre établissements, dans le respect de la sécurité et de l'accessibilité ;

Le « Centre multidisciplinaire de diagnostic anténatal », référant public-privé dans ce domaine particulièrement sensible en raison des questions médico-légales qui peuvent survenir ainsi que tous les problèmes d'éthique soulevés par ces diagnostics. Les décisions y sont prises avec un maximum de sécurité en l'état de l'art, impliquant l'expertise de praticiens hospitaliers et libéraux. Des dossiers difficiles sont ainsi présentés à une unité de concertation pluridisciplinaire facilitant ainsi des prises de décisions particulièrement complexes dans ce domaine.

Le second type d'activité en télé-médecine est référé sous le sigle B2C, « Business to Consumer ». Il s'agit de la télé-assistance : elle fait alors intervenir le praticien traitant et le patient. Réalisant un véritable tutorat à distance, elle peut se présenter sous quatre formes :

la télé-consultation qui permet au patient d'interroger son médecin sur ses troubles ou une inquiétude ressentie sur sa santé ;

la télé-surveillance qui met en rapport le médecin et le patient lors d'une pathologie donnée ;

la télé-opération chirurgicale qui, elle-même, se distingue en deux types de pratiques :

une assistance au geste opératoire par interface humaine après configuration en 3D du geste à réaliser (Computer Assisted Orthopaedic Surgery, CAOS ou surgétique ; *e.g.* navigation pédiculaire dans la chirurgie du rachis, transplant ligamentaire, endoprothèse totale articulaire).

une manipulation à distance par interface robotique : un chirurgien opérant à distance une personne par l'intermédiaire du réseau hertzien, pouvant réaliser un télé-compagnonage d'apprentissage.

Enfin, la dernière application des NTIC pourrait concerner les fonctions transactionnelles, les échanges structurés entre personnes. Le pivot des nouveaux réseaux de santé serait alors basé sur une coordination « virtuelle ». Celle-ci s'est déjà développée aux Etats Unis sous forme de service en ligne dit : « e-health » ou « e-gatekeeper » : un grand nombre de patients prend en charge sa santé en confiant leur dossier médical, son suivi et la coordination des soins, à des sites Internet spécifiques. Dans la pratique américaine, ce moyen de communication améliorerait les soins, leurs coûts et leur efficacité. Il permet, selon ses promoteurs, de gagner du temps et changer les relations patient-praticien. De tels sites permettent de diminuer l'asymétrie de l'information par un apport de données actualisées et objectives. Si ces types de prise en charge *via* Internet, échappant au médecin, venaient à développer leurs marchés, elles provoqueraient une nouvelle forme de médecine. Ces sites B2C ne seraient-ils pas les pivots de nouveaux réseaux de santé ? Ils ouvriraient une concurrence à l'exercice médical traditionnel où les praticiens, dans ces réseaux, ne seraient plus le centre du système…

Tous les éléments d'une remise en cause salutaire sont en place. Ils ont déjà fait bouger les structures. L'évolution est inévitable vers un renouveau des actions de coopération entre le secteur public et le secteur privé.

2-3 « RIEN N'EST PERMANENT, SAUF LE CHANGEMENT » (HERACLITE)

2-3-1 Stratégie récurrente des professionnels

(34)

Il est commun de dire que le professionnel de santé entre dans le métier comme on y rentrait il y a 70 ans voire plus. L'enseignement reçu lui a fait comprendre qu'il rentrait dans une profession libérale, indépendante, autonome, responsable et à valeur concurrentielle forte.

La profession n'est pas libérale au sens économique du terme puisque son coût est socialisé. Cette logique de prise en charge collective de dépenses implique également une administration implicitement croissante. Or la profession nécessite par le fait du progrès médical, une division, voire une subdivision importante du travail. A l'origine de la Sécurité sociale, on dénombrait huit spécialités majeures dans l'exercice médical. Actuellement la profession s'organise *de facto* en près de cent spécialités ou sous spécialités : les professionnels se cloisonnent tôt dans leur formation en sous-spécialités qui auront un fort retour sur l'investissement dans une installation en ville. En orthopédie apparaît ainsi l'arthroscopiste ou le chirurgien mono-articulaire (*sic* - notons toutefois qu'il ne précise pas encore le côté). La médecine devient une adjonction de fortes compétences médicales qui ignorent des pans entiers de la médecine, ceux qui ne leur rapportent rien. Les médias encouragent cette évolution : le meilleur n'est-il pas celui qui fait toujours la même chose et en grand volume, quelle que soit la pertinence des indications ?

Or cette parcellisation du travail a de fortes conséquences économiques et médicales. Elle favorise la consommation compulsive. Le patient apparaît comme une somme d'organes à réparer, les intervenants se retranchant derrière leurs compétences supposées. Cette mosaïque de responsabilités est aussi un facteur de démotivation qui peut aboutir à la passivité des acteurs si elle n'est pas coordonnée.

Une étude faite dans les hôpitaux a montré que les accidents médicaux graves avaient globalement pour origine :

- dans 85% des cas, un problème d'organisation et de coordination médicale;
- et dans seulement 15 % des cas, ils venaient d'une défaillance de savoir-faire médical. [J. de KERVASDOUE, 2002.]

La non-qualité est donc d'abord une affaire d'organisation. L'absence de concertation entre praticiens est un reproche récurrent souvent mis en avant dans les prétoires. La multiplication des spécialités peut avoir des effets non incidents sur la santé publique si leurs interventions ne sont pas organisées. D'autant plus que nous restons le rare pays où les patients ont directement accès, sans aucune limite, à toutes les spécialités existantes de l'offre médicale et sans l'arbitrage du prix à payer. Chaque spécialiste, par sa formation, ne voit que son domaine et propose son produit de soins le plus classique qui, de son point de vue, est naturellement le plus performant. La dispensation de nouvelles molécules est non seulement coûteuse mais parfois dangereuse. Des interactions pharmacologiques létales sont possibles du fait de prescriptions incompatibles issues de plusieurs dispensations qui s'ignorent. Il y a plus de décès en France par erreurs médicamenteuses que par accident de la voie publique !

D'où la nécessité d'une réorganisation du système.

2-3-2 La régulation des intervenants

Le formidable développement de la science médicale la rend naturellement globalement inabordable par un seul individu. Il en résulte un risque de connaissances fragmentées selon des disciplines cloisonnées. L'appel au meilleur spécialiste du domaine précis dont le malade relève est une exigence justifiée de santé publique. D'ailleurs les malades ne s'y trompent pas ; leurs déambulations incessantes dans le système en témoignent. La liberté individuelle de chaque médecin est souvent incompatible avec l'organisation cohérente des soins. Les adjonctions de spécialités aboutissent à la nécessité d'un exercice en commun de la profession, qui implique également une mobilité des professionnels, une planification du travail, un développement des activités transversales dans un même métier.

Une intervention chirurgicale, même banale, n'est pas un acte unique. Elle est un chaînage de différentes prestations qui ont toute leur valeur particulière pour le bon résultat final. La cause-effet des variations d'opérateurs, l'hétérogénéité des pratiques, sont une source de non-qualité si elle n'est pas gérée.

La prise en charge du malade doit donc être graduelle et globale, de l'intervention de l'urgentiste, au passage au bloc opératoire et jusqu'à la réhabilitation post opératoire et la réadaptation fonctionnelle.

On peut dès lors souligner l'intérêt de futurs groupements de coopération médiale ou des Unions (voir n°32) qui pourront offrir une réponse intéressante aux forces centrifuges de la profession.

A la notion de profession libérale, ne faudrait-il pas opposer la notion de « métier » au sens économique et globale du terme où interviennent des acteurs complémentaires d'une filière diachronique de soins. Si elle est bien organisée, elle sera attractive et efficace, et au total, gagnante pour tous les acteurs du système.

2-3-3 Tarification à la pathologie. Mythe ou réalité ?

2-3-3-1 Problématique

(35)

Dès les années 1970, les économistes ont souligné que le financement *ex-post* à la hauteur des coûts engagés pour la production de services induisait l'inflation des dépenses de santé, par rapport à ce que l'on pouvait espérer d'un un budget prospectif. Une allocation prospective sur des bases historiques, assortie d'un taux directeur, a donc été appliquée aux hôpitaux à partir 1984. Une nouvelle logique de structuration et de planification hospitalière allait aussi dans le sens d'un rationnement implicite des soins.

Contre toute cohérence économique, le secteur privé restait soumis à une tarification conventionnelle opposable. Ce secteur a bénéficié d'un report d'activités venant du secteur à dotation globale. Cette division sous-tend en de façon marginale un double paiement par les organismes sociaux : l'un dans le budget hospitalier qui n'est pas utilisé à son optimum, l'autre par la tarification des cliniques.

La scission entre l'univers hospitalier et celui des cliniques s'affirme dans la représentation économique d'un patient dans chacun des deux systèmes. Pour les cliniques, le patient est un client qui *apporte* des ressources ; si la clinique n'a pas de malade, certes elle ne coûte rien aux organismes sociaux mais elle ne peut pas survivre longtemps. Tandis que pour l'hôpital le patient est un usager qui *consomme* des ressources déjà accordées par les tutelles. Cette antinomie s'affirme encore dans la loi annuelle de Financement de la Sécurité Sociale (LFSS) à travers ses deux enveloppes non fongibles. Notons que les ordonnances du 24 avril 1996 prévoyaient alors d'instaurer une organisation transversale.

On peut se demander *a posteriori*, quelles furent les raisons de la persistance d'une telle distinction de mode d'allocation de ressources pour les soins hospitaliers et de mode de paiement des structures.

S'agissait-il :

- d'offrir une « porte de secours » pour certains soins, non réalisés dans les hôpitaux ?
- d'autoriser le développement d'une complémentarité ?
- de préserver une « saine » concurrence entre les acteurs de soins…
- de ne pas figer le système libéral en lui gardant une souplesse d'adaptation et de croissances interne et externe…
- ou encore, dans une perspective néo-darwinienne, de lui laisser une possibilité de « mort naturelle », par élimination progressive des plus faibles ?

Notre pays analyse les dépenses de santé par catégorie de soins selon les méthodes de la comptabilité publique. En calculant autrement, il faut chercher ce que coûte réellement chaque maladie. Ce besoin est ressenti tant par les professionnels, qui veulent justifier leur travail, que par les institutionnels désirant légitimement savoir comment les allocations de ressources sont utilisées. Cette démarche comptable permet de passer du régime de tarification rétrospectif actuel à une tarification de type prospectif sur la base de coûts moyens constatés et aux organismes de tutelle de se situer en *ex-ante* dans la chaîne des soins.

2-3-3-2 L'arme de l'information médicale

Les avantages d'une nomenclature uniforme des maladies et des traitements, même imparfaite, sont évidents. Elle est d'une importance aussi grande en économie de santé que les poids et mesures dans les sciences physiques. Sans s'étendre sur l'historique, rappelons que le premier classement systématique des maladies est au crédit de François Boissier de Sauvages (1706-1777). Sa *Nosologia methodica* servit aux premières tables actuarielles. L'épidémiologie du XIXème siècle en groupant les maladies et niant l'individu a permis les premiers progrès médicaux par le développement de l'hygiène publique. La nomenclature a été reprise et développée par les écoles anglo-américaines, d'abord sous forme du *Registrar General*, puis sans cesse enrichie des connaissances médicales nouvelles.

L'introduction du PMSI en France à partir de 1989 est alors une avance significative dans le chaînage des pathologies, des actes et des séjours hospitaliers. Ces données de l'information médicale sont rapprochées des coûts pour les hôpitaux ou de la facturation pour les cliniques (voir n°12). Les praticiens libéraux ont saisi rapidement l'opportunité que le système leur offrait pour justifier leur place dans la santé publique. C'est un système assez rustique et parcellaire d'évaluation de l'activité médicale, un des rares outils dont dispose l'économiste de santé. La grande presse lui a fait dire beaucoup trop de choses, y compris des évaluations de qualité de soins pour lesquelles ce programme n'est évidemment pas adapté.

Développé dans les hôpitaux et dans les cliniques, il permet de comparer l'activité des deux secteurs.

Quelques remarques sont cependant à spécifier :

- en clinique, le PMSI reste contrôlé par les professionnels qui ont conscience globalement de son importance pour l'avenir de leur exercice et s'attachent généralement à une cotation soigneuse (et soignée…) de leurs propres dossiers ;
- à l'hôpital, il est souvent considéré comme un sous-produit d'activité de soins qu'il faut subir, laissé à des employés médicaux pas toujours très informés des dossiers qu'ils cotent.
- une certaine confusion linguistique persiste entre le diagnostic principal et le motif d'hospitalisation, en particulier pour les hospitalisations médicales. Le système est issu de l'école américaine des *MCOs*, la traduction des *items* n'est pas exempte de contresens, les deux langues étant parfois faussement proches.

A ces réserves près, il introduit une notion médicale diagnostique, jusqu'ici couverte par l'intangibilité du secret médical, dans les indicateurs de production hospitalière. En s'obligeant à un écrit synthétique commun, hôpitaux et cliniques se sont vus imposer une certaine homogénéité de pensée médicale. Elle est un progrès incontestable dans la convergence des systèmes. Le sens de l'effet décrit par C. HAWTHORNE s'y applique: un groupe changeant son comportement davantage sous l'effet de l'observation extérieure que du fait du dispositif lui-même.

2-3-3-3 Le Groupe Homogène de Malade

Dans le cadre des *MCOs*, l'algorithme des « *Diagnosis Related Groups* » (*DRGs*) ou groupe de pathologies similaires fut imaginé par Robert B. FETTER de l'Université de Yale. Il évalue un groupe de patients par type de consommation des ressources [R. FETTER, 1992]. Sur ce principe et selon les leçons de l'expérience nord-américaine, une tarification à la pathologie est proposée avec les Groupes Homogènes de Malades (GHM). Ce type de tarification est déjà inscrit dans le CSP, relatif à l'expérimentation des tarifs à la pathologie (Art. L.710.2) prévu dans les ordonnances d'avril 1996. Une Mission d'expertise de la tarification à la pathologie (METAP) a été mise en place par la loi du 27 juillet 1999 concernant la création de la CMU, pour une expérimentation sur 5 ans.

Ces GHM (*i.e.* : tarification à la pathologie des services hospitaliers) donnent une nouvelle assise à l'allocation de ressources des établissements et permettraient, dans les cliniques, de couper le lien entre le forfait technique et la NGAP, lien qui, insensiblement, infléchit le comportement des établissements. Il faut distinguer la mesure d'un coût et la fixation d'un prix. Si le GHM des EPS est basé sur les coûts complets, pour les ESP, il reste encore un GHM de tarif pour l'établissement, faute d'une comptabilité analytique développée dans ce secteur. Toutefois, il ressort que globalement, 40% du *case-mix* des activités chirurgicales auraient une possibilité de tarification sur le mode prospectif dans les deux secteurs. Il resterait 60% du *case-mix* encore difficiles à harmoniser en raison notamment des typologies de clientèle différentes entre les deux prestataires [M. NOGUES, 2001].

Ce mode unique d'allocation de ressources donnerait un souffle nouveau avec notamment un changement de logique économique des établissements qu'un type de prestation déjà ancien sclérose souvent, ce qui permettrait aussi une fluidité du système d'information et de la traçabilité par pathologie.

2-3-3-4 Les critiques

Baser le budget sur le système d'information médicale présente aussi des risques de comportements déviants des acteurs.

Le GHM reste encore une démarche tarifaire en *ex-post*, puisqu'il est basé sur le résumé standardisé de sortie (RSS).

Il peut se développer insidieusement une relation d'agence imparfaite [G. AKERLOF, 1970 ; voir n°19] :

- En sélection adverse, le principal observe imparfaitement les caractéristiques du bien servi par l'agent : c'est la sélection du risque par le prestataire. Connaissant les pathologies où il peut tirer des gains de production, il serait tenté de les préférer aux autres.

- Ou en risque moral : le principal observe imparfaitement le comportement et l'effort fournis par l'agent. Il pourrait en résulter un choix thérapeutique trop économique. Une augmentation du *turn over* des patients par transfert rapide vers une unité post-opératoire – ce qui se nomme, dans le jargon institutionnel, un « transfert à l'Anglaise » - ou vers les soins de ville, présente à la marge le risque pour le financeur d'un effet de report entre les secteurs.

On en vient donc à proposer un autre scénario, déjà dessiné dans le plan stratégique de la CNAM TS, celui d'une allocation plus rationnelle de ressources qui s'associe à une harmonisation des conditions de régulation.

2-3-4 Changer de paradigme: nouvelle méthode d'approche de la tarification à l'activité.

(36)

Des pistes pour avancer sont proposées par les professionnels et les institutionnels.

S'inspirer de ce qui existe ailleurs, à l'étranger, devrait permettre une nouvelle méthode d'approche des coûts par pathologie.

Les prestations des cliniques sont formées d'un chaînage d'actes qui infléchit, consciemment ou non, le comportement des agents.

Partant de ce fait, trois concepts s'en dégagent :

- la nécessité d'une graduation dans l'offre de soins pour être au plus prés des besoins ;
- l'individualisation d'une filière diachronique de soins selon la typologie du patient [M. NOGUES, 2001] ;

le financement doit suivre le patient dans la structure et non le financement aller à celle-ci [G. JOHANET, 1998].

- et passer d'un régime de tarification rétrospectif à un paiement prospectif sur la base de coûts moyens constatés de l'activité.

Ces thèmes ont pour premier corollaire l'abandon de structures d'oligopole naturel tant du coté des prestataires que de celui des opérateurs de soins. Et comme second corollaire celui de lever les contraintes des enveloppes fermées de secteurs qui ont à la marge la potentialité de payer deux fois pour la même pathologie par report entre les secteurs. L'exemple en est un transfert rapide d'un patient non complètement traité vers une autre structure, comme la médecine de ville ou un service de SSR.

Clefs de la répartition : les dépenses par grandes catégories de diagnostics issues de groupes homogènes de prises en charge qui ferait tomber les frontières entre les enveloppes. Ces coûts seraient modulés par une ventilation par facteurs de risques dont l'approche est possible par la technique actuarielle des assurances [Cl. LE PEN, 2000].

C'est l'évolution proposée par le plan « Hôpital 2007 » sous le terme de tarification à l'activité, puisque l'autorité politique abandonne la sémantique de la tarification à la pathologie. Cette tarification à l'activité résumée sous le sigle « T2A » sera mise en œuvre à partir de 2004 d'abord dans les cliniques - où toute réforme est plus facile à imposer - puis dans les hôpitaux. La T2A comportera deux échelles de coûts selon l'appartenance de l'établissement au secteur sous DGF ou OQN. Elle tiendra compte des missions d'intérêt général accordées aux structures. Son périmètre pourrait, plus tard, intégrer en amont et en aval d'autres acteurs de la santé, par exemple, les soins de suites post-opératoires. Elle ferait l'objet d'une régulation pour respecter l'évolution de l'Ondam. Les autorisations d'exploitation seraient quinquennales et ne concerneraient plus la structure ou les lits mais l'activité de soins. Les allocations de ressources pour les soins hospitaliers publics ou privés seront modulées en fonction de l'activité, dans la limite d'un plafond prospectif de dotation et soumis à évaluation. Ce qui reviendrait à proposer le budget global pour tous …sans trop le dire.

Face à cette proposition, quelles sont les réactions des acteurs du système ?

La demande de l'hôpital est évidemment la prise en compte de ses charges spécifiques : les urgences, la continuité des soins, l'enseignement, la recherche, l'aménagement du territoire. Tout ceci peut très bien se concevoir dans une enveloppe ciblée des missions d'intérêt général. Le paiement de ces activités serait voulu forfaitaire, prospectif, sans sous enveloppe.

Ce à quoi les cliniques répondent qu'elles voudraient aussi leur reconnaissance de couverture des urgences, la continuité des soins, la prise en charge de la précarité (d'autant plus qu'elle est maintenant solvable). Les entreprises hospitalières privées aspirent donc à une prise en charge à égalité avec l'hôpital. On pourrait voir ainsi certaines cliniques payées à 100% au coût à l'activité et certains petits hôpitaux maintenus à 80% par une enveloppe de mission d'intérêt général [Cl. LE PEN, 2001]. Un éventail intermédiaire de répartition est possible.

On voit également le double avantage des acteurs économiques :

pour les hôpitaux, la logique du budget global est inefficace car toujours sous tension et contre-performante, en ne favorisant pas le développement de l'activité ;

pour les établissements de soins privés, il s'agit de sortir de « l'univers impitoyable » de l'Objectif Quantifié national où sont incluses les consommations intermédiaires qui galopent (dispositifs médicaux, produits sanguins...), pour se fondre dans un vrai budget de soin global.

Comment, dès lors, placer l'exercice libéral des professionnels dans un système d'enveloppes forfaitaires qui inclut tout ce qui concerne la prise en charge du malade ?
On s'éloigne implicitement d'un concept libéral pour aller vers une certaine forme de salariat.

2-4 PROBLEMATIQUE DES REMUNERATIONS MEDICALES :

(37)

2-4-1 Analyse

Une approche holistique, décodant le contenu de la pratique libérale et les interactions entre les éléments, est nécessaire à la compréhension de la crise du système actuel.

Les faits.

Le paiement à l'acte, élevé actuellement en pratique de ville au rang d'orthopraxis, est une création assez « récente ». Avant 1926 (*sic*), les praticiens étaient honorés au forfait, sauf pour quelques rares médecins parisiens. Dans le pays rural que fut le nôtre, il était de tradition que le médecin, prenant sa canne et son chapeau, vienne présenter ses félicitations à sa clientèle, après la Saint-Michel, époque où les récoltes étaient encaissées, pour gratifier ses patients…Les premiers tarifs opposables des assurances sociales ont été créés dans les suites de la Grande Guerre, où les blessés étaient nombreux et l'Alsace-Lorraine, nouvellement réintégrée, apportait en héritage une assurance sociale organisée par les anciens occupants sous l'impulsion du chancelier Otto von Bismarck.

C'est Alexandre Millerand, Président du Conseil en 1926, qui proposa une classification de tarifs opposables dont quelques éléments, comme le fameux « K50 » de l'appendicectomie, perdurent dans la nomenclature générale des actes médicaux (NGAP). Rappelons les ordonnances de 1967 qui engagèrent les négociations entre médecins et Caisse nationale, aboutissant à la tarification conventionnelle opposable tant aux caisses qu'aux professionnels.

Ces tarifs n'ont été strictement opposables que durant la courte période qui va de la signature de la première Convention

Nationale en 1971, à la date de création du Secteur II « à honoraires libres » par J. Barrot en 1980, malgré l'hostilité du syndicat majoritaire, la CSMF.

Le mécanisme actuel n'a aucune chance de trouver son point d'équilibre (voir schéma 6, page 184) [J. de KERVASDOUE 2002 modifié]. L'inflation des indications et des actes s'auto-entretient sous les pressions commerciales et fiscales. La garantie de solvabilité ne met aucun frein au système. Les professionnels restent accrochés à des revenus bruts maximalisés, parfois par compensation subconsciente d'une carrière hospitalière prestigieuse manquée ou pour gérer une vie courante souvent dépensière. Une cessation d'activité prochaine entraîne encore une prise de réserves par prudence. Les jeunes professionnels jalousent les seniors considérés comme ayant trop profité du système. Ils veulent réaliser au plus vite leur formation dans une pratique qu'ils jugent par ailleurs incohérente et sans garantie. Les charges libérales sont considérables et les honoraires bloqués. Il faut opérer de plus en plus de patients pour payer les charges. Et ensuite, payer plus encore… Les professionnels les plus illustres sont souvent sur-endettés. En la matière, comme dans d'autres, la désescalade est plus délicate que l'escalade ; la sortie se tente par le haut. Dans une vision de l'immédiat, ils s'accrochent au secteur II : les dépassements d'honoraires, tirés de la poche de patients vulnérables et soumis à des croyances irrationnelles ne font fatalement qu'aggraver la course économique des acteurs. Un « espace de liberté » tarifaire (à la hausse, s'entend) réclamé vigoureusement par les syndicats médicaux ne prend pas sa source dans une utilité médicale. Il conduit les professionnels à l'impasse économique et relationnelle en creusant des inégalités intolérables en santé.

La recherche de l'attractivité de la clientèle devient l'enjeu majeur dans un marché livré à une lutte concurrentielle et qui n'est pas spontanément en expansion. Il faut alors susciter la consultation par la promotion de nouvelles techniques, faire des séries d'actes de même type qui séduisent fortement la population par un effet d'entraînement à la consommation, même si elle n'en a pas toujours besoin. Devant un marché de plus en plus difficile à saisir et à retenir, l'induction de la demande par l'offre est devenu le moteur du développement du secteur. Pour ce faire, les professionnels créent des besoins inédits en santé, avec l'aide des médias qui en demandent aussi toujours plus. Diverses applications médicales renouvellent le secteur, par exemple : endoprothèses rapidement qualifiées d'innovantes, chirurgie de l'obésité. Elles multiplient les points d'entrée dans le système par les cabinets secondaires ouverts, évidemment, dans l'intérêt des malades. Il faut aussi enchaîner les actes dans l'urgence, sans faire attendre le patient de peur qu'il ne change d'avis et aille chez un confrère...ou qu'entre temps il guérisse. La clientèle amène la clientèle, ce qui est peut-être banal pour un commerce, mais c'est aussi le constat quotidien dans l'exercice libéral. L'enjeu majeur est de ne pas désamorcer la pompe quand elle donne bien. Les professionnels vivent dans l'angoisse qu'un aléa de santé ne vienne briser un cycle si bien huilé. Une domestication instinctive aux administrations et à la clientèle met les professionnels dans une totale soumission, une sorte de « servitude volontaire », état que dénonçait en d'autres temps, pour autre chose, La Boétie dans son ouvrage *princeps*.

Sous la frénésie ambiante de la consommation, les professionnels sont de moins en moins « regardants » sur les indications des opérations de soins. Ils se comportent facilement comme l'Ouvrier Spécialisé (OS) du médecin correspondant dont il ne faut surtout pas froisser la susceptibilité. Cette attitude est d'ailleurs régulièrement dénoncée dans les prétoires, qui exigent du spécialiste une reprise à la base de l'indication opératoire.

Les radiologues ne sont pas de reste. Ils offrent à leur clientèle un menu à la carte : la radiologie conventionnelle, servie à la louche *et* l'imagerie médicale lourde. L'une ne dispensant pas de l'autre, l'essentiel étant de faire tourner les machines.

Contrairement aux idées reçues des slogans auto célébrants, la non-qualité est devenu par perversion du système, le moyen de la bonne rémunération des professionnels.

La pratique libérale suscite des complicités d'intérêt. La clientèle étant globalement un élément assez peu extensible, il en résulte une incitation entre professionnels à se fournir en actes les uns aux autres. Les économistes appellent cette pratique le *round trip*. En France, nous serons plus littéraires. Nous dirions que les malades passent de mains en mains jusqu'à « rompre l'os et sucer la substantifique moelle » [F. RABELAIS, Prologue]. Et si ce n'est pas suffisant, il faudra aller recruter une clientèle de gens en bonne santé…

Les professionnels, telle la fratrie des Atrides, savent aussi être des loups entre eux. Quand un patient instable ou déçu va consulter un concurrent, tous les coups sont alors classiquement permis pour achever le professionnel précédent, jusqu'à pousser le patient vers une procédure qui n'est pas toujours - loin s'en faut - opportune.

Tout est bon pour justifier moralement la course aux actes : faire « tourner » la clinique, payer le personnel, payer des pensions alimentaires ou solder un redressement fiscal…En se vengeant au passage d'un Etat fort ingrat. Et ce, tout en revendiquant haut et fort d'appartenir à cette « France d'en bas », tracassée par l'administration et ses formulaires.

Le mode indemnitaire opposable reste une incitation financière forte et n'obéit à aucune rationalité, en dépit des essais de contrôle des coûts imposés par l'autorité publique. Tout au contraire, les mesures restrictives prises de temps à autre, les sempiternels « plans de redressement de la Sécu», entraînent par l'effet économique « d'aubaine » qui en découle, un emballement du système. Dans l'urgence, les actes sont multipliés par prudence, les acteurs les accumulant frénétiquement dans la crainte, surestimée (voyons!) que le système ne se ferme ! La masse des professionnels vit sous la crainte permanente que l'on ne tue la poule aux œufs d'or qu'est pour eux « la Sécu ».

Depuis des lustres, la race professionnelle est conditionnée par le réflexe pavlovien primitif qui lie l'acte à sa rétribution. Soumise, elle n'envisage pas de sortir de cette perversion morale tout en sachant qu'elle l'annihile et l'écrase invariablement.

Malgré les difficultés qui s'accumulent, elle reste cependant convaincue d'avoir de toute façon raison, à terme, des régulations proposées par l'autorité publique... par un amalgame éthique pour le bien des malades.

Les ressorts mentaux.

Le moteur pour s'accaparer des ressources au détriment des autres ne s'inscrit-il pas dans des logiques inconscientes, réminiscences de la « pensée sauvage » lévi-straussienne ? Dans cet univers essentiellement masculin et souvent immature, les professionnels se définissent par rapport aux autres, valorisant la compétition, l'autonomie, la neutralité affective qu'ils appellent « objectivité ».

L'analyste peut appréhender cette préoccupation du pouvoir et de l'argent par un double questionnement qui en est peut-être que l'addition :

- L'inconscient des professionnels est-il tendu par le mythe de l'assassinat du père, représenté par l'hôpital formateur qu'il faut détruire pour s'affirmer ? Et pour régler des comptes inconscients avec ses « parents », n'est-ce pas ici se mobiliser dans la démesure de l'activité ?
- Ou s'agit-il de la crainte éternelle de la castration. Elle entraîne la quête d'objets à saisir et la pulsion d'accumulation préventive de ressources, en redoutant qu'il n'y en eût plus assez à se partager ?

Poser ces questions freudiennes, c'est déjà suggérer des réponses...qui se résoudront (?) par la féminisation attendue de la profession qui, dès lors, cherchera à préserver la relation plus que le pouvoir et l'accumulation.

Curieusement, tout semble fait pour laisser les professionnels s'enferrer dans leur attitude autistique. Ils rament à contre-courant des intérêts collectifs et de leurs propres intérêts. Par des réponses cellulaires aux problèmes, le côté vénal de la profession est banalisé, voire encouragé par le discours politique ambiant. Lequel, comme le disait excellemment J.P. Davant, président de la Mutualité française, est celui de « la gestion du temps…qui passe ». La classe politique, culpabilisante et apitoyée, voit dans le bon fonctionnement du système en place une façon de se donner bonne conscience. Il peut s'agir d'une volonté subconsciente mais infantilisante de masquer l'insuffisance rémanente des hôpitaux ou simplement de contenter l'ensemble de ses électeurs : syndicats médicaux, syndicats ouvriers radicaux et population. Soumis aux experts médiatiques qui ne sont pas toujours les plus compétents, ils vivent sous l'effet de croyances, dans l'attente béate de la santé pour tous. Les professionnels dans une rhétorique de la métonymie agitent le chiffon rouge du spectre affreux de la médecine « à l'Anglaise », avec son cortège de rationnement, de files d'attente, de mouroirs, voire d'arrêts de travail délivrés au compte-gouttes…Dans cet esprit d'intérêts partagés, notons le rapprochement significatif entre un puissant syndicat ouvrier et la Confédération des syndicats médicaux, dans la revendication catégorielle récente de cette dernière.

Soulignons les convergences d'intérêts en santé où chacun vit grâce aux autres. Les complicités d'intérêts animent des secteurs qui semblent pourtant *a priori* antagonistes comme les organismes de tutelles et les professionnels. L'activité des Caisses fonctionne essentiellement autour de la rémunération et du contrôle des professionnels et ce ne serait pas la gestion d'une insipide dotation globale hospitalière à verser mensuellement, comme une pension, qui occuperait tous les bureaux ! Les professionnels, relayés par les médias ne cessent d'affirmer que la santé crée une économie domestique et aussi des emplois. Ce sophisme permet d'éluder le fait que ce ne soit pas son but ! Que la charge collective non maîtrisée de la santé devient improductive pour les autres secteurs de la production économique exposée qui s'essoufflent derrière la course aux actes des professionnels et le totalitarisme, voir l'intégrisme médical que subit le pays.

Par un dommage collatéral, cet *imperium* de la technicité effrite la recherche. Celle-ci épaulée par l'industrie biomédicale devient un enjeu de la production. La recherche qu'elle organise est orientée vers la vente de leurs produits. Il en résulte une certaine pauvreté intellectuelle de leurs travaux. Ils se résument souvent en des applications chirurgicales nouvelles pour élargir l'offre et la consommation des dispositifs médicaux. Ou en des compilations de séries évaluées par leurs auteurs. Elles sont pour l'adressage médical, toutes autant d'invites à l'indication opératoire facilitée par l'industrialisme ambiant.

Pour compléter ce tableau de course effrénée au profit, le bien incorporel qui est la clientèle du professionnel est soumise un traitement élastique remarquable. Elle se saucissonne, se vend en partie puis quand elle est reconstituée, se revend à un autre professionnel. Certains, les meilleurs à n'en point douter, se font racheter leur clientèle par la clinique, tout en continuant à y exercer...

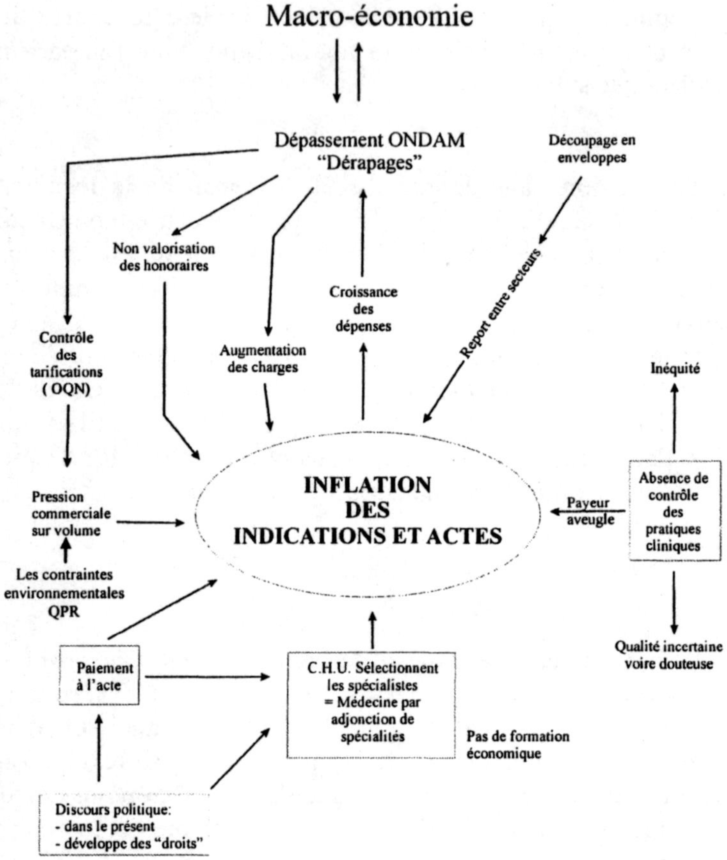

Schéma 6 : Raisons de la stabilité du système.

Si le professionnel de clinique ne s'intéresse qu'à ce qui lui rapporte, le praticien hospitalier n'est pas de reste. Celui-ci s'attachera pour sa part qu'à ce qui lui semble professionnellement opportun à s'intéresser. Il ne reçoit pas de contrat de mission où s'attacherait un objectif annuel ou pluriannuel de santé publique ; il jouit ainsi d'une totale liberté d'action médicale. Le contenu de son activité est difficilement contrôlable par un tiers. Une intervention chirurgicale extraordinaire, une publication dans une revue prestigieuse - si possible américaine – fait la fierté de l'administration hospitalière. Elles permettront au praticien d'user de son influence pour acquérir et maintenir des ressources humaines ou matérielles pour son service hospitalier dans une totale asymétrie d'information (voir n°19).

L'avenir.

Ce tableau n'est-il que parodie ou hypertrophie des caractères ? … Sans doute pas.

L'avenir est sombre, voire misérable dans le cadre de ce commerce pitoyable où il n'y a pas lieu de s'encombrer de principes. Trop animés par la passion de la réussite, l'*homo economicus* est soumis à des pulsions de volonté de puissance qu'animent les grands prédateurs. Toutes ces remarques contestent l'idéologie dominante du système.

Il convient cependant de revenir au cadre précis du sujet : les professionnels de santé évoluant dans leurs structures, les plateaux techniques lourds. Les cliniques ont toujours entretenu un partenariat historique avec la médecine libérale. Cela correspond à une longue histoire commune regroupée par des valeurs communautaires et concurrentielles fortes. Elles ont d'ailleurs trouvé dans l'exercice libéral de leurs praticiens une incitation à l'acte qui n'est pas pour déplaire aux propriétaires des cliniques.

Au cœur de la réflexion surgit une question rémanente, celle du salariat des praticiens en clinique privée. Les libéraux purs et durs sont un peu plus marginalisés dans la profession mais forment encore un groupe de pression puissant. Il se développe une idée pour une dérogation au principe de paiement à l'acte, présupposé solennel à tout exercice en clinique. Cette idée n'a pas d'expression organisée. Elle paraît même culpabilisante, les professionnels n'osant à peine prononcer le mot honteux de salariat.

Toutefois, le salariat est généralement bien admis dans les cliniques de soins de suite, ainsi que pour les activités qui n'impliquent pas de prestation médicale au patient.

Elle est plus délicate à mettre en perspective dans les domaines d'excellence des cliniques que sont la chirurgie, l'obstétrique, les explorations invasives où l'obligation est au cœur du contrat médical.

Certes, le salariat serait une réponse facile, avancée par les tenants d'une maîtrise absolue du système.

Comme « nommer n'est pas encore connaître » [P.A. TAGUIEFF, 2002], derrière le mot, il faut chercher le diable. Les ineffables détracteurs du salariat dans les établissements de santé pourraient aussi avancer avec force différentes problématiques :

- les professionnels seraient-ils très nombreux à accepter une situation dans laquelle, l'absence de statut et de plan de carrière motivant, mèneraient à la précarité, voire à la prolétarisation et l'exclusion ?
- ne risqueraient-ils pas de subir la pression externe d'une logique productiviste ?
- les gestionnaires des ESP souhaitent-ils réellement gérer un personnel médical subordonné dont la complexité égale la fragilité ? Et de reprendre l'expérience chaotique des 35 heures des hôpitaux ?
- *quid* du « libre-choix », principe de l'ordre public déontologique reconnu au patient et présupposé solennel de tout texte législatif ?

Ces arguments étaient recevables par le passé. Actuellement ils sont moins pertinents. Ne sont-ils pas ceux d'un lobbying ?

Le psychodrame permanent dans lequel se développe la pratique libérale explique le verrouillage d'un système qui s'entoure de la plus complète opacité. Il s'inscrit dans les racines d'un passé reculé et refoulé. Mais la théorie évolutionniste nous montre que le combat pour la réforme ne doit pas être délaissé.

2-4-2 *Synthèse*

Dans ce domaine qui exige un important investissement personnel et un fort engagement contractuel sous-tendant un flux financier en regard, le salariat direct par l'établissement ou les caisses opératrices n'est pas le modèle adéquat à proposer. Nous analyserons dans la troisième partie une organisation nouvelle permettant de surmonter les problèmes soulevés (voir *infra* : Inventer des solutions nouvelles), qui ne sont que de faux problèmes.

Ainsi, face à ces questions, les cliniques souhaitent la mise en place d'une tarification plus globale qui valorise leur activité. Celle-ci a d'ailleurs été toujours leur point fort; elles y sont donc bien rôdées. Elles espèrent ainsi dans le nouveau système améliorer leurs ressources et incidemment se mesurer économiquement avec l'hôpital. Une solution intermédiaire serait attendue par les ESP, par une facturation « à coûts incomplets », les honoraires médicaux, du moins au début, étant individualisés à part.

La tarification à la pathologie (ou à l'activité) concernera la prestation relevant de l'hospitalisation, soit la partie haute de l'actuel bordereau 615 de facturation aux Caisses gestionnaires, tandis que la partie basse de ce bordereau resterait affectée aux rémunérations médicales répondant à une nouvelle facturation basée sur les tables de la CCAM des actes techniques (voir *infra* n°46).

Dès lors, il ne subsisterait plus de lien entre les honoraires et les allocations de ressources de la structure.

Ces financements pourront être couplés à d'autres types de contrats de type « prix fixés ». Ils seront appréciés en fonction de leur destination et censés financer les surcoûts liés à une situation géographique particulière ou bien à une mission spécifique de la structure, comme l'enseignement ou les urgences.

A ce stade du débat, la tarification à la pathologie ou à l'activité offre à l'observateur trois items de réflexion relevant d'un intérêt euristique.

La tarification à la pathologie ou à l'activité pour les EPS souvent annoncée et sans cesse repoussée pour éviter de faire perdre la face à l'hôpital, serait-elle vraiment plus dynamique que la DGF ? Quelle que soit l'allocation de ressources, la masse salariale hospitalière concerne 67 à 70% du budget. Avec la mesure des 35 heures, 72 à 75 % des dépenses d'un hôpital seront des dépenses de personnel. Elles sont versées par le comptable public du trésor qui est indépendant de l'institution. L'impact d'un changement de tarification y serait donc surtout cultural, ce qui n'est pas si mal. L'hôpital, souvent le plus gros employeur de l'agglomération, fait la fierté entrepreneuriale de ses élus. L'autorité publique ne craint pas l'opinion sur les dépenses de santé, perçues positivement par la population. Elle redoute l'opinion sur la question de l'emploi. C'est une des raisons de la stabilité du système…

Déjà, dans le système actuel, en totalisant les coûts constatés, honoraires, consommations intermédiaires (prothèses) et analyses incluses, les deux formes de prestation avec hébergement convergent insensiblement en terme de prix de revient pour les caisses. Les ESP réclament de façon véhémente une égalité des conditions économiques avec l'hôpital, pour les soins.

En bonne pratique républicaine, toute égalisation ne peut se faire que par le haut. Or, si les cliniques y trouvent leur compte à court terme, ne risqueraient-elles pas de perdre, à moyen terme, leur justification économique dans le système ? L'autorité publique s'obstinerait-elle à préserver deux secteurs identiques en terme de coûts pour l'assurance maladie ?

Enfin, dans ce modèle éclaté de tarification à la pathologie, il n'y aurait plus de comparaison économique possible entre le GHM de coût des EPS et le GHM de tarif allégé des ESP. Si le GHM devient « inhomogène » (sic), ne serait-ce pas un grave échec du système qui risquerait de reproduire les incohérences du passé ?

La synthèse est possible dans la tarification à l'activité. La majorité des grands groupes de pathologie notamment chirurgicaux, sont facilement identifiables et quantifiables dans une facturation fermée. L'acceptation économique de la filière globale de soins permet le pré-paiement, la seule réponse à l'inflation d'une facturation indemnitaire opposable.

2-5 LA CONSOLIDATION

2-5-1 Message rémanent

(38)

« Chaque époque rêve la suivante » s'enchantait Jules Michelet en 1848. La nôtre semble faire exception : la crise du lien social dans une société qui se nourrit de peurs (voir n°18), n'incite pas au progrès du système. D'ailleurs, la France est caractérisée par un refus d'évolution beaucoup plus marqué que la plupart des autres pays développés [G. DELANDE, 1999]. Notre modèle serait-il la cause du « retard » français de compétitivité souligné par les économistes ?

Une « boulimie » législative récente accentue la confusion du secteur. Des textes « faits à chaud », élaborés parfois hâtivement au risque d'être imprécis, sont souvent interprétés par les professionnels, non pas comme un désir d'harmoniser les rapports sociaux, mais plutôt par celui de mettre un maximum de grains de sable entre médecins, malades et tutelles.

On ne craint pas le paradoxe pour plaire, jusqu'à vouloir « garantir la pérennité du système de santé et des principes sur lesquels il repose », affirmé dans l'article L.1101-1-A du CSP, introduit par la loi du 4 mars 2002. Serait-il impertinent de remarquer qu'un système de santé ne trouve sa justification que dans son acceptabilité et son efficience qualitative et économique ?

Pour faire bouger les choses, il faut ouvrir des débats d'idées et convaincre.

Ainsi, depuis une décennie, apparaissent, sous le modèle anglo-saxon des *think tanks*, des groupes de réflexion prospectant de nouvelles voies pour le système de soins.

Parmi ces laboratoires d'idées, citons encore la CNAM TS, les Chaires d'Economie et de Gestion des Services de Santé, Filières & Réseaux, l'Institut Montaigne...,qui apportent leur contribution intellectuelle à l'évolution des mentalités. Ils préparent les choix des politiques.

La micro-utopie libérale des professionnels est entretenue par la macro-utopie du système née des ordonnances d'octobre 1945. Prononcer sa déliquescence procède d'un exercice convenu. Des scénarios sont déjà sous-jacents :

- D'abord, celui de l'étatisation implicite du système tant par son financement que par son universalité qui est devenue un principe d'ordre public. Cette omniprésence de l'Etat n'est pas incompatible avec une déconcentration sous l'autorité du Préfet ou une organisation décentralisée régionale des décisions qui pourrait être issue du projet de loi du 16 octobre 2002. Nous sommes passés, en quelques décennies, des solidarités traditionnelles, familiales, locales ou professionnelles, aux solidarités institutionnalisées, anonymes, comme la sécurité sociale. Ces solidarités impersonnelles lient inévitablement l'individu à l'Etat, cet « ogre philanthropique » selon l'expression d'Octavio PAZ.
- Puis, sous l'influence du développement de l'industrie de l'information médicale, le système a perdu son splendide isolement. La comptabilité analytique, le chaînage et le

groupage des pathologies diminuent l'asymétrie de l'information qui était la caractéristique des rapports entre tutelles et médecins.

- Les effets des restructurations du tissu hospitalier - essentiellement privé, les restructurations hospitalières publiques restant encore très modestes - sans entraîner de révolution sociale, font inévitablement s'interroger les acteurs de santé sur le devenir de leurs structures et la sécurisation de leurs parcours professionnels.

2-5-2 Cartographie médicale

La cartographie médicale, sous l'effet du schéma d'organisation sanitaire (SROS), évolue insensiblement de la hiérarchisation à la subsidiarité. L'unité de base est celle d'une territorialité de santé, autour des agglomérations et dans le cadre régional. Le SROS recèle les vrais axes stratégiques où doivent s'inscrire les établissements pour conforter leur durabilité. Assurer une chance égale pour les malades sur tout le territoire est un impératif premier de toute politique de santé [DGS, 2002].

Ainsi le délai d'accès aux soins est un paramètre incontournable. Une étude récente montre que la quasi-totalité de la population se trouve à moins d'une demi-heure des services indispensables de santé : 97% de la population se situe à 30 minutes d'un service d'urgence hospitalier [J.M. & Ph. BENOIT, 2002]. Pour les autres secteurs, plus dispersés, des équipes mobiles, aidées des NTIC, seront mises en œuvre avec profit dans le domaine des soins aigus. Elles assureront une couverture sanitaire enviée, fort justement, par beaucoup de pays de l'OCDE, en donnant toutes ses chances à chacun, quelle que soient sa situation de résidence et ses revenus.

Un schéma caractérisé par des professionnels et des structures moins nombreux se dessine actuellement à l'échelle géographique d'un territoire de santé, comprenant :

- un centre, pivot de référence, pôle d'expertise et de coordination. Il regroupe les plateaux techniques lourds et la permanence médicale dans le sens d'un seuil d'efficience et d'une économie d'échelle ;
- des structures périphériques de premier contact, à technicité limitée, relevant d'une chirurgie programmée où l'activité ambulatoire prendra toute son importance. Dans une gradation de l'offre et d'accessibilité globale aux soins [M. NOGUES, 2001], elles sont un élément de « rupture de charges » au sens de la stratégie de campagne militaire.

Ces deux pôles sont animés par des équipes coordonnées dans un esprit de coopération et de subsidiarité. Ils permettent des séjours techniques plus courts et des réponses périphériques adaptées pour des patients optimisés. Ce schéma ne fait qu'accompagner le géotropisme spontané des patients vers les centres de décision. Il conserve également la structure de proximité, modèle explicite véhiculé par notre politique d'aménagement territoriale.

Dans ce système, le monopole du secteur public n'est plus légitime : La logique de planification aboutit à la situation dans laquelle l'hôpital public n'a plus la totalité du service public. Les métiers sont répartis par les Agences indépendamment de la structure juridique de l'établissement. Seuls rentrent en compte les besoins du secteur sanitaire et le niveau technique requis. L'organisation spatiale de l'offre utilise différents établissements sans voir de différence de nature, le service de santé étant un service public fait par l'ensemble des établissements dont les missions sont comparables.

2-5-3 La culture du groupe

Face à cette organisation - sans cesse en adaptation aux besoins qui eux-mêmes évolueront - le frein du système vient, non subsidiairement, des mentalités. L'identité individuelle des professionnels reste encore marquée par le territoire: service hospitalier, clientèle médicale… Le clivage est nourri de vieilles rancœurs et d'une dichotomie professionnelle entretenue par les institutions qui y voient un effet de pouvoir.

Les professionnels sont aussi tous confrontés à la raréfaction des compétences médicales dans les spécialités à fortes contraintes (gardes, travail de nuit, risques de poursuite judiciaire).

D'où apparaît insensiblement la nécessité :

- d'un regroupement des professionnels, par delà leur statut, dans le contexte d'une sur-spécialisation inéluctable des spécialités techniques invasives ;
- d'une mobilité des professionnels, qu'ils soient PH ou libéraux, pour être au plus près des besoins, par un exercice rotationnel dans les différents niveaux de structures de soins ;
- par des acteurs de soins indépendants, s'ils veulent rester responsables, comme l'exigent de plus en plus les patients-consommateurs;
- dans un contexte de mixité des rémunérations [M. NOGUES 2001],

...créant ainsi une synergie entre les talents et les moyens d'action.

Pour accueillir ces principes nouveaux, le cadre traditionnel de l'exercice médical devra évoluer. Dans ce sens, ne faudrait-il pas revoir le contrat médical ? Il est devenu flou, complexe et à certains égards, abusif, avec les exigences de notre société. Les formes juridiques nouvelles qui sont des structures gestionnaires des associations de professionnels de santé ont déjà été traitées (voir n°32). Ainsi les SEL, les sociétés holding ou par exemple, les coopératives hospitalières de médecins, peuvent participer à cette réorganisation de l'exercice. Les URML pourraient y trouver un rôle à leur mesure.

Toutes ces structures seront amenées à devenir des interfaces entre l'opérateur de soins et les prestataires. Par leur nature juridique, elles peuvent gérer le volet indemnitaire dévolu aux professionnels de santé et créer leur propre valeur ajoutée par le travail de ses membres.

2-5-4 Les rémunérations

(39)

La question posée par les rémunérations médicales est transversale à toute une série de débats actuels depuis l'emballement du système, la non-qualité dans la santé jusqu'à l'impasse actuelle où nous conduit le système. Traditionnellement, le professionnel libéral est conditionné par l'équation :

un acte = une rémunération.

Avantage acquis pour certains professionnels, le paiement à l'acte se révèle devenir un handicap acquis pour beaucoup d'autres et contre-productif pour le système de santé.

Dans un projet de soins intégré, il est donc nécessaire d'apporter une pluralité dans les flux financiers, notamment en raison du développement de métiers nouveaux, non-prescripteurs : coordination, gestion, astreintes, formation, Vigilances... Cette mixité des rémunérations est sans doute le trait marquant de l'évolution attendue du système, voire la seule solution pour qu'il puisse bouger. Elle permettrait au professionnel de n'être plus un tiers par rapport à l'entreprise hospitalière en s'impliquant dans des activités transverses rémunérées.

Les différentes modalités de rémunération des professionnels plaident donc en faveur d'un traitement individualisé du volet financier de soins.

La productivité étant le paramètre central de l'analyse économique, déterminant la rémunération d'un individu, il en résulte que ce qui touche aux soins pourrait relever d'un facteur incitatif au volume. Différents flux financiers peuvent se concevoir :

- soit par une tarification indemnitaire fixée dans une nomenclature rénovée des actes techniques. La Classification Commune des Actes Médicaux (CCAM, voir n°46), élabore une quantification du travail médical aboutissant à un codage tarifant. Elle est réalisée par la CNAM TS et le CREDES, en collaboration avec des experts et les Syndicats professionnels. La tarification de l'établissement serait dès lors dissociée des revenus médicaux. Ce point ne peut être que positif: la création de prestations multiformes autour de l'acte médical ayant infléchi insensiblement le comportement des acteurs. Un nouveau système d'allocation de ressources lié à l'activité (T2A) doit être mis en place parallèlement pour les structures privées ou publiques.

- soit par une tarification d'activité normée, comme des forfaits par pathologie ou par typologie de malades et de prise en charge. Ces rémunérations relèveraient d'un contrat *fixed-price* dans lequel les Caisses seraient en situation ex-ante. Modulées par un coefficient incitatif ou un secteur promotionnel, selon des modalités à convenir, elles refléteraient la prestation médicale engagée dans sa globalité.

Il conviendra toutefois de préciser clairement ce qui est à la charge du praticien et ce qui est du ressort de la structure, comme, l'aide opératoire du chirurgien ou la charge de l'infirmier anesthésiste, et leurs financements.

Ces options seront développées dans la troisième partie, « Inventer des solutions nouvelles ».

2-5-5 Nouveaux métiers de la santé publique

Une nouvelle culture apparaît : celle du risque à identifier et à maîtriser. Les pratiques professionnelles impliquent la création et le développement de métiers nouveaux à forte valeur ajoutée humaine et économique. Ces activités non prescriptives relèvent naturellement d'une rémunération fixe. Elles correspondent aux implications dans des responsabilités à caractère transversal d'intérêt collectif de la profession, d'une importance croissante et conditionnant la pérennité des plateaux techniques lourds : Vigilances sanitaires, permanence et coordination des soins, la qualité... De nouveaux métiers de santé publique apparaissent ainsi concernant la sécurité sanitaire et la qualité des services de santé. La montée en charge des démarches de conciliation et de médiation, l'optimisation des *process* et des modes d'organisation sont déjà inscrites dans le quotidien. La documentation et l'exploitation des informations, sans cesse croissantes, impliquent une nouvelle fonction de documentaliste médical de santé publique :

En pratique hospitalière universitaire, le traitement de certains malades nécessite parfois de longues recherches bibliographiques pour une élaboration décisionnelle difficile.

Au bloc opératoire, il est nécessaire de reconnaître l'activité de coordination de l'équipe chirurgicale dans les phases péri-opératoires.

En chirurgie ambulatoire, le médecin coordonnateur précisément identifié est obligatoire selon l'article D. 712-34-2 du CSP. Cette directive est élargie au cahier des charges des établissements hébergeant des personnes âgées dépendantes (Ehpad).

Le Directeur de soins médico-techniques de la fonction publique hospitalière, ayant autorité hiérarchique sur le personnel, est créé par le décret n° 2002-550 du 19 avril 2002 . Il concerne les cadres de santé.

Un Directeur médical existe déjà dans les hôpitaux d'instruction des armées et les centres anticancéreux. Il est souvent recruté dans les cliniques privées les plus importantes.

Véritables gestionnaires des risques - *clinical risk managers* - d'un établissement de santé, leurs rôles s'articule sur les axes incontournables de l'audit médical :

- le contrôle de la qualité des soins médicaux ;
- le tableau de bord (TDB) de la gestion des risques ;
- l'examen des situations face aux réglementations en vigueur ;
- définir les évènements sentinelles et suggérer des stratégies préventives…

Il reste à savoir sur quelle ligne comptable les cliniques peuvent dégager ces nouveaux coûts de transactions (i.e., prix de l'activité de pilotage), l'assurance maladie ne couvrant - par principe - que les frais du soin au patient.

2-5-6 Nouveau modèle de prise en charge multiprofessionnelle.

Il apparaît indispensable d'envisager des parcours professionnels diffractés et des carrières plus longues.

Ainsi :

- De rendre possible pour les praticiens le passage entre les différents secteurs d'exercice, sans autre critère que la compétence, ce qui suppose une profonde réforme de l'organisation des carrières médicales (soins) et médico-sociales (prévention). Passerelles et complémentarités entre spécialités peuvent s'harmoniser dans un *cursus* professionnel non obligatoirement uniforme. Un modèle décloisonné de l'exercice : public *versus* privé et activité de soins *versus* activité non-prescriptive serait un progrès attendu ;

- De remettre en cause les vertus universelles de la concurrence dans la santé où elle n'a pas le pouvoir régulateur reconnu pour l'économie marchande. Tout au contraire, elle coûte cher aux structures et aux opérateurs de soins ;

- De prendre conscience de la nécessité d'une Vigilance médico-légale, en insistant sur la nécessité d'un dossier médical tenu au jour le jour, outil sincère de justification de la démarche médicale. A l'échelon de l'établissement, elle serait pilotée par un praticien maîtrisant les lois et les jurisprudences, en liaison avec la compagnie d'ARCP. Le risque médico-légal conditionnera pour une bonne part l'avenir des structures, EPS ou ESP : que pourra devenir un établissement s'il ne peut plus s'assurer en raison de sa sinistralité ?

- D'évaluer la performance de la production médicale par la démonstration de la qualité des résultats cliniques obtenus. Les professionnels et les structures sont dorénavant mis en concours permanent par les tutelles et les médias. Valider les acquis de l'expérience, actualiser ses connaissances par la formation continue sont devenues des obligations par la loi du 4 mars 2002. Le rôle des URML dans l'évaluation des pratiques professionnelles (EPP), inscrit dans les textes législatifs, attend encore son décret. Soulignons la création de la première Ecole européenne de Chirurgie grâce au partenariat entre une fédération d'assureurs complémentaires et un groupe de cliniques, en association avec l'Université Paris V. Cet exemple innovant de coopération souligne le souci des cliniques de former et maintenir une équipe chirurgicale libérale de haut niveau et à l'échelon communautaire [Les Echos, 2002]. La mise en place de cette école indique une implication résolue des gestionnaires dans la qualité des soins. Elle témoigne aussi de la stratégie constante des cliniques privées pour la promotion et la fidélisation d'une communauté médicale d'excellence ;

- Et de retrouver l'usager, souvent absent des débats car il ne se sent pas concerné quand il n'est pas en situation de patient ou de proche. Soulignons, s'il est besoin, la nécessité de cellules d'informations médicales pluriprofessionnelles, ouvertes librement à l'usager par des permanences régulières. Elles peuvent, dans certains cas, prévenir ou désamorcer un risque médico-légal.

2-5-7 Groupe médical intégré et pré-paiement

(40)

Tous ces thèmes ne peuvent être regroupés au mieux que dans un Groupe médical intégré. Toutes les spécialités y travaillent à égalité, dans une réciprocité positive qui optimise leurs synergies. Chaque patient a un dossier médical unique qui le suit de médecin en médecin dans une approche médico-chirurgicale cohérente. Tout le monde est gagnant dans cette dynamique des organisations. Travailler et vivre de façon organisée, donc efficace et rapide, doit être l'objectif du groupe. L'exemple d'une fédération d'anesthésistes intervenant sur plusieurs sites rappelant le modèle des remplacements serait à envisager dans certains bassins de santé de moyenne importance. Cette réorganisation doit prendre en compte l'aspiration des praticiens à conjuguer une vie familiale et professionnelle. Dans leur domaine tout particulièrement, « il faut être fort et heureux pour aider les gens dans le malheur » [A. CAMUS]. Un souci légitime d'écologie de la personne apparaît maintenant dans le milieu médical. Il ne veut pas être exclu du mouvement actuel de la société allant vers une réduction du temps de travail et une amélioration de la qualité de vie. Dans ce sens, un rôle croissant rempli par les diverses professions de santé non médicales est possible, comme le préfigurent les *nurse practitioners* (*NPs*) ou les *physician assistants* (*PAs*) nord-américains [R.A. COOPER, 1998]. Une adaptation du CSP est nécessaire pour faire évoluer le contrat médical devenu trop astreignant, car trop personnel et libérer les praticiens de certaines tâches. Dès lors, l'attitude des professionnels évoluera. Les reproches récurrents de brusquerie dans le relationnel, voire d'arrogance ou d'impatience, ne pourront plus trouver d'excuses dans le « *burn out* », de même la sensation d'épuisement et d'insatisfaction accusée parfois par ces soignants.

Vision irénique et multipolaire dont nous devenons les promoteurs ? ...

En France, la tendance est à penser sérieusement que nous sommes les meilleurs ou les plus astucieux. Il serait bon de nous voir de l'extérieur et de nous comparer à d'autres pour remettre en question certains soi-disant acquis dans le domaine professionnel ou social. Depuis longtemps, organiser le travail est un impératif pratiqué par certains pays (USA., Australie, Nouvelle Zélande...), de même qu' organiser la vie sociale et les loisirs auxquels tout individu aspire légitimement.

Ce système unique existe depuis 1907 à la Mayo-Clinic de Rochester (Minnesota). Fondée par les frères MAYO sur un modèle social fouriériste dans un pays ultra-libéral. Il y est habituel de travailler à plusieurs chirurgiens sur une intervention, d'avoir une prise en charge multidisciplinaire du patient et de mutualiser les sources de revenus [Maîtrise Orthopédique, 29 mai 2002]. La Mayo-Clinic réalisa le premier cabinet de groupe en salariant la majorité des professionnels médicaux. Ses dossiers médicaux pluridisciplinaires couvrent la vie entière des patients, qui viennent souvent de très loin pour s'y faire soigner. Ils constituent des séries sur le long terme permettant une étude clinique des pathologies. Soulignons que cette structure privée a réussi remarquablement l'intégration de la triple activité médicale de soins, de recherche et d'enseignement, qui se symbolise par son *logo* au triple bouclier. Les professionnels y partagent un remarquable esprit de corps qui les conduit à s'impliquer fortement et les motive à travailler plus que dans un autre système.

Cela prouve qu'une remise en perspective organisationnelle de notre système permettrait le progrès, si nous n'étions pas bloqués par plus de mille ans d'histoire hospitalière.

Enfin, il nous paraît intéressant de revenir sur le célèbre rapport « OMS 2000 » qui dessinait en conclusion un modèle pour le système de santé idéal alliant l'efficacité, l'acceptabilité et l'accessibilité. Le rapport souligne la nécessité d'une mixité public-privé dans la distribution des soins, en laissant toutefois aux gouvernements les « fonctions clefs » du système et les priorités d'une garantie de soins et de services par une enveloppe de prestations à la disposition de tous.

Le rapport Chadelat [J.F. CHADELAT, 2003] va dans ce sens en proposant un accès aux soins garanti par la nation pour chaque citoyen. Il reste toutefois à définir le contenu de cette couverture maladie garantie : la classe politique s'y aventurerait-elle au risque d'y perdre des plumes…électorales ?

Sur le paiement des professionnels, le rapport « OMS 2000 » affirme que le « pré-paiement est la meilleure forme pour la collecte des recettes par les prestataires […] » car il « rend le financement plus équitable […] »et garantit « une utilisation optimale des ressources ».

Ce rapport insiste enfin sur la nécessité d'une « stratégie d'achat » qui doit réguler les relations entre les financeurs du système et les prestataires de services.

« Des contrats sélectifs et l'utilisation de plusieurs mécanismes de paiement sont des motivations indispensables pour améliorer la capacité de réaction et les résultats sanitaires ». Le paradoxe est que le système français, classé en tête dans ce rapport, est loin du système type pour lequel milite l'OMS ! [Cl. LE PEN, 2001].

Et ne faudrait-il pas être vigilant pour que nos cliniques retrouvent équilibre et visibilité à moyen terme, risquant de les voir disparaître en emportant avec elles ce dernier critère de mixité du système qu'il nous reste encore pour figurer au palmarès...

Au terme de ce chapitre, il apparaît alors nécessaire de résoudre l'équation de praticiens moins nombreux et peut être moins disponibles que leurs aînés, mais qui doivent être plus efficaces, moins chers, dans un effort organisationnel nouveau.

Pour assumer leurs missions, les partenaires doivent inventer de nouvelles solutions, à l'élaboration desquelles contribue cette troisième partie. Des pistes nouvelles de réflexion et de préconisation, nourries de l'expérience sur le terrain, y sont développées.

Cette proposition est une réponse souhaitable à la problématique soulevée. Elle ne peut se concrétiser que sur le pari d'une modification comportementale des acteurs du système. S'il est vrai « qu'aucun problème ne peut être résolu sans changer l'état d'esprit qui l'a engendré », cette affirmation d'A. EINSTEIN peut cependant interroger l'observateur pour le futur...

3

Inventer des solutions nouvelles

(41)

C'est désormais un lieu commun que de souligner que le corps médical n'est pas en phase de proposition avec l'évolution du système de soins. Son avenir risque de se jouer sans lui, si, trop arc-bouté sur les actes, il ignore superbement le monde qui bouge. Les problèmes actuels mis en évidence sont stimulants et incitent à promouvoir une autre logique. Cependant, les questions soulevées aujourd'hui ne sont-elles que la version actualisée d'une problématique constante ? Celle-ci nécessite de briser la pensée unique ambiante en répondant, non par l'inflation des acteurs et des budgets, mais par leur mutualisation et la recherche de la meilleure productivité dans leurs interventions. Une demande de restructuration du système est sous-jacente dans la profession où le paiement à l'acte ne fait plus l'unanimité. Ne faudrait-il pas saisir et orienter ce courant?

in limine, une reprise heuristique des arguments prioritaires doit permettre d'individualiser ce *main stream* qui sous-tend la modélisation d'une nouvelle organisation et d'un nouveau financement des praticiens exerçant sur un plateau technique lourd.

3-1 ARGUMENTS PRIORITAIRES

Le cycle des mentalités des acteurs de santé a été proposé (voir n°17). Jusque dans les années 1970, le don et contre-don étaient l'esprit moteur qui animait le professionnel ; des revenus conséquents n'étaient qu'une compensation au temps et à l'énergie dépensés au dépens de toute vie sociale. Sous l'effet de la technicité accrue du métier, la notion de service rendu s'efface dans l'esprit de l'usager au profit d'un « dû ». Le professionnalisme acharné compense cette frustration, jusqu'à une fuite en avant effrénée entraînant l'inflation des indications et des actes (voir n°37). Le système libéral rend le professionnel particulièrement vulnérable aux demandes et aux pressions d'une clientèle devenue consommatrice compulsive. S'il choisit librement son médecin, la loi prévoit que la confiance du patient peut lui être retirée à chaque instant. L'usager, de plus en plus exigeant, se transforme parfois, dans un élan d'individualisme contestataire, en « ayant droit en colère» dont il faut ménager toutes les susceptibilités.

Or, tout extrême suscite inévitablement son contraire. Cette nouvelle situation est insensiblement induite par la réduction du nombre de professionnels en exercice (voir n°25). Leur féminisation se fait avec vingt ans de décalage par rapport à ce qui se passe dans l'Education nationale ou les professions du Droit. Elle apporte une impulsion nouvelle aux métiers et une vision sans doute moins âpre au gain et plus mature. L'évolution des habitudes de travail diminue le nombre d'heures cumulées d'activité. Il se développe un nouveau concept d'écologie de la personne dont les professionnels ne veulent pas être exclus. Et si cette situation nouvelle était une chance à saisir pour réformer ?

Certes, tous les acteurs ne sont pas à la même phase du cycle. Prodrome d'une mutation, il s'observe chez les jeunes générations une plus grande ouverture à l'évolution des pratiques professionnelles. Ils sont tous en attente de réponse à « un cahier des charges », au demeurant fort lourd, mais assez homogène dans la cacophonie actuelle:

- un environnement de travail stable, qui ne soit plus celui de cliniques sous équipées, manquant d'anesthésistes, en guerre les unes contre les autres, contribuant à l'opacité de l'avenir professionnel ;

- se regrouper pour travailler de manière plus concertée et définir des priorités claires autour d'un projet médical s'inscrivant dans une stratégie validée par les autorités de tutelles ;

- s'extraire de la « course aux actes » pour couvrir des frais sans cesse grandissants ;

- une plus grande indépendance, tant vis à vis des structures, que vis à vis des exigences de la clientèle, ce qui demande inévitablement une modification du flux des recettes ;

- une restructuration de l'organisation de l'exercice, laissant une place à la formation et aux aspirations légitimes et grandissantes des citoyens;

- un recadrage de la RCP qui profile derrière chaque professionnel un délinquant en puissance et derrière chaque patient une victime potentielle ;

- une redistribution des tâches en synergie avec l'évolution souhaitée des para médicaux, pour délimiter les fonctions de chacun, les unes ne pouvant pas bouger sans les autres ;

- contenir des cadences d'activité trop soutenues, sources de non-qualité en marginalisant les vigilances et augmentant le risque de sinistralité ;

- retrouver un sens à la politique hospitalière dans un vrai projet de santé ;

- et une relecture modernisée du Code de Déontologie Médicale.

Pour résumer, ne perçoit-on pas chez les professionnels, pointer l'envie d'une vie de fonctionnaire ?

Une réponse objective et raisonnable de ce corpus théorique ne peut se faire que dans un cadre apaisé, en dehors des assujettissements interactifs qui entourent souvent les discussions économiques de santé entre professionnels, industriels des biotechnologies et organismes de tutelles.

En échange d'un gain de qualité de vie professionnelle et sociale espéré, il fait savoir assumer des contraintes nouvelles. Dans une société démocratique, le cumul des avantages n'est guère admissible. La profession doit intégrer parallèlement à cette demande la nécessité d'un processus de mutation à entreprendre pour se régénérer.

3-2 LES PROCESSUS DE MUTATION DE LA PROFESSION

Ils sont le passage obligé pour toute évolution du système qui ne peut se faire que dans une réciprocité positive. Ils occasionnent d'intégrer une nouvelle perception de l'Etat, la nécessité de mesurer la qualité de la production de soins et les nouvelles obligations de la formation initiale et continue des professionnels. Cette démarche s'inscrit tout autant dans une stratégie de développement du système que dans une « socialisation » retrouvée de la pratique.

3-2-1 Nouvelle perception de l'Etat

Analyse.

La France n'est pas libérale et se refuse à le devenir. Le libéralisme apparaît à l'opinion plutôt comme un produit obligé d'importation. Même les tenants du tout libéral n'en veulent pas dans le domaine des soins. Aux Etats-Unis, par exemple, la santé et l'éducation sont traitées comme des biens marchands.

Les professionnels y sont d'ailleurs répertoriés dans le *business system*.

Ce n'est pas le cas chez nous, nonobstant les discours bruyants de certains groupuscules de spécialistes, militants d'un libéralisme forcené. Une minorité professionnelle, *loci minoris resistantiae*, se nourrit encore de cette vision passéiste et à court terme du métier. Dans l'emballement de la multiplication des actes, ils brassent des flux financiers qui ne leur appartiendront pas (voir n°37).

Notre population se réunit autour de valeurs égalitaires très fortes. Elle ressent de plus, le « droit d'être protégée » dans une perspective d'infantilisation et de logique émotionnelle. Ce sont des données irréductibles de l'existence humaine. Nous passons insensiblement d'un Etat régalien à un social-étatisme [N. BAVEREZ, 2003]. L'opinion est prompte à se retourner vers ses politiques lors d'un dysfonctionnement présumé du système de santé. Le drame du sang contaminé est toujours dans les esprits, d'autant plus que l'institution mise en cause était de statut public.

Le pouvoir politique abandonne progressivement, par la force des choses, ses domaines historiques. Il se recentre sur la gestion interne du pays et notamment par un étatisme implicite de la gestion des structures de soins.

Ce constat relève des valeurs égalitaires et impose à l'autorité publique une triple obligation :

- garantir une qualité et un accès aux soins égale pour tous;

- veiller à l'utilisation optimale des cotisations sociales;

- inciter une politique de santé publique.

Cette étatisation n'est pas incompatible avec une déconcentration régionale de décision proposée pour les futures Agences régionales de santé (ARS).

Commentaire.

En pratique, les gouvernants courent après les contradictions de la société et sont ainsi face à des demandes qu'ils ne maîtrisent plus. Devant l'impasse budgétaire récurrente de l'assurance maladie, la volonté politique est de s'attaquer au problème dans le contexte d'une pensée économique néo-libérale politiquement correcte. Or les mécanismes du marché sont totalement inopérants dans le domaine de la santé. Ce qui est appelé médecine libérale n'est en fait qu'illibéralisme.

Si la revendication catégorielle des syndicats de médecins est d'obtenir des caisses un droit au dépassement d'honoraires, qualifié d'espace de liberté tarifaire, il semble, dans un récent sondage que cette prétention ne soit aucunement celle de la base. En effet, 94 % des professionnels de santé se sont déclarés opposés à une libération du droit au dépassement contre seulement 6 % qui souhaitent cette opportunité [JIM on-line, 2003]. Ce sondage rejoint le souhait général des médecins pour des actes bien payés et bien remboursés aux patients. Cet optimum n'étant plus tenable, la solution du libéralisme sauvage n'est pas celle souhaitée par la très grande majorité des professionnels. Ils craignent :

- que les dépassements participent au système d'esclavage des professionnels par une clientèle d'autant plus exigeante qu'elle paiera plus et voudra plus ;
- et pensent risquer perdre leur âme pour des ressources prises d'une main qu'il faudra inévitablement rendre de l'autre. Car, il ne faut pas oublier que l'Etat n'est pas manchot !
- Les professionnels, très minoritaires, qui se déconventionnent volontairement pour manifester leur mécontentement concernant leurs honoraires, connaîtront rapidement les affres du droit de la concurrence et la rude loi du marché que leur évitait l'assurance maladie en garantissant des tarifs.

Actuellement, le système de santé est épuisé et ne contrôle plus rien: que ce soit la trajectoire des patients, les coûts mais aussi la qualité des soins et la formation des praticiens.

3-2-2 Qualité et évaluation des pratiques professionnelles

(42)

Il est classique d'affirmer que nous avons en France la culture des produits intermédiaires et non celle des résultats. Cette assertion se vérifie particulièrement en médecine faute d'évaluation objective des résultats .

Les praticiens des cliniques sont jugés à l'aune du chiffre annuel de leur production intermédiaire, comme le « K » opératoire pour le chirurgien ou le « Z » pour le radiologue. Les gestionnaires s'en enchantent et flattent les plus gros prestataires. Ce critère, toujours très consensuel dans le milieu médical et des médias, ne serait-il pas celui de l'avidité financière ? L'évaluation doit être cherchée ailleurs. Qualité et évaluation des pratiques sont des sujets conflictuels pour les professionnels. Progressivement, ces *items* sont passés dans les esprits avant qu'ils ne deviennent une obligation. Les professionnels ont d'ailleurs tout intérêt à investir le domaine de l'évaluation du service médical rendu, avant que certains ne le fassent pour eux. Cette évaluation est même un élément de justification et de protection quand survient un contentieux. Rappelons ces éléments qui sont une attente évidente de la part des organismes de tutelles :

- La qualité ne se présume pas. Elle doit s'évaluer et se mesurer. L'accréditation des établissements de santé (voir n°14), trop cosmétique, ne va pas au cœur du métier. Elle ne remet pas en cause le point de départ du système car elle n'intègre pas les pratiques médicales. Elle est insuffisante pour apprécier la performance médicale intrinsèque qui n'est pas actuellement du domaine des experts-visiteurs de l'Anaes. Cet état de fait pourrait évoluer avec la rédaction du manuel V2 pour la seconde itération.
- La détection de la non-qualité est facilitée par les données issues de l'informatique médicale mise en place dans tous les établissements (PMSI, voir n°12) qui objective des évènements atypiques.

- Privilégier l'approche médicale décisionnelle par appropriation de l'attente de la personne dans le domaine d'incertitude caractéristique du médical.

L'Evaluation des comportements et des Pratiques Professionnelles (EPP) implique la détection d'événements sentinelles qui sont des témoins incontournables de non qualité. Ils relèvent de la vigilance constante des acteurs dans toute pratique médicale invasive :

- Les infections nosocomiales (IN) dont les taux de prévalence et d'incidence sont anormalement élevés sur notre territoire (voir n°14) ; il s'agit d'une présomption irréfragable de la non-qualité qui est en outre source de mise en cause en RCP.
- Le taux de transfusion sanguine, à corréler avec les reprises opératoires et la ré-hospitalisation sont faciles à évaluer par la traçabilité informatique des patients dans le système. Ils sont un facteur évident de la non-qualité de l'opération de soin.
- La Durée Moyenne de Séjour (DMS) est un marqueur de la qualité mais peut être aussi une manifestation d'un aléa moral (voir n°35).
- Les complications vitales impliquent un double questionnement :
    - sur les procédures d'opérations de soins ;
    - sur l'opportunité d'une indication opératoire où il peut y avoir eu une charge excessive de compassion par rapport au souci d'efficacité ;

...avant d'accepter une évolution prévisible. Il est intéressant de noter que, dans les pays anglo-saxons, le contrôle de la qualité se fait sur les résultats individuels en terme de mortalité.

- Les sorties contre avis médical et les réclamations, même si elles ne sont pas toujours justifiées, témoignent au minimum d'un défaut de communication ou de gestion de conflits.

- Les déséquilibres des programmes opératoires diminuent les vigilances et augmentent la sinistralité potentielle. Ils sont des indicateurs de non-qualité pour des structures qui veulent opérer plus qu'ils ne peuvent techniquement. Dans le système actuel des autorisations, si le nombre de lits d'hébergement est réglementé, le nombre de salles d'opérations n'est pas limité. Les anesthésistes réanimateurs sont trop souvent en nombre insuffisants par rapport aux salles d'opérations qui «tournent » en clinique.

D'où la nécessité d'une évaluation-accompagnement auditée par des tiers, dans deux domaines :

- l'évaluation du fonctionnement du groupe qui garantit une part importante de la sécurité des soins ;
- l'évaluation de performance des prestataires et de l'impact de l'action des soins, l'*outcome measurement*.

La démarche de la correction de la non-qualité fait appel à une nouvelle culture : Celle d'une correction volontaire, non vécue comme une sanction, qui risquerait d'impliquer un comportement opportuniste. D'ailleurs, dans la situation actuelle, le système de santé a besoin de tous ses praticiens, disponibles et bien formés, pour assurer son bon fonctionnement.

Cette méthodologie implique :

- d'expliciter les pratiques, de les rendre transparentes et contrôlables;
- de prendre des décisions nouvelles :
    - à titre correctif pour réparer les dérapages ou les erreurs ;
    - à titre moteur pour une expansion retrouvée de la structure ;
- et un contrôle de l'exécution des décisions prises antérieurement.

L'ensemble étant résumé par écrit selon la démarche des *Policies & Procedures* nord américaines dont, décidément, nous avons beaucoup de choses à apprendre ! La France déteste l'unilatéralisme mais, dans le domaine médical comme dans d'autres, elle pratique par nécessité le suivisme en essayant d'adapter le meilleur de ce qui se fait ailleurs, le *benchmarking*.

Le focus sur notre système libéral relève toute son antinomie avec la théorie proposée. La pratique libérale « à la Française » occulte toute réflexion collective ou individuelle sur la qualité des soins, supposée la meilleure possible. Nous avons déjà souligné que, entraînés par l'engrenage implacable des actes, les professionnels sont contraints à une vision exclusive de l'immédiat (voir *supra* n°37). L'emballement du système exclut une réflexion trop poussée sur la pertinence de l'indication ou du résultat à long terme. Chacun prend tout ce qui lui vient en veillant à ce qu'il ne s'échappe pas ailleurs. Les décisions chirurgicales et les dates de soins sont prises rapidement pour ne pas laisser la place à l'hésitation. Trop faire attendre reviendrait à prendre le risque que le patient change de praticien ou que, finalement, il guérisse ! Celui qui réfléchit au sens et à la portée de son activité est invariablement laissé pour compte par l'emballement impitoyable du système. Les programmes opératoires sont surchargés au mépris des règles de sécurité anesthésiques, où un anesthésiste fait fonctionner plusieurs salles à la fois quand il ne fait pas aussi les péridurales obstétricales. Les actes appellent les actes ; trop réfléchir amènerait aussi à une sélection raisonnable des indications, voire la suppression logique des actes inutiles, ce qui serait un réel progrès de santé publique.

Il apparaît ainsi que toute bonification dans la qualité des soins implique :

- Une remise en cause du monopole des professionnels médicaux sur la santé, ce qui oblige à sortir d'une réflexion purement technique dans les indications et d'approfondir pour toute intervention le rapport bénéfice/risque. Des centres d'Ethique clinique formés d'équipes pluridisciplinaires sont mis en place dans certains CHU. Par une différence de perception, ils aideraient les équipes médicales aux prises de décisions les plus critiques. Notons que les progrès médicaux multiplient en fin de cycle des états de santé physiques et moraux intenables et inhumains, comme nous n'en connaissions pas. Ils aboutissent à des demandes d'euthanasie dont il ne conviendra pas d'occulter le débat;

- Que les assurés sociaux puissent reconnaître les équipes qui font des efforts de qualité de celles qui n'en font pas !

- Et qu'à terme, la qualité passe par une modification du système de rémunération des professionnels de santé (voir *infra* n°48).

3-2-3 Formation médicale initiale et continue.

La liberté de formation et d'installation a-t-elle vécue ?

Les critères de choix de la profession de chirurgien sont nombreux. Les disciplines chirurgicales ou s'en rapprochant sont naturellement attractives pour les jeunes : Les résultats thérapeutiques sont personnels et donc valorisants. Toutes les statistiques cliniques et économiques plaident en faveur d'un geste opératoire quand il est indiqué. Il est effectué par celui qui l'a conçu et de nombreux chirurgiens sont des inventeurs, cherchant des solutions, de préférence simples. La discipline a l'attrait de l'inconnu ; c'est une spécialité novatrice, aux gestes variés et de nombreux domaines restent à explorer, comme les techniques mini-invasives. Pour porter cet élan, une filière particulière de recrutement, avec poste fléché vers les métiers où apparaissent des tensions, doit être mise en place. La régionalisation devrait permettre de moduler les formations en fonction des besoins de secteurs. La participation des caisses d'assurance maladie aux cotisations sociales peut être un élément incitatif au déploiement des soins dans les territoires où il y a des demandes non couvertes (voir *infra*).

Actuellement, l'enseignement au sein des hôpitaux est coupé de la réalité de ce que sera l'exercice en ville où certaines techniques telle la cœliochirurgie ou l'arthroscopie sont très développées et peu utilisées à l'hôpital. L'ajustement des effectifs médicaux se fait en fonction des besoins en Internes des CHU. La régulation future devra tenir compte de critères territoriaux et qualitatifs de la santé et non du seul objectif de fonctionnement des Services hospitaliers.

Technophilie dominant l'espace, versus transmission et sédimentation.

Les professionnels français sont surtout formés aux techniques opératoires qui apporteront les meilleures ressources futures. Par opposition, la formation des chirurgiens nord-américains est marquée par l'importance de l'enseignement théorique sous les aspects fondamentaux de la spécialité. Les méthodes de traitement non opératoires y sont enseignées et toujours appliquées. Les chirurgiens orthopédiques américains, quand ils viennent en France, sont charmés par notre propension audacieuse à poser beaucoup d'implants chirurgicaux pour trop de projets thérapeutiques ! ... Le *french paradox*.

Il en résulte deux tendances opportunistes qui s'observent au niveau de la formation chirurgicale des Internes des CHU.

D'une part, certains brûlent d'une ambition hospitalière où s'attachera le titre de professeur qui a toujours cours en médecine. C'est alors la recherche effrénée de titres honorifiques, de travaux de recherches. La course à la publication fait rage et il est plus coté de publier dans des supports anglo-saxons ; le *must* ! Dans l'espoir d'une hypothétique nomination hospitalo-universitaire. Et ce, au dépens de l'apprentissage du métier.

D'autre part, pour beaucoup, tentant de s'engouffrer dans des niches productives, c'est une hyper spécialisation privilégiant des actes limités et répétitifs au dépens d'un socle polyvalent de formation. Ces actes techniques pourront, plus tard, facilement se dupliquer en ville et apporter des ressources appréciables.

Ces tendances dichotomiques, comme d'autres, ne seront contrecarrées qu'en changeant le système en aval car il conditionne trop les comportements des Internes dans leur formation médicale initiale (FMI).

Une évolution conceptuelle de l'enseignement de la médecine vers des thèmes de santé publique et d'économie apparaît nécessaire. La FMI doit ouvrir l'étudiant au monde où il évoluera, quand il quittera le milieu clos du CHU (voir annexe 3).

La formation continue (Formation Médicale Continue, FMC) est une obligation pour tout praticien. Un fonds national de la FMC commun aux libéraux et salariés est créé par la loi du 4 mars 2002. Des contrats de bonne pratique professionnelle seront prochainement mis en place avec les chirurgiens. La FMC doit se compléter avec l'évaluation des pratiques cliniques pour y apporter un élément correctif. Le droit de la santé est un domaine très souvent laissé en friches par les praticiens. Certains même se gardent bien de le connaître (!) pour limiter l'inhibition professionnelle qui pourrait en découler. C'est pourquoi la FMC aura toute sa place dans ce domaine si évolutif et combien actuel.

La thématique de formation doit également aborder l'évaluation et la valorisation des processus d'informations aux patients. Ils ne doivent plus être considérés comme pénalisantes pour le professionnel, mais comme la tension nécessaire d'une décision partagée. Le métier redeviendra vraiment intéressant dans ce temps fort de l'échange humain, qui est celui de la décision thérapeutique commune entre le professionnel et la personne.

L'efficacité d'un soignant s'évalue, non sur ses titres honorifiques mais sur sa capacité à se remettre en question et à communiquer dans un groupe de travail. Se questionner sur une difficulté professionnelle ne doit plus être considéré comme un drame intime ou lié à une terrifiante obligation déclarative comme l'y amènent certaines dispositions législatives récentes. Elles ne font que suggérer l'esquive. Les professionnels formés seront également ceux qui seront capables de communiquer et de partager avec leurs patients [M.A. RAETZO, 2002] et avec leurs confrères.

La FMC s'attachera aussi combler l'ignorance pathétique des professionnels pour la santé publique et l'économie de santé, trop souvent approchées sous l'angle corporatiste.

Qualité et évaluation, formation continue sont donc un tout solidaire où les URML, l'Ordre des Médecins et l'Anaes ont une place essentielle à saisir en raison de leur expertise propre et de leur approche facilement acceptée par les professionnels.

3-3 SYNTHÈSE : LA MODÉLISATION DES SOLUTIONS

(43)

Le promoteur du projet cherche à s'extraire du couple infernal public-privé, duopole dans lequel le système s'est figé depuis la loi hospitalière de 1960. Cette césure étouffe insidieusement les acteurs du système et les empêche de se prendre en charge en cohérence avec leur environnement. Laissée à son évolution spontanée, la profession va vers un avenir médiocre et sa paupérisation progressive. Des professionnels rendus craintifs et opportunistes seront inaptes à leur mission, quelles que soient les doses de FMC, de conférences de consensus ou de lois nouvelles qui leur seraient perfusées.

Face à la paralysie caractérisant une société qui se nourrit de peurs et qui désire être maternée, il faut donc redonner la parole aux acteurs pour qu'ils décident et aussi leur demander de s'engager dans la durée, de ne pas revenir en arrière.

Que proposer pour répondre au corpus théorique, fort exigeant, des attentes des professionnels (voir *supra* n°41) ?

Rendre le système attractif et transparent, tant pour les patients que pour les organismes de tutelles et rechercher une stabilité de l'environnement réglementaire et économique ; *i.e.*, entreprendre une refonte du processus des rémunérations.

3-3-1 Rendre le système attractif

Les professionnels qui restent isolés risquent rapidement de ne plus se trouver en adéquation avec un environnement toujours changeant. Ils accentuent l'excès d'offre et l'hétérogénéité des pratiques. Ils devront se regrouper et travailler dans un environnement souple et collégial, dans de véritables centres opérationnels. Ils bénéficieront d'une autonomie financière avec délégation de gestion et de la qualité d'expertise d'une activité soutenue. Leur pratique se développera éventuellement sur plusieurs plateaux techniques qu'ils soient publics ou privés.

Les fédérations de praticiens, par profil d'activité : le métier, répondent alors à une territorialisation de prise en charge de patients.

Elles regroupent par exemple, les anesthésistes, les urgentistes, les chirurgiens des différentes spécialités en s'organisant au niveau d'un bassin de santé. En dépit d'une orientation inéluctable de beaucoup de chirurgiens vers une mono-spécialisation, ceux-ci restent suffisamment polyvalents au niveau d'une fédération professionnelle pour assurer l'urgence ou le suivi de patients hors de leur spécialisation choisie.

La présence d'une équipe chirurgicale complète assurant une permanence des soins est justifiée dans un bassin de population de 200 000 habitants.

Pour les hyper-spécialités comme la neurochirurgie ou la chirurgie cardiaque, un bassin de population d'un million d'habitants est raisonnablement requis pour permettre un *continuum* de soins. Les NTIC y auront naturellement leur place, particulièrement dans la gestion des urgences neurochirurgicales toujours dispersées sur le territoire. Là où elle est expérimentée, la télémédecine en neuro-imagerie a permis d'éviter 49 % de transferts inutiles de blessés. La création de réseaux pour l'exercice de la chirurgie pédiatrique est nécessaire, dans cette spécialité très pointue où chacun, bien que très compétent, ne peux pas tout savoir, en particulier dans les cas rares et graves.

Dès lors, la dichotomie sectorielle hôpital-clinique n'est plus tenable, notamment dans les bassins de santé de moyenne importance où se concentrent tous les problèmes soulevés mettant en jeu la pérennité des structures. La participation croisée des hospitaliers et des libéraux dans le système des astreintes apparaît dès lors comme la solution de survie pour un exercice équilibré de tous les acteurs du système. Les gardes seront d'autant mieux tolérées, selon la perception des professionnels, que ceux-ci seront plus nombreux à les assumer. Faire cohabiter des praticiens des deux secteurs serait la meilleure des pédagogies pour faire progresser le système en créant une certaine uniformisation de pensée médicale.

La mise en commun des moyens est déjà une réalité dans les GCS. Des pôles en partenariat privé-public sur sites uniques ont vu le jour (voir n°32). Leur but sous-jacent est encore trop souvent de vouloir sauver un service public de proximité à l'activité déclinante et à l'image dégradée plutôt que de développer un véritable partenariat symbiotique. S'il y a refus d'adhésion du personnel médical, leur gestion s'avère extrêmement complexe et peut même entraîner une remise en cause du projet dans sa totalité.

Pour lisser le système, une reprise à la base de l'ensemble des acteurs médicaux est un passage obligé pour le bon fonctionnement de groupes médicaux.

Par le biais de la garde unique par secteur, se trouveraient réalisées, pourquoi pas ? des passerelles entre professionnels des ESP et EPS dans un partenariat conjuguant les compétences. Elle permettrait aux praticiens libéraux d'aller dans les hôpitaux pour rencontrer d'autres collègues, acquérir une flexibilité comportementale, confronter et lisser l'hétérogénéité des pratiques. Le but est finalement de répartir le rôle de chacun de façon plus efficace pour avoir un service public des urgences plus performant.

Regrouper le point d'entrée des permanences des soins et des urgences traumatologiques est une nécessité organisationnelle évidente pour la sécurité et l'efficacité productive du pôle d'accueil. L'institution hospitalière n'a plus le monopole des charges de service public et on peut concevoir des points d'entrée diversifiés des urgences selon leurs natures et selon les autorisations accordées par les Agences. Le statut juridique de la structure n'est plus un élément déterminant de ses choix. Les Agences distribuent les autorisations selon une logique de métier et de territorialité. La chirurgie spécialisée « de proximité » se trouvera inéluctablement remise en cause, mais elle pourrait être remplacée par une consultation avancée ou une chirurgie de jour. Le spécialiste sera au plus près des personnes, sans en induire les besoins. Il résulterait moins de sites, mais plus sûrs et moins chers.

Des Groupements de coopération sanitaire élargis, souples et polyvalents incluant les professionnels et les réseaux de santé remplaceront rapidement les autres modèles de coopération hospitalières.

La fédération de professionnels a besoin d'une structure juridique d'accueil pour accéder à une vie économique et juridique. Une société ou une Union professionnelle jouerait ce rôle. Elle serait utilisée comme simple technique d'organisation de services médicaux de la fédération.

Pour être attractif, ce support juridique doit avoir une méthode de gestion assez proche de celle du secteur concessionnaire de services. Le mode d'exploitation idéal devrait ainsi :

- optimiser le mode d'organisation des soins ;
- faciliter la gestion des personnels du groupe ; en contrôler les charges ;
- favoriser les investissements des professionnels dans leur instrument de travail ;
- optimiser le patrimoine professionnel, par la recherche de la création de valeur, gage de l'autonomie et de la pérennité ;
- protéger le patrimoine personnel du praticien en le différenciant du patrimoine professionnel ;
- et inciter l'entrée de jeunes professionnels sans qu'ils aient à s'endetter fortement, tout en assouplissant le désengagement de ceux qui partent.

La fédération exerce la profession par l'intermédiaire de ses membres :

L'exercice peut relever d'une Société Civile Professionnelle. dotée d'une personnalité morale ; la société exerce et offre des conséquences juridiques et fiscales non négligeables. En pratique, ce type de société est doté de la transparence juridique, fiscale et sociale. Par les contraintes économiques civiles, elle s'avère trop rigide et risque une confusion avec le patrimoine privé.

Les nouvelles législations permettent la création de SEL, de Société holding de SEL ou de SPF quand elles seront éligibles, de Groupements d'Intérêt Economique (GIE), adaptés pour la mise en commun de moyens ou de Coopératives Médicales Hospitalières (S.COOP.M.H., voir n°32). Ces normes qui paraissent concevables pour l'organisation d'une fédération intégrée. L'ouverture des Groupements de Coopération Sanitaires (GCS) aux professionnels de santé libéraux proposée dans le « plan Hôpital 2007 » pourrait être aussi ce cadre d'organisation commune des personnels médicaux [Hôpital 2007 : un pacte de modernité avec l'hospitalisation et article 18 de l'ordonnance n° 2003-850 du 4 septembre 2003 parue au JO du 6 septembre 2003].

La fédération pourrait exercer sa profession dans un cadre institutionnel plus vaste. Les URML seraient la structure idéale et facile pour regrouper les praticiens. Elles sont encore de grandes muettes endormies depuis huit ans, paralysées par la langue de bois des vieux syndiqués qui les dominent, empêchant toute créativité. Ne faudrait-il pas les tirer de leur vacuité pour leur donner le rôle majeur attendu pour lequel elles ont été fondées ? Il n'y a peut-être pas besoin de chercher ailleurs ce que l'on a sous la main. Il y a dans ces Unions une potentialité étouffée à exploiter. Il faudrait oser, mais n'est-ce seulement qu'une volonté politique ? Seraient-elles si enthousiastes à s'investir dans un tel chantier, au risque de mécontenter leurs mandants ? En rendant la capacité d'initiative aux professionnels de santé - avant que l'autorité publique le fasse pour eux - n'est-il pas rendre le meilleur des services à la profession ? Il conviendrait toutefois de revoir le processus d'élection de ses membres qui est peu démocratique. Les candidats doivent être agréés par les pouvoirs publics et appartenir à un syndicat professionnel, ce qui exclut beaucoup de débats d'idées.

La structure, quelle qu'elle soit, doit coordonner, gérer l'exploitation courante, percevoir les recettes, couvrir les frais généraux et rétribuer ses membres (voir *infra*). Si le choix *intuitus personae* des associés est un élément important, le fonctionnement du groupe doit être cimenté par une intention des parties à collaborer sur un pied d'égalité, l'*affectio societatis.* Celle-ci ne peut réellement s'exprimer que par une mise en commun des recettes et des débours.

Auparavant, il est nécessaire de faire évoluer le cadre réglementaire de la profession pour l'adapter à une pratique qui, d'ailleurs, s'esquisse déjà dans certains bassins de santé.

3-3-2 Adapter le contrat médical à la pratique moderne

3-3-2-1 Le Code de Déontologie Médical

(44)
Analyse.
Le contrat médical, tracé par le CDM, basé sur un concept suranné de l'exercice, vit sur un schéma historique qui ne tient plus la route (voir n°9).

Déjà, le *past*-président du Conseil National de l'Ordre des Médecins, B. HOERNI, suggérait des modifications à la délégation interministérielle *ad hoc*. La mise en minorité de son Bureau sur la question sensible de la permanence des soins des généralistes soulevée par la nouvelle rédaction de l'art. n° 77 du CDM, a remis toutes les propositions en suspens…

Il n'y a pas de médecine sans confiance, dit justement l'adage. Le caractère *intuitu personae* de la relation alourdit l'obligation qui relève du régime de l'art. 1147 du Code civil. Toutefois, le professionnel n'est plus l'acteur polyvalent de soin comme il l'était autrefois. L'acte médical ne se résume plus au colloque singulier médecin-patient concluant un contrat *suis generis* bilatéral, soumis à une obligation indivisible.

L'acte thérapeutique s'affine, se spécialise et relève d'un chaînage de prise en charge évoluant grâce à la pluridisciplinarité des intervenants. Il en résulte que la prise en charge d'un patient ne relève plus d'un contrat unique.

La fin de l'individualisme du chirurgien est le fait marquant des disciplines opératoires. En argumentaire, citons l'émergence des NTIC et de la télé-expertise médicale. Ne modifient-t-elles pas les règles habituelles de la consultation ? La télé-chirurgie est un domaine encore expérimental mais qui se développe pour les cas difficiles. Il en résulte une prise en charge multimodale et un geste opératoire partagé entre plusieurs équipes. *quid* de la responsabilité de décision ? *quid* de la situation du patient, usager d'un service public ou contractant avec un libéral ?

Plus communément, le caractère *intuitu personae* s'efface devant l'attrait d'une organisation rationnelle mise en place par la fédération : l'ensemble de l'équipe mobilisée autour du patient. C'est le facteur objectif d'attraction des clients.

Il ne faut donc plus ignorer le mouvement de dépersonnalisation de la relation médecin-malade, qui s'affirme insensiblement. D'ailleurs, les patients ne s'y trompent pas : leur confiance s'exprime plus envers un système d'offre de soins, qu'envers un praticien particulier. D'un point de vue micro-juridique, le caractère *intuitu formae* de la relation devient dominant. Le contrat médical reste certes, bilatéral, mais conclu entre le malade et le groupe médical qui devient débiteur de l'obligation. Celle-ci se transforme alors en une obligation plurale active. Le praticien que le patient aura choisi comme point d'entrée dans le système - c'est souvent celui qui donne le rendez-vous le plus rapidement - restera le référent, le coordinateur des soins mais ne sera plus le seul dépositaire de l'obligation.

Synthèse : le groupe débiteur de l'obligation.

Le civiliste pourrait alors définir cette nouvelle forme d'obligation en médecine comme une obligation solidaire atténuée qui implique l'industrie, la force de travail de l'équipe groupée autour d'un projet commun. Elle participe aussi au pouvoir d'attraction du groupe, à la confiance du malade et accroît l'efficacité et la fiabilité de la prise en charge thérapeutique. Cette solidarité rentre dans une logique de dépersonnalisation de l'obligation.

Par effet de domino , elle fait bouger plusieurs concepts :

- le libre choix qui est plutôt le libre choix pour un groupe que pour un praticien précis ;
- l'obligation personnelle de continuité des soins qui devient logiquement une obligation de l'équipe ;
- la mobilité nécessaire des professionnels qui sous-tend la pluralité de lieu d'exercice ;
- la possibilité d'associer légalement des praticiens sous la forme d'un commodat ou d'un salariat et d'adapter librement leurs rétributions.

Cette opportunité rend nécessaire de modifier les articles 64 et 89 pour permettre de faire gérer un cabinet, commoder ou le mettre en location-accession. Et globalement de ne plus bannir la notion de salariat dans l'exercice de ville, notion encore considérée actuellement comme une horrible dichotomie.

La modification de l'article 70, concernant la polyvalence du diplôme de docteur en médecine, paraît inévitable dans un domaine en hyper spécialisation continuelle où personne ne peut tout connaître.

3-3-2-2 La Responsabilité Civile Professionnelle

Les professionnels médicaux deviennent malgré eux d'excellents sujets de droit, propices à de belles plaidoiries. Pénalistes et civilistes s'en enchantent ; les médecins un peu moins qui subissent individuellement l'évolution victimologiste de la société. La création, par la loi n° 2002-303, d'un pôle de juges spécialisés dans la santé disposant d'équipes d'enquêteurs rompus aux arcanes du monde médical, n'est pas faite pour lui donner confiance. Le législateur semble, en l'espèce, le traiter au même niveau que celui des narcotrafiquants.

En matière d'expertise médico-légale, les *accedits* actuels ne se résument plus à de vieilles radios jaunies que l'on exhibe, montrant une pince oubliée dans l'abdomen du malade ! Ils concernent des dossiers où s'impliquent de nombreux praticiens, donc complexes pour les experts commis et totalement abscons pour les magistrats. Par leur désir compréhensible d'indemnisation des victimes, à défaut de trouver « le » coupable, ils distribuent aux intervenants des *quanta* de responsabilité. Et ce, contre toute attente du droit où l'acte médical est traditionnellement associé à une obligation indivisible et la responsabilité affirmée en terme binaire...Il est en outre toujours plus facile de juger *ex libro*, quand le résultat est connu. En temps réel, l'appréciation est plus aléatoire en raison de l'incertitude pour se situer dans le futur. Bref, éviter le syndrome de la bibliothèque d'Alexandrie où se complaisent les prétoires pour évaluer un événement décisionnel qui fut à traiter dans l'urgence, en prenant des initiatives parfois contradictoires avec les procédures classiques prudentes.

La nouvelle approche micro-juridique du contrat médical, telle que nous l'envisageons, allège l'intensité de l'obligation. Elle devient, pour les professionnels, une obligation plurale active. La RCP passe naturellement du principe individuel d'obligation à celui d'une solidarité atténuée, qui doit toutefois être stipulée pour être valide.

La RCP solidaire atténuée du groupe médical serait une réponse logique à l'évolution médicale et juridique actuelle. Elle permettrait le retour de l'industrie de l'assurance sur le secteur, actuellement déstabilisée par un risque médical non-probabilisable et donc non finançable. Les primes d'ARCP, devenues très coûteuses pour les professionnels, sont pourtant encore estimées très en deçà des risques actuariels. Elles devront entrer dans le montant du coût de la pratique (CP) de la nouvelle tarification professionnelle, selon la taxonomie de la

CCAM (voir n°46) ou être prises en charge en partie par l'assurance maladie.

En suivant cette analyse, on pourrait envisager d'étendre une responsabilité pénale à la fédération de praticiens, dans le cadre de l'application de la loi du 1er mars 1994 concernant la Responsabilité Pénale des Personnes Morales (RPPM).

Commentaire.

Une remarque juridique est nécessaire à ce niveau : la mise en jeu de la RPPM est difficile à prouver et la sanction collective qui peut en résulter, souvent inéquitable.

La loi du 10 juillet 2000 sur les délits non intentionnels prévue pour les élus pourrait incidemment s'appliquer aux médecins. Elle prévoit qu'en matière pénale, la responsabilité ne peut être retenue que s'il est démontré un lien de cause à effet entre la faute et le dommage, sauf en cas de faute de particulière gravité. La mise en jeu de cette loi, ainsi que le fonctionnement de l'Oniam pourraient-ils diminuer le nombre de poursuites pénales injustifiées ?

L'excès de réparation, tant réclamée par notre logique émotionnelle, ne présente-t-elle pas le risque de défausse de toute la misère humaine sur l'assurance maladie? Est-ce bien son rôle ? L'enveloppe indemnitaire de l'Oniam sera-t-elle largement ouverte pour y puiser à la louche ou sera-t-elle fermée ?

3-3-2-3 Les professionnels non médicaux

Analyse.

Les défis contemporains de la santé imposent de recentrer certaines de ses actions vers les compétences des professionnels non médicaux, accompagnant ainsi une démarche que ces derniers réclament de longue date.

Rôle des personnels para médicaux.

Redistribuer les tâches en synergie avec les personnels para-médicaux en faisant bouger le statut des intervenants est une priorité exigée par ces professionnels.

Les frontières entre les deux domaines ne sont ni étanches, ni identiques selon les pays. Une originale contribution à ce thème est issue de *l'American Medical Association.* Sur une étude randomisée de 1316 patients inclus dans un suivi en ambulatoire de 1995 à 1997, l'étude montre qu'il n'y a aucune différence sur l'évolution de l'état de santé physique et moral des personnes qu'ils soient surveillés par une infirmière (*Nurse Practitionners, NPs*) ou un médecin (*Physicians*) [M.O. MUNDINGER, 2000].

En France, la limite de l'activité des auxiliaires médicaux est toujours dans celle, intangible, fixée par l'arrêté du 21 décembre 1960, paru au JO du 28 décembre 1960 et qui d'ailleurs reprenait d'anciens textes. Le décret n° 2002-194 du 11 février 2002 relatif aux actes de professionnels liés à l'exercice de la profession d'infirmier va dans le sens d'une définition plus approfondie de son rôle. En l'absence d'une évolution du contrat médical, tout reste figé. Les infirmiers réclament de sortir du simple rôle de délégué, de prestataire de prescriptions médicales. Cette revendication, parfaitement justifiée, vient à point nommé pour modifier l'équilibre trop inégal entre praticiens et infirmiers. La même remarque se justifie pour les kinésithérapeutes. Leur donner un rôle de surveillance des opérés et de prescription de leur pratique serait profitable. D'ailleurs, dans les faits, de nombreux chirurgiens orthopédistes laissent à « leur kiné » la prescription et l'organisation de leurs soins. Les infirmiers anesthésistes réclament une plus grande autonomie de geste au bloc opératoire. Le geste de l'anesthésie épidurale leur est permis par le décret n° 2002-194. L'anesthésie ne pourrait-elle pas devenir une pratique non médicale si les garanties pré et post-inductionnelles sont médicalement respectées ?

La loi du 4 mars 2002 légalise la profession de chiropraticien, au grand dam des très rares médecins pratiquant une médecine manuelle. Leur domaine est parfois utilement complémentaire dans une stratégie de soins ; toutefois, cette pratique reste encore une option personnelle du patient.

Notons encore l'arrêté du 28 juin 2002 instituant la Démarche de Soins Infirmiers (DSI), processus novateur mais qui ne pourra pleinement prendre effet que si les médecins acceptent de partager leur rôle.

Le contenu du métier n'est pas invariant. Les para médicaux pourraient utilement décharger les professionnels dans leurs activités de routine pour les surveillances post-opératoires, notamment dans un suivi à domicile de la chirurgie ambulatoire, l'ablation des points de suture, les conseils de réadaptation, ce qui, de plus, limiterait les transports sanitaires.

Rôle des personnels Assistants sociaux.

Nous avons déjà évoqué la Réforme hospitalière de 1960 qui laissait le secteur social en dehors du système (voir annexe 3). Ce secteur social devient de plus en plus important dans la pratique institutionnelle. L'impact environnemental et social est hautement ignoré par une médecine qui se veut technicienne et scientifique. Beaucoup de problèmes sociaux échoient aux structures ou résultent de la suite des soins. Ils sont assumés avec plus ou moins de compétences par les professionnels ou leur personnel. Il conviendrait, pour des raisons évidentes d'efficacité, de soulager le secteur sanitaire aigu de cette charge et de lui retrouver l'interlocuteur social naturel formé à ce travail. L'Assistant social doit avoir un statut de partenaire de relais dans le parcours médical du patient. Il serait opportun de lui donner un droit de prescription non médicale.

Dans un souci du « politiquement correct », les caisses gestionnaires ont pratiquement abandonné tout contrôle médical sur les indemnités journalières (I J) « servies » aux consommateurs-assurés sociaux. Dans ce domaine comme dans d'autres, les professionnels ne savent pas refuser. D'ailleurs pourraient-ils encore le faire, pris en tenaille entre la servitude libérale et le désir, louable, d'éviter pour eux tout contentieux sur les demandes des personnes. Les arrêts de travail ou des prolongations se transforment alors trop souvent en outil de régulation des rapports sociaux.

Citons, dans ce sens, les indemnité journalières versées pour :

- l'attente d'un reclassement, reconversion, inactivité ou retraite ;
- les suites d'accidents du travail, s'écoulant jusqu'à l'extinction des droits ;
- voire la sanction du salarié qui se « met en maladie » pour punir son employeur ou tout simplement pour se mettre en congé ;
- et parallèlement leur troublante progression chez les 55-59 ans (+11 % par rapport à 2001).

Ces exemples relèvent plus d'un principe anthropique et du devoir de munificence de l'Etat que du ressort de l'assurance maladie. Ils sont un fait de société et non opposables en ce qui concerne le secteur médical. La prescription d'arrêts de ce type par les Assistants sociaux aurait un effet de clarification pour cette prestation en différenciant ce qui revient au médical et ce qui revient au social. Le coût sans cesse croissant des indemnités journalières pour le budget de l'assurance maladie mérite une remise à plat d'un système de distribution des arrêts de travail devenu totalement dépassé et inflationniste. La santé devient ici l'accessoire d'une politique sociale, certes louable, qui échoit *de facto* à la sécurité sociale, comme d'autres contributions, quand les politiques ne savent plus comment les faire payer. Gérer les arrêts de travail itinérants par les Assistants sociaux permettrait une première réponse aux éternelles questions : Qui paye ? Et pourquoi ? Axe syntagmatique qui revient de façon lancinante à chaque problématique soulevée. Et dans ce sens ce serait simplement rendre aux indemnités journalières leur mission première, celle d'être un revenu de remplacement pour les salariés malades.

Synthèse.

Les enjeux de complémentarité entre professions médicales et para médicales sont plus que jamais inscrits dans le futur des métiers de la santé.

Les professionnels doivent intervenir là où leur expertise est indispensable. Certaines délégations de services médicaux sont encore à inventer, comme l'Optométriste pour la prescription de lunettes, les *nursing auxillaries* ou autres *healthcare assistants*. Soulignons l'exemple réussi de celle des manipulateurs en radiologie qui déchargent le professionnel des examens de routine. Cela leur permet de se consacrer aux examens plus spécifiques où leurs compétences sont incontournables comme les échographies ou les tomodensitométries.

La voie de dialogue avec les professionnels de santé est cependant étroite. Le totalitarisme médical est encore très pesant dans notre système. Les professionnels sont prompts à dénoncer le retour aux «officiers de santé» et à brandir la bannière de la «qualité des soins», craignant de voir leurs actes dévalorisés… ou leur volume baisser. Mais on n'a plus guère le choix pour avancer… [G. NICOLAS, 2001].

La suite de ce chapitre est consacrée aux modes de représentation synthétique des rémunérations médicales, débat tabou par excellence. Le promoteur du projet y proposera une ingénierie globale, basées – non sur une économie d'accumulation – mais sur une économie de la hiérarchie.

La question centrale des clefs de répartitions des rémunérations y est abordée.

3-3-3 L'organisation industrielle.

(45)

Aucun groupe, même non médical, ne peut rester solidaire, donc efficient, sans un lien financier étroit. En se plaçant dans le cadre d'une structure juridique de fédération de praticiens, le promoteur du projet présuppose acceptée la mise en commun des recettes. Elle permet l'ancrage dans le groupe de chacun de ses membres, en mutualisant les acteurs et en linéarisant le fonctionnement de l'activité et des revenus.

Les pratiques professionnelles génèrent une dynamique économique qui s'individualise en ressources et structures d'utilisation de ressources.

3-3-3-1 Les ressources

Les honoraires médicaux bruts versés par les caisses gestionnaires constituent une manne financière considérable, objet de toutes les convoitises. Depuis 1994, pour éviter la fusion de chefs d'intérêts, le flux fiduciaire sans cesse croissant des honoraires médicaux abonde un compte commun mandataire différent de celui de la clinique. Si des praticiens délégués ont la signature de ce compte, il reste dans le giron financier de l'établissement. Ce dernier possède la maîtrise de son alimentation lui venant des caisses gestionnaires et de sa ventilation aux prestataires, après récupération de la redevance et des charges dues. Ce compte mandataire présente donc un outil de nantissement pour la clinique permettant de diminuer le taux des agios bancaires. Lui retirer cette gestion comptable peut la mettre temporairement dans une situation de découvert de trésorerie non garanti ou d'une limitation d'accord de découvert bancaire. Le tiers-payant généralisé pour les actes lourds fait que les professionnels sont totalement sous la dépendance du responsable de ce compte. Etablissements et caisses gestionnaires, par les tarifs opposables, exercent une pression, bien que discrète, sur les professionnels. Ils sont soumis à leur bon-vouloir pour le reversement de leurs honoraires qu'ils attendent avec angoisse pour régler cotisations et fournisseurs.

La fédération regroupe des travailleurs indépendants au sein d'une véritable entreprise prestataire de services. L'organisation industrielle se développe autour de ce compte commun mandataire propre, collecteur de fonds et répartiteur des crédits. La nécessaire autonomie financière et gestionnaire de la fédération professionnelle implique qu'elle maîtrise la tenue et gestion de ce compte.

Le travail fourni autour d'un patient ne se résume plus à un geste chirurgical ou anésthésiologique. L'éventail des tâches en amont et en aval prouve, s'il en est besoin, la pluralité du travail fourni autour du patient.

L'acte tarifé à l'Assurance maladie ne reflète donc plus l'exhaustivité de ce produit fini qu'est une opération de soin. Il devient impératif, pour obtenir davantage de clarté entre le produit et le financement, de mieux définir ce qui est du ressort ou non de la Caisse gestionnaire. Il faut ainsi extraire les dépenses qui relèvent soit d'une solidarité nationale, de l'aménagement du territoire ou d'une prestation de services à une structure. Faire en quelque sorte une organisation comptable analytique des coûts constatés pour l'opérateur de soins et innover en matière de financement, en initiant notamment de plus grandes synergies entre fonds publics.

Dans ce sens, mettre en évidence la typologie des ressources ouvre la voie à un paiement adapté au fonctionnement de l'activité. Ces distinctions donneront davantage de clarté dans les rôles et les financements des professionnels. Elles permettront une réflexion sur le double questionnement déjà soulevé: qui paie et pourquoi ?

Le groupe I des ressources concerne les indemnités de garde :

La Cour des comptes, dans son rapport annuel, souligne la tendance des professionnels à « se désengager du système des gardes qui perd ainsi son caractère universel et permanent » [CDC, 2002].

Aussi, une reconnaissance explicite de cette fonction est nécessaire pour les disciplines chirurgicales, l'anesthésiologie et l'obstétrique, quelle que soit l'appartenance institutionnelle du professionnel. Il s'agit d'une mission d'intérêt général qu'ils ont maintes fois réclamée qui implique une couverture sociale pour cette fonction très lourde et fortement responsable.

Cette reconnaissance, qui implique une indemnisation en regard, permettra de justifier leur caractère universel et permanent fort justement souligné par les magistrats de la rue

Cambon. Cette démarche doit procéder également d'une rationalité économique. La permanence des soins se distingue en gardes sur place ou astreinte (*i.e.*, sur appel, déplacement sur site). Leurs rémunérations doivent se faire sans dispersion de moyens, donc sur moins de sites, mais plus sûrs et finalement moins chers pour la collectivité. Il faut noter à cet égard que l'évolution de la pratique qui se fait vers moins d'interventions chirurgicales «à chaud» pour des raisons médicales ou de sécurité opératoire et donc moins de sites opérationnels permanents sont actuellement nécessaires.

La permanence des soins - le terme trop martial de garde ayant fait place dans les débats à la consensuelle « permanence des soins » - sur plateaux techniques lourds comporte une dimension de santé publique qui ne relève pas obligatoirement du ressort financier de l'assurance maladie. Elle relève plus généralement d'une mission de service public et d'aménagement du territoire. Il est donc raisonnable de proposer que l'imputation de cette charge budgétaire bénéficie d'un accompagnement des acteurs publics locaux.

Il peut être distingué, pour la permanence des soins institutionnels, deux types de financement qui incomberaient :

- aux collectivités territoriales des bassins de santé de moyenne importance ; ce qui impliquerait l'action de ces collectivités dans le système de soins, les responsabilisant dans leur revendication d'un service de proximité toujours accru;
- à l'Etat pour les grands pôles hyper spécialisés où la gestion de la santé publique est quasiment un domaine organisationnel stratégique national.

Ainsi, la place de ce financement se trouverait naturellement en dehors de l'Ondam.

Il reste toutefois à définir le périmètre de la garde et son contenu qui doit logiquement inclure les gestes d'opération de soins qui y affèrent. La rémunération se conçoit selon une valeur comparable à celle des CHG pour les bassins de santé de moyenne importance et des CHR pour les gardes de haute spécialité.

Le groupe II des ressources provient des activités de logistique :

Les praticiens procèdent, selon leur degré d'implication, aux activités à caractère transversal d'intérêt collectif (voir n°14). Ces activités ne doivent pas être confondues avec un « travail d'intérêt collectif » ! Elles sont le passage obligé pour un exercice durable de toute structure de soins. Elles sont d'ailleurs exigées par l'autorité publique, sans en prévoir actuellement le financement aux structures.

Or, il est indispensable de les rémunérer pour clarifier et responsabiliser l'intervention des professionnels dans ce domaine. Sinon, elles deviendront rapidement de qualité médiocre et seront progressivement abandonnées...

Toutes ces organisations d'intérêt collectif: Clin, Clud, Dim, Hémovigilance, Matério vigilance, procédures de qualité, documentation médicale, exploitation des informations... nécessitent pour bien fonctionner une disponibilité et un minimum d'obligations qui impliquent une rémunération. Celle-ci de plus permet, pour cette activité, la mise en jeu de la garantie de la compagnie opératrice de l'établissement.

La recette de cette activité de pilotage, qui représente un coût de transaction pour la structure, revient à la société des professionnels qui en assure la prestation. S'agissant d'un service à l'établissement, non prescriptif au patient, ces coûts de transaction ne sont donc pas logiquement du ressort des Caisses gestionnaires. L'imputation des dépenses revient donc expressément au bénéficiaire du service, les établissements. Elle relève d'une indemnisation forfaitaire. Cette charge budgétaire inscrite dans les comptes de l'ESP est logiquement proportionnelle à l'activité de la structure et à la valeur horaire de ce travail. Elle est à apprécier sur un coût standard horaire du personnel médical, sur la base d'un traitement hospitalier. Il reste pour les ESP le problème du financement. Tout comme fut créé un forfait PMS pour indemniser le PMSI, on peut proposer, de façon transitoire un forfait « VIGIL » (un de plus !) affecté à cette activité de logistique, avant qu'il ne disparaisse par la généralisation attendue de la tarification à l'activité.

Les rémunérations venant d'activités dans les réseaux de santé peuvent être ajoutées à ce groupe. Une Dotation nationale de développement des réseaux (DNDR) a été votée et répartie par régions. Le financement est désormais dans les lignes budgétaires des Agences. Il est provisoirement boudé par les acteurs du système qui ne sentent pas encore la meilleure façon de s'approprier ces nouvelles ressources. Dans un avenir proche, pour les pathologies les plus lourdes, le travail en réseau prendra une place non incidente dans l'activité du professionnel. La rémunération de cette activité se conçoit forfaitairement et venant des tutelles. Il reste toutefois à préciser l'objet juridique des acteurs agissant en réseau, tant pour le patient : usager ou sujet de droit ; *quid* du libre choix ? - que pour le praticien. Le professionnel n'y sera plus complètement indépendant – ce qui peut être un grief opposable par l'Ordre, gardien de l'indépendance du praticien – ni complètement salarié, ce qui le met encore débiteur d'une obligation contractuelle selon l'art. 1147. Cette problématique se solutionne logiquement dans le cadre d'une obligation solidaire stipulée du groupe ou du réseau (voir *supra* n°44). Ces ressources à venir de l'activité en réseau de santé nous amènent directement au dernier groupe.

Le groupe III des ressources, le plus important, provient des recettes de la production de soins aux assurés sociaux.

(46)

Actuellement, les recettes et d'ailleurs tous les revenus des médecins libéraux sont honorés selon la Nomenclature Générale des Actes Professionnels (NGAP). Tous les acteurs du système en dénoncent son obsolescence et son effet nuisible sur l'orientation de la pratique par sélection adverse. Le lobbying médical s'attache toujours à la revalorisation des lettres-clefs. A défaut, pour désamorcer des crises, les Caisses ouvrent régulièrement de nouvelles lettres-clefs qui complexifient à souhait la gestion et le comportement des acteurs. Les Caisses, promptes à voir derrière chaque professionnel un prescripteur à débusquer, dressent des relevés individuels d'activité et de prescription (RIAP) d'une précision d'entomologiste. Elles en espèrent astucieusement un « effet radar » de modération ; sitôt publiés, ces relevés sont déjà dépassés...Dans le meilleur des cas, les professionnels classent ces feuilles telles des cartes postales jaunies... parfois las de se voir attribuer des accouchements ou des échographies quand ils sont orthopédistes !

Entre alors en considération une nouvelle façon de rémunérer les médecins selon le codage des actes de la Classification Commune des Actes Médicaux (CCAM, voir n°39) [CNAMTS, CREDES, 2000]. Cette classification est issue du modèle américain dont nous avons décidément des difficultés à nous démarquer ! [W.C. HSIAO, 1992]. La CCAM est applicable indifféremment aux actes réalisés en EPS ou ESP. Elle est l'aboutissement cohérent et complet du Catalogue des Actes Médicaux (CdAM) qui sert à coter la rubrique thérapeutique du PMSI. Le relevé des actes selon la CdAM permet déjà de connaître les traitements subis par le patient au cours d'un séjour. La nouvelle CCAM va au-delà et réalise une nomenclature neutre, ne laissant pas de place à l'interprétation, et évolutive avec la pratique médicale. Sa taxonomie se cale sur la hiérarchie du GHM, la tarification à la pathologie. Elle est conforme aux directives du Comité européen de la normalisation (CEN). Mises en œuvres pour le privé au plus tard en juillet 2004(?), les tables de la CCAM des actes techniques permettront d'apprécier le volet médical de l'allocation de ressources en fonction de son contenu et de sa destination : la production de soins et l'intensité de la prise en charge. L'acte est globalisé dans l'intégralité de sa réalisation, selon le type d'action thérapeutique et sa topographie anatomique.

Elles introduisent la notion d'indication thérapeutique de l'acte, ce qui n'existait pas dans la NGAP. L'indice issu de la CCAM devient un méta-terme, le mot-clé étant la pathologie du malade. De cette pathologie dépend directement la tarification. La relation avec le malade devient alors une relation thérapeutique. Le codage des actes selon la CCAM est une contrepartie majeure consentie par les professionnels qui rend leur activité transparente en ville comme à l'hôpital. Enfin, cette classification réalise un véritable panier de soins et de services médicaux évolutifs tel que l'attendraient bon nombre de décideurs en santé.

Le principe de codage tarifant qui en résulte permet de passer des coûts nominaux issus de la nomenclature en coûts standards. Basé sur la valeur du travail médical dans une intervention de soins du professionnel, le codage est à distinguer de l'amortissement des frais généraux engagés par le professionnel. L'évolution du prix du travail repose sur le score de travail (W) en points correspondant à la pathologie traitée selon l'algorithme de la CCAM. Cette marque de travail évalue l'essentiel de la charge : l'engagement de la personne et de l'intellect dans chaque traitement, pondéré des autres prises en charges du catalogue.

On multiplie ces points par le Facteur de Conversion monétaire FC (valeur du point en €, identique quelque soit la spécialité) pour obtenir un prix :

$$\text{Prix d'un travail} = W \times FC$$

L'évaluation du Coût de la Pratique par patient (CP) se calcule en fonction d'une base estimée de Charges générales ou habituelles (Cg) par point de travail. Un surcoût (S) peut être ajouté pour certaines thérapeutiques aux charges inhabituelles, pour obtenir un prix :

$$CP = W \times Cg \ (+ S)$$

Le prix de ce produit fini qu'est le soin s'établit alors en Valeur du Forfait :

$$VF = (W \times FC) + CP$$

Grâce la souplesse de ces facteurs numériques, la formule prend en compte des modificateurs permettant des modulations tarifaires. Une incitation démographique ou de santé publique sera possible tout comme de rééquilibrer les revenus entre spécialités. Limiter les ressources des spécialités répétitives et favoriser les spécialités sinistrées seraient un effet très attendu par les intervenants.

Cette règle claire permet aussi une évaluation de l'efficience allocative du paiement puisque les frais généraux font l'objet d'un traitement différencié. Toute dépense doit être discriminée pour être acceptée par le payeur. Il n'est pas superfétatoire de souligner que le système aura pour effet de nourrir l'argumentaire des partenaires sociaux médicaux lors des discussions tarifaires. Des données de la CCAM, des modes de rémunérations alternatifs, sous forme de forfaits, seraient aussi envisageables.

En retour d'un système transparent et évolutif, les praticiens seraient invités à abandonner le secteur II à honoraires libres. Tout « label de qualité» y est absent. Les dépassements tarifaires sont source de malentendus fréquents. Les patients physiquement diminués, captifs sont souvent mal informés de l'absence de contenu médical tangible à la majoration demandée.

Ce processus de paiement présente le double avantage d'un effet de clarification des coûts et du maintien d'un système concurrentiel incitatif à la prise en charge thérapeutique. Il minore le risque de sélection adverse puisque la pathologie est prise en compte dans sa totalité. Il persiste un risque d'aléa moral mais le système concurrentiel de l'offre, où l'information est un atout majeur, sera là pour le limiter.

Une certification préalable est nécessaire en tenant compte des autres sources de revenu des praticiens et pour s'assurer de sa cohérence avec l'Ondam. Une analyse des comportements induits sera vigilante durant sa mise en place, dans un domaine très sensible où tout est possible.

3-3-3-2 Les consommations de ressources

(47)

La charge de travail est consommatrice de ressources. Le processus de formation des coûts constatés pour la comptabilité de la fédération se divise en trois structures d'utilisation de ressources : les charges courantes, les investissements et les rémunérations des professionnels

3-3-3-2-1 Charges courantes

L'exploitation de l'infrastructure implique des frais généraux dont on distingue quatre natures d'imputation :

1) Le secrétariat médical commun aux praticiens, sans particularité nouvelle de gestion.

2) L'aide technique aux professionnels. Le personnel aide opératoire et aide instrumentiste du chirurgien relève depuis 1999 de la compétence d'un Infirmier Diplômé d'Etat (IDE) pour les situations contractuellement nouvelles (Article L 4311-13 du CSP). Pour les situations antérieures, où l'aide opératoire du chirurgien n'était pas du niveau requis, une solution intermédiaire est prévue par le décret du 10 octobre 2002, évitant la rupture brutale d'une situation acquise. Par principe, la clinique doit fournir un équipement normatif du bloc opératoire en personnel et en matériel. Dans bon nombre d'ESP, les aides opératoires sont fournies par la structure moyennant une redevance majorée pour cette charge.

D'un point de vue strictement comptable, la divergence tend à s'accroître entre les reversements des praticiens fixés contractuellement en pourcentage de recettes, et les frais de personnel engagés sur ces postes qui augmentent régulièrement, notamment avec la mise en place de la CCU ou la rénovation de la CCN 51 en 2002.

La logique économique voudrait que le service rendu soit couvert par la redevance. Il s'agit d'ailleurs d'un rappel constant des tutelles. Si la redevance est insuffisante pour neutraliser le coût du service apporté par l'établissement, il s'agit d'un acte anormal de gestion La situation inverse relève par contre d'un partage indu d'honoraires : eux situations juridiquement critiquables.

D'autre part, les chirurgiens sont souvent lassés de travailler avec du personnel intérimaire, au *turn over* élevé, donc non formé et ce, d'autant plus que le chirurgien est juridiquement le commettant de l'aide opératoire.

L'intérêt partagé des acteurs est alors la reprise de la charge de ces aides opératoires par le professionnel. Cette opportunité permet en outre une adaptabilité des horaires et peut-être de mieux rémunérer et valoriser l'emploi dans un esprit d'émulation positive. Une diminution relative de la redevance serait la réciprocité attendue à cet allègement appréciable sur la masse salariale de la clinique.

L'emploi de l'aide opératoire peut se faire :

- soit par salariat direct par le groupe des IDE ;
- ou par l'intermédiaire d'un Groupement d'Employeurs des Professions Libérales (voir n°32) facturant leur prestation et permettant, sous certaines conditions, de bénéficier d'avantages fiscaux (hors champ de la TVA au-dessous d'un seuil).

L'imputation de ce niveau de charge apparaît alors nettement d'un point de vue comptable. Il est alors évident que ce poste de dépense doit intervenir dans l'estimation de la base Cg entrant dans le calcul du coût de la pratique (CP).

3) Prime d'ARCP.

Dans notre modélisation, le statut du libéralisme médical est requalifié à l'aune du caractère *intuitu formae* de la relation contractuelle. Sa conséquence micro-juridique engage une solidarité atténuée des membres de la fédération. Dès lors, la négociation de la prime de l'ARCP se mesure à une autre échelle. Un contrat de groupe est susceptible d'une modulation en fonction des efforts tangibles de respect des normes et de contrôle des procédures. La mise en place de protocoles d'information personnalisée des patients, les efforts de conciliation, la veille médico-légale, voire une franchise proportionnelle permettraient de négocier une réduction de prime. Dans ce secteur sensible où elles se dégagent parfois brutalement (voir n°27), des signes concrets d'effort dans ce domaine permettraient de retrouver la confiance. Là encore, le rôle intermédiaire des Unions seraient un progrès notable dans les négociations de primes. Une prise en compte par les caisses des primes d'ARCP est possible soit directement ou dans la tarification selon la CCAM en ce qui concerne la valeur du coût de la pratique (CP).

Commentaire.

Dans le sens d'une protection généralisée, les compagnies opératrices ne devraient-elles pas mutualiser le risque en proposant des garanties aux personnes, dans le cadre de la police multirisque que possède chaque ménage? Une taxation forfaitaire à l'entrée du malade pour participer à cette couverture a été proposée dans le rapport du Pr. Domergue [J. DOMERGUE, 2003].

4) Les cotisations sociales personnelles de l'exploitant.

Le passage à la CCAM est une opportunité à saisir pour remodeler et réorienter les cotisations sociales professionnelles souvent appelées « avantages sociaux des praticiens». Elles concernent essentiellement les cotisations d'URSSAF, d'Allocations Familiales ainsi que la Caisse autonome de Retraite des Médecins de France (Carmf).

Dans l'approche basée sur la CCAM, les cotisations sociales sont déjà inscrites dans le prix par le facteur CP. Il apparaît alors discutable de faire jouer deux fois l'avantage : par contribution directe dans le CP et par le biais d'avantages sociaux conventionnels. Toutefois, les professionnels, non sans justesse, avancent que ces « avantages » ne sont que des rémunérations différées accordées en contrepartie du respect de la tarification conventionnelle opposable.

Dès lors, on ne pourrait pas exclure totalement une participation incitative des Caisses à ces cotisations sociales. Contrepartie motivée par exemple, pour un déploiement dans les zones où il existe de fortes tensions ou pour des spécialités stratégiques, mais à risques et délaissées par les étudiants.

Dans le domaine de la retraite gérée par la Carmf, une remise à plat du régime des « Avantages Sociaux Vieillesse » des professionnels de santé conventionnés (ASV) est demandée tant par la Caisse que par les tutelles. L'ASV était un mécanisme d'incitation au conventionnement garantissant en échange de contraintes tarifaires, un revenu différé lors de la retraite. Une consultation par référendum organisée en 2002 par la Carmf a montré que les médecins, pour l'ensemble des réponses, ne seraient pas opposés à l'abandon de l'ASV. Une formule simplifiée de remplacement, mieux équilibrée entre les acteurs, cotisants, retraités, serait à mettre en place.

On ne doit pas non plus négliger la couverture complémentaire des praticiens concernant les frais médicaux, les indemnités journalières qui pourraient entrer dans des contrats de groupe négociés avec les opérateurs privés.

3-3-3-2-2 L'investissement professionnel

Un des buts de la société fédérant les praticiens est de retrouver un esprit d'entreprise dont ils s'étaient départis au fil des ans, en gardant en permanence le contrôle et le suivi de ce qui est fait. D'où l'importance du développement de l'investissement. Il nécessite une véritable gestion d'entreprise par une organisation comptable distinguant :

Le passif :

- achat d'équipements d'intérêt commun ;
- investissement dans l'instrument de travail ;
- remboursement de dettes, dotation aux amortissements ;

L'actif :

- levée de fonds par encaissement d'emprunt, reprise sur provision ;
- l'actif professionnel d'une société de capital quand elle existe;
- abondement des associés ; apport en industrie ;
- mise en réserve de résultat comptable (RC);
- revenus de loyers…
- voire monétisation de trésorerie, possible dans le cadre de la mise en jeu de la Caisse pivot pour accélérer le flux d'une partie des recettes.

La loi hospitalière du 31 juillet 1991 ne définit plus l'établissement de soins selon des critères immobiliers bâtis. La loi organique distingue les autorisations d'activité de soins de celles de la structure d'hébergement. Elle détache juridiquement la construction hospitalière de la gestion et du financement des activités de soins. Dès lors apparaissent deux pôles d'investissements distincts dans lesquels les professionnels peuvent se positionner :

- un pôle immobilier, au financement mixte possible, surtout orienté vers une participation privée ou industrielle extérieure. Selon le plan « hôpital 2007 », les collectivités territoriales pourraient même intervenir à ce niveau pour les hôpitaux publics sous forme d'une SEM ; un Fonds de modernisation des établissements de santé publics et privés est destiné à financer le programme « hôpital 2007 » ;
- un pôle autour de l'exploitation, surtout indiqué pour l'investissement des professionnels, cet actif immatériel s'articulant autour de la clientèle et de l'activité de soins.

Soulignons encore l'intérêt de certaines structures juridiques qui permettent une gestion de prestataire de service, un patrimoine d'affectation et l'entrée de partenaires médicaux extérieurs au groupe, voire non médicaux mais restant minoritaires, intéressés par le projet médical de la société.

3-3-3-2-3 Rémunération des professionnels de santé

(48)
Analyse.

La rémunération des professionnels de santé des ESP doit résolument abandonner le mode unique de paiement à l'acte pour se développer autour d'un concept d'organisation dans une économie de la hiérarchie.

L'équilibre entre ressources et charges permet d'individualiser le solde structurel. Il est optimisé quand la croissance de la firme est à son potentiel optimum. Cette ligne comptable s'analyse au niveau de l'excédent brut d'exploitation (EBE), troisième Solde Intermédiaire de Gestion (SIG) au Compte de Résultat (CR).

Un espace de liberté serait à trouver dans le champ de la redistribution des rémunérations médicales. Il est d'ailleurs souhaité implicitement par les organismes de tutelle. Déjà, les ordonnances du 24 avril 1996 ouvraient la possibilité d'expériences médico-tarifaires sans qu'aucune proposition concrète ne voit le jour. Le projet de LFSS 2004 dans son art.30 propose que des expérimentations de forfaitisation d'honoraires médicaux soient menées par des Groupements de coopération sanitaire d'établissements publics et privés. Praticiens et Caisse d'assurance maladie débattent invariablement sur le niveau des honoraires médicaux, se gardant de toute hardiesse imaginative dans ce domaine. Or, la masse des professionnels est lasse de la course infernale aux actes. Créer une possibilité légale de toucher un salaire dans un cadre organisationnel autonome qui respecte l'indépendance technique de leur art, est une mesure très attendue par les professionnels. Elle est possible dans le cadre d'une économie de la hiérarchie.

La pluralité des sources de recettes rend évidente la nécessaire division des modes de rétribution en :

- un socle de rémunération garantie, salariale ;
- une part évolutive, indemnitaire, en rapport avec le niveau de production ou des interventions de soins.

Synthèse.

Toute schématisation appelle l'adaptabilité des intervenants. Ainsi, la balance des deux parts n'est pas à figer ni dans le temps ni dans la structure de la fédération. Elle peut se concevoir en fonction de l'implication du praticien dans les activités non prescriptives, de son positionnement de carrière ou d'un choix personnel.

<u>Le salariat.</u>

L'exercice salarié au sein d'un établissement de santé privé n'est pas une nouveauté (voir n°37). Rappelons le statut salarié des professionnels des établissements mutualistes PSPH. Ces établissements, historiquement nombreux en Alsace-Moselle, fonctionnent à la satisfaction générale. Leur modèle apaisé offre d'excellents résultats médicaux, une grande satisfaction des patients et une consommation des ressources souvent maîtrisée. Leur seule difficulté d'avenir, quelque soit leur qualité intrinsèque, réside dans le maintien de leur autonomie vis-à-vis des hôpitaux du secteur qui jouissent de la garantie du service public. La tutelle peut leur imposer une coopération hospitalière sous forme d'un Syndicat inter hospitalier (SIH) qui n'est pas toujours celle de leur projet d'établissement. Leurs allocations de ressources rentrent dans le champ hospitalier de l'enveloppe de la DGF.

Dans le pays du libéralisme conquérant, la plupart des professionnels des grands centres médicaux privés nord-américains sont salariés de leurs structures, sans prime s'ils opèrent plus de cas. Ce statut, comme dans les plus illustres, la *Mayo-Clinic* (voir n°40) ou le *Massachussets General Hospital*, leur permet de partager harmonieusement leur activité professionnelle dans la triple mission de soins, d'enseignement et de recherche fondamentale. Ils possèdent les avantages d'une grande institution qui apporte d'importantes ressources et permet de partager un esprit de corps. Ce fort sentiment d'appartenance et d'émulation est souvent le facteur le plus stimulant pour travailler, sans qu'il soit besoin d'y adjoindre nécessairement le facteur monétaire.

Dans les cliniques sous OQN à objet commercial ou sans but lucratif, le salariat des médecins est tout à fait admis. C'est le cas des structures de soins de suites (SSR) où la tarification *per diem* inclut la prestation de surveillance médicale et les soins de rééducation. Le salariat est également possible, pour les urgentistes des cliniques, quand leur salaire est compris dans le forfait perçu pour l'accueil et le traitement des urgences.

Certaines cliniques versent aux anesthésistes un complément de rémunération pour maintenir l'attractivité économique de leur métier. De ceux-ci dépendent en effet tous les autres et donc *in fine*, l'exploitation de la clinique.

Il serait nouveau en chirurgie ou obstétrique où l'élément personnel est prédominant dans la relation médecin-malade. Créer une possibilité légale de bénéficier d'un salaire dans le cadre d'une société d'exercice ou dans un établissement privé est une opportunité souvent attendue par les praticiens.

Pour sauvegarder leur indépendance, la part salariale envisagée ne viendra pas directement des établissements ou des Caisses gestionnaires mais de la Société ou d'une union professionnelle selon le choix à prévaloir.

Pour permettre une gestion « sur mesure » de ce poste, deux formes sont possibles :

Un salariat de complément :

Il est d'ailleurs appelé de leurs vœux par bon nombre de spécialistes libéraux souhaitant un élément de stabilité et de sécurité associé à une couverture sociale correcte. Ce salariat se justifie pour les indemnités de garde et les indemnités d'activité de logistique rendues aux établissements. Le salariat est d'ailleurs obligatoire pour la direction d'une coopérative médicale hospitalière ; il peut être partiel ou complet.

Un salariat exclusif :

Il s'envisage sous la forme d'un associé salarié de la structure. Plusieurs situations peuvent permettre la bonne adéquation de ce système aux besoins des intervenants.

Un salariat ou un commodat est logique lors de l'intégration d'un jeune praticien venant renforcer l'équipe en place, dont le recrutement personnel n'est pas encore assuré et dont l'activité de garde est, corollairement, plus importante. Un modèle se rapprochant de collaborateur d'avocat serait utile pour parfaire la formation d'un jeune venant du CHU et l'initier à la profession indépendante. Ce statut salarié, sans investissement financier de départ, permettrait de diminuer la tendance des professionnels à effectuer des remplacements à long terme pour retarder une installation médicale libérale parfois redoutée par les jeunes.

Le salariat se conçoit pour les spécialités « sinistrées » par le système actuel. Les médecins pédiatres, peu nombreux, mais acteurs incontournables des plateaux techniques obstétricaux ont les revenus nets les plus bas de l'échelle des médicaux. Un salariat permettrait de redonner dignité et attractivité à cette spécialité essentielle pour l'équipe, en l'allégeant des pressions pluridimensionnelles qu'elle subit dans le système.

Le salariat se conçoit également lors d'un désengagement à moyen terme d'un professionnel dont l'activité opératoire est moindre mais dont l'activité de logistique ou de consultant est importante.

Il peut être aussi un choix délibéré du professionnel, voyant d'ailleurs par ce système une sécurité et une requalification non négligeable de l'intensité de l'obligation contractuelle. Il est envisageable que ce choix soit réclamé par un nombre croissant de professionnels s'il s'avérait pertinent pour les acteurs de santé. Le salariat serait également tout à fait indiqué lors de l'intégration d'un site public dans le système de la fédération. Des partenariats public-privé innovants, mais complexes (GCS, voir n°32) fonctionneront alors dans différentes territorialités de santé. Une mixité d'exercice des praticiens sera le passage obligé du modèle.

Pour en gérer le bon fonctionnement, il faudra alors répartir les rôles de façon rationnelle :

- soit par un fonctionnement par externalisation de l'activité des professionnels : l'hôpital apportera à la fédération les salaires bruts de ses PH sur un contrat de prestations de services compatible financièrement avec le fonctionnement du partenariat (voir schéma 7) ; les PH sont dès lors rémunérés selon la taxonomie commune des professionnels ;

- ou au contraire, le groupement intègrera les praticiens libéraux dans un salariat hospitalier à un niveau correspondant, voire à l'échelon supérieur, selon la notoriété du praticien. Il s'agit alors souvent d'une nécessité économique qui conduit tous les praticiens à un exercice en milieu institutionnel, type PSPH.

Cette seconde opportunité pourrait toutefois être la solution d'avenir pour le maintien de plateaux techniques lourds sur un bassin de santé de moyenne importance. Elle peut être une garantie de viabilité économique de l'opération de coopération, par exemple, dans un but d'aménagement du territoire.

Les revenus conjoncturels des professionnels.

(49)
Le solde conjoncturel à l'aune de l'efficience.

Une part proportionnelle à l'activité de clientèle reste nécessaire pour le rendu de l'image pluri-factorielle de la profession où s'affirme souvent l'écart entre la règle et la réalité. La distribution d'un complément de revenu variable d'une année à l'autre est possible sur le solde comptable conjoncturel.

Le solde conjoncturel lié au dynamisme et à la croissance - le cycle conjoncturel - permet de ristourner aux praticiens une part des excédents de recette. Il s'apprécie au niveau du Résultat Net comptable (RN) sixième Solde Intermédiaire de Gestion (SIG) au CR.

Cette modulation incitative des rétributions est une solution adaptée à la pratique des spécialités qui implique une valorisation selon la hiérarchisation du service rendu. Elle entre dans le cadre des expériences médico-tarifaires souhaitées de longue date par les organismes de tutelle. Une dérogation au droit commun est déjà prévue dans les textes. Cette possibilité est inscrite dans le CSP. Il y est indiqué la possibilité « à titre exceptionnel [de] rémunérer [les] praticiens par références à un volume d'actes médicaux », selon l'article R 115-6-10-C du CSP.

Ce qui est possible à titre exceptionnel, soulignant la prudence et le souci consensuel des rédacteurs, pourrait-il se généraliser ? Tout dépend de la volonté des acteurs.

Dans la modélisation proposée, le solde conjoncturel est à pondérer selon la production de travail médical des associés. La connaissance de leur production de soins est définie grâce aux outils informatiques venus de la CCAM des actes techniques. Elle est la clef de la distribution de cette masse financière entre les praticiens concernés. La perversité intellectuelle de la rétribution personnelle d'actes a déjà été largement soulignée. La modulation de la rétribution se fait en fonction du travail apporté et non par une référence explicite à tel ou tel cas ou du capital immobilisé. Il faudrait aussi que les caisses abandonnent ce vieux réflexe de chercher un prescripteur derrière chaque acte et pensent « en actes collectifs ».

Pour verser ces forfaits, plusieurs mécanismes comptables selon le support juridique de la structure gestionnaire sont possibles. Dans un souci d'optimisation économique personnelle, le gestionnaire peut adapter les distributions entre une rémunération ou des dividendes.

Ces ristournes se traduiraient, selon les résultats comptables et la structure juridique retenue :

- soit par un versement en rémunération du travail qui peut être traité en salaires, coûteux en matière de charges ou en bénéfices non commerciaux de statut nom propre - BNC, si les professionnels ont fait le choix d'une société. Une rémunération de sociétaires se dégagerait ici dans le cadre d'une future coopérative médicale;

- soit, si le choix d'une SEL le rend possible (voir schéma 7), par la rémunération du capital en dividendes issus du résultat net comptable. Seul ce qui sort de la société est imposable. En fonction du cycle conjoncturel, le RN peut ainsi être mis partiellement en réserve pour linéariser les revenus. Un arbitrage entre rémunération et dividendes est nécessaire pour que la part de rémunération soit financièrement compatible avec l'activité du professionnel. Les dividendes ne supportant pas les cotisations sociales, ils risquent une requalification par les caisses, notamment par la Carmf, qui pourraient se juger lésées de droits, si la distribution est excessive.

Le salaire d'efficience.

Le salaire d'efficience correspond au revenu idéal maximalisant l'effort de travail de l'individu, à un coût acceptable sur le poste de travail de la firme. Transposer cette notion d'optimum catégoriel à l'activité médicale s'avère difficile en raison de l'asymétrie de l'information et de la décision personnelle qu'implique un acte médical (voir la notion de relation d'agence, n°19). Le professionnel ou le salarié public ou privé est soumis à une contrainte d'incitation au travail créant la tension vers l'efficience dont la particularité est d'être extérieure à la structure et non contrôlable par elle, comme c'est le cas dans une firme industrielle classique.

Il en résulte un schéma particulier à ces métiers de la santé où le professionnel est l'agent de parties non informées.

La partie informée, le professionnel, évalue cette contrainte selon un critère d'utilité (u) :

$$u = w - e$$

où de l'intensité du travail (w) est soustrait le niveau d'effort qu'il nécessite pour être produit. Ce niveau d'effort (e) est ressenti par l'agent comme une désutilité pour lui-même (et virtuellement une utilité pour le principal, en l'absence d'aléa moral ou de sélection adverse).

La part proportionnelle permet dans ce schéma une rémunération d'efficience : nous sommes dans une structuration de travail, le soin, où l'élément gestionnaire, le principal, n'observe pas parfaitement l'effort du professionnel, son agent.

Il en résulte la nécessité d'une contrainte d'incitation du professionnel par évaluation de son volume d'activité. Il s'agit là d'un critère de justice sociale. Devant une inégalité de niveau d'effort, il doit y avoir une inégalité proportionnelle de niveau de rémunération, que le professionnel soit un personnel para-public ou un travailleur indépendant. Le volume des actes évalué par l'algorithme de la CCAM devient alors un critère de justice sociale de la rémunération.

En fait, les expériences étrangères prouvent que la meilleure pression sur le facteur (e) est celle dû à l'effet de l'observation extérieure de l'équipe professionnelle [effet HAWTHORNE]. Elle doit être tournée vers un projet commun, dans un partage de décisions et une émulation apportés par un établissement fortement identifiant pour ses acteurs. Une infrastructure médicale stimulante pour les soins, la recherche et la transmission du savoir est un élément incitatif au travail de premier ordre.

Autant de facteurs qui manquent souvent à nos établissements tant publics que privés, où les éléments moteurs sont :

- dans ceux-ci la frénésie des actes
- et dans ceux-là une valorisation de la carrière à l'ancienneté.

Ces deux éléments sont à terme source de sclérose professionnelle aboutissant à vieillir sur place. Un arbitrage entre gains matériels et gratifications non monétaires est, dans tout métier, l'élément moteur incitatif à l'effort professionnel.

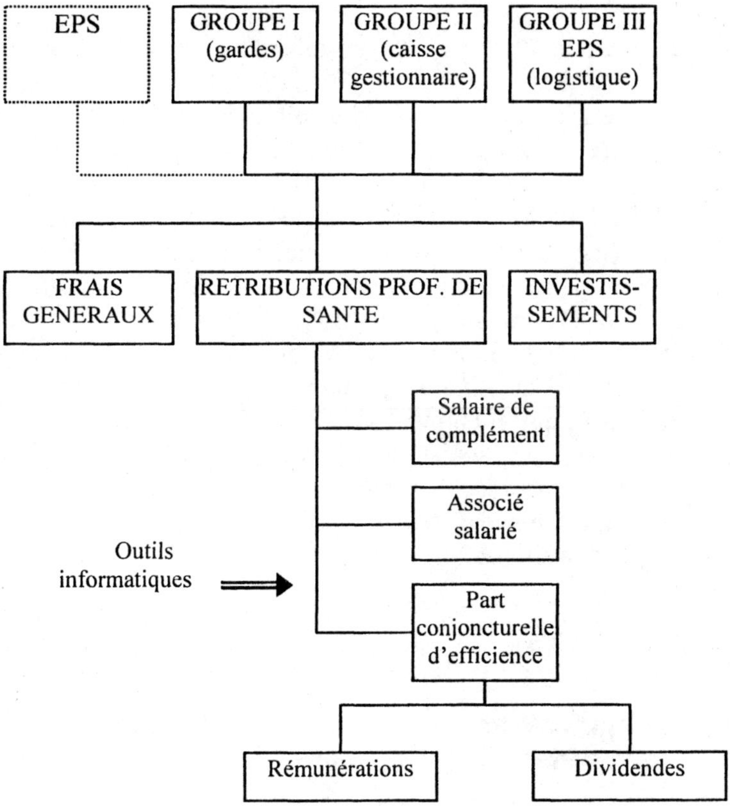

Schéma 7 : Organisation industrielle.

Commentaire : la clientèle, universalité de fait.

La clientèle du groupe fait apparaître, dans le contexte libéral, une patrimonialité incorporelle. Après 150 ans de controverses, la cession de la clientèle médicale est désormais licite (C.civ. 7 novembre 2000). La clientèle devient une universalité de fait. Il en résulte la création d'une immobilisation incorporelle détachée de l'immobilier des cliniques (*e.g.* SCI). L'entreprise médicale acquiert ainsi son autonomie et sa pérennité. Celle-ci s'individualise en un véritable fonds médical libéral [F. VIALLA, 1999]. Ce patrimoine d'affectation pourra être géré au mieux des intérêts du groupe : commodé, vendu, loué ou nanti dans l'esprit d'une gestion dynamique et ambitieuse.

Un tel montage social ne saurait être exempt de litiges, notamment sur les rémunérations de professionnels s'investissant dans des actes lourds et peu nombreux. Une procédure d'arbitrage est donc licite dans les sociétés de médecins.

3-3-3-2-4 Modélisation du partenariat public et des stabilisateurs automatiques

Analyse.

Le secteur public a de plus en plus de mal à financer et à gérer ses services et infrastructures. Des « crédits pour tension budgétaire » lui sont régulièrement accordés par l'administration publique. L'application de la RTT, puis de la réglementation sur le repos de sécurité applicable au 1er janvier 2003 (voir n°28) accroît les difficultés internes et fait craindre des risques de dysfonctionnement hospitalier. Même si l'autorité publique voulait créer les postes budgétaires qu'elle admet comme étant nécessaires, elle ne trouverait pas de professionnels disponibles dans l'immédiat pour les occuper, sauf à faire venir beaucoup plus de praticiens extra-communautaires, qui sont aussi indispensables à leurs pays

(PAC, voir n°8). Sur-administrer l'hôpital, imposer des horaires aux professionnels médicaux, pétrifier les rapports humains sont, comme le regrette un de ses promoteurs, une profonde « erreur de méthode » législative [B. KOUCHNER, 2002].

La solution concrète passe par une modélisation d'organisation dans une économie de la hiérarchie incluant les deux secteurs d'exercice. Il devient évident de faire travailler ensemble les praticiens d'une territorialité de santé quel que soit leur secteur d'appartenance, et d'ajuster leurs revenus dans un schéma global. L'enjeu est de trouver une harmonie entre la productivité médicale et la rémunération du professionnel. Cette analyse, qui conditionne les valeurs égalitaires à introduire dans le modèle, doit se faire en fonction du contenu du travail et non de celui qui le fait. Des convergences apparaissent : l'autorité publique souhaite mettre en oeuvre pour les hôpitaux une contractualisation interne liée à l'intéressement des personnels [Plan « Hôpital 2007 : un pacte de modernité avec l'hospitalisation »].

Or, les tâches de travail des professionnels des deux systèmes convergent fortement sous l'effet des contraintes communes. Nous avons schématisé la charge des coûts constatés que représente, pour les financeurs, l'activité des professionnels médicaux des ESP (PH). Les rémunérations d'activités se ventilent facilement dans une approche de comptabilité analytique.

Il en résulte, pour les professionnels des EPS, deux opportunités d'intégration dans un cadre rationnel unifié :

- soit vers l'autonomie de la fédération de professionnels, en ventilant les rémunérations des praticiens des deux systèmes dans les trois groupes de recettes individualisés pour les libéraux ; les Unions ou un CGS s'ouvrant, par exemple, aux médecins hospitaliers pour assurer la gestion de l'ensemble des professionnels selon leurs métiers, dans un seul secteur d'exercice qui emprunte aux deux ;

- soit vers la publicisation progressive des intervenants, en évoluant vers l'intégration des professionnels dans un salariat global type PSPH. Dès lors, il est à craindre que les investisseurs privés se désengagent des activités de soins médicalement décisives.

La première configuration est une opportunité à saisir. Elle a l'avantage d'une souplesse et d'une adaptabilité permettant aux professionnels d'améliorer leur efficacité, leur autonomie et de s'ajuster dans leur environnement. Des freins culturels sont, certes, à vaincre dans les hôpitaux. La proposition de rémunérations partiellement liées à l'activité, bien que très limitée - 5% du salaire - soulève l'indignation des syndicats de PH. Ils dénoncent dans cette part incitative une détestable dérive productiviste.

Dans le secteur libéral, ce n'est pas mieux : la gestion exécutoire des honoraires sans évaluation ni concurrence rend illusoire toute régulation. Les professionnels vivent dans la douce impression d'avoir un droit de tirage illimité, « dans l'intérêt des malades » qu'ils prennent à témoin et qu'ils viendront toujours à bout de toutes les mesures d'économie. Ils y sont implicitement encouragés par les structures y compris non lucratives où il n'y a pas de réserve de principe.

Dans notre projet, les Caisses gestionnaires se situeront en *ex ante* et pourront maîtriser la valeur de l'enveloppe en fonction de l'Ondam. Un point d'équilibre naturel se trouvera, en laissant jouer les stabilisateurs automatiques qui sont :

d'une part : les établissements et la fédération de praticiens chercheront naturellement les conditions de rentabilité optimales de leur gestion. La stimulation économique de la tarification à la pathologie et un règlement des praticiens sur l'algorithme de la CCAM, donc de la production de soins, en sont le passage obligé. L'incitation à la création de ressources passera par un attrait de la clientèle, une qualité des résultats et un rythme soutenu du traitement des pathologies ;

d'autre part, les Caisses, par une facturation fermée, ne subiront plus l'effet exécutoire de la tarification éclatée. Les discussions économiques ne seront pas basées sur des revalorisations de lettres-clefs où tous les effets de report sont possibles en *ex post.* Elles permettront de réorienter les comportements des acteurs sur la pathologie et l'effort en opération de soins. Elles seront étayées et validées par un système d'information puissant, transparent et médicalisé. La notion de garantie de service médical ou panier de soins, peut à ce niveau rentrer en considération dans les priorités de santé publique.

Il s'agit d'une saine tension qui serait celle du « donnant-donnant », les Caisses ou les futurs opérateurs de soins payant de façon lisible pour des pathologies dans un secteur promotionnel incitant à l'efficience.

En échange, les praticiens par l'intermédiaire de la Société ou des Unions, ainsi que les établissements de soins contractualisent :

- sur des normes de qualité en acceptant l'évaluation par des tiers ;
- sur un projet médical collectif de la fédération qui tient compte du travail coopératif entre les professionnels et le fractionnement du niveau de l'information.

C'est une belle occasion d'expérimentation qui s'ouvre aux partenaires, tout en sachant qu'il faut progresser et qu'ils n'ont pas le droit à l'échec. A chacun d'entre eux d'assumer ses responsabilités.

Nous avons déjà souligné que rien ne peut évoluer hors de l'équation : bénéfice *versus* contraintes nouvelles. Le projet proposé sous-tend évidemment la participation positive des acteurs. Il faut intégrer l'idée que nous sommes actuellement au point de non-retour. Si un système diversifié valorisant et contrôlé de rémunérations n'est pas mis en place, l'évolution inéluctable des cliniques risque de se faire progressivement vers l'intégration, au cas par cas, dans le secteur institutionnel hospitalier ou mutualiste PSPH. Au mieux, se trouverait réalisée une complémentarité-fusion avec les EPS et au pire, l'abandon du domaine sanitaire aigu par les ESP, pour trouver une niche résiduelle dans certaines spécialités et les soins de suite et de rééducation (SSR).

Il s'agirait alors d'une stratégie doublement perdante :

- pour les praticiens, abandonnant leur autonomie, leur flexibilité, leur capacité d'initiative et toute maîtrise ou création de valeur de leur instrument de travail ;
- pour l'autorité publique, confrontée en permanence à un discours monopolistique inflationniste, type PSPH, qu'elle craint. Et on sait déjà que le passage des ESP à objet commercial au statut mutualiste de PSPH se solde régulièrement par une augmentation des coûts, évaluée à 30%, et qui est loin d'être pondérée par un surcroît proportionnel de l'activité !

(50)
Synthèse.

D'où l'idée ternaire de l'adhésion des acteurs à une stratégie commune, ce qui n'est pas insurmontable. Les relations entre le secteur privé et les caisses sont anciennes. Ils se chamaillent comme les vieux couples puis regrettent de s'être mutuellement emportés ou d'avoir pu faire de la peine à l'autre. Il y a entre eux l'estime d'un long combat commun au service de la santé publique. Dans ces conditions, qui dégainera le premier ? Personne ne veut la mort de l'autre, car ce serait un conflit gémelléicide ! Les professionnels redoutent plus que quiconque l'arrivée d'opérateurs privés – les compagnies d'assurances - dans le système qui s'accompagnerait d'un cortège de contrats sélectifs et de marges arrières. Les caisses craignent de perdre leur domestication sur la profession et les compressions de services qui s'en suivraient. Rappelons, s'il est nécessaire, que l'intensité de la pratique libérale est un gage de plein emploi pour bon nombre de métiers…avec les dommages collatéraux économiques déjà soulignés !

La question essentielle est de savoir comment les partenaires peuvent progresser et s'accorder sans perdre la face vis-à-vis de leurs mandants. La pratique de concessions réciproques dans une politique contractuelle fondée sur le compromis et non le « toujours plus » serrait la seule solution.

En aboutissant au point discriminant où conflue la volonté de redimensionner le système avec des meilleures conditions d'exercice pour les professionnels et même si besoin, de meilleurs revenus pour les catégories professionnelles sinistrées.

Dans ce centre d'homothétie où se confond secteur libéral et secteur public, les cliniques garderont toujours le risque de l'entreprise privée et devront plus que jamais retrouver leur particularité pour être attractives et réactives vis à vis de la clientèle.

Les praticiens des cliniques, pour se valoriser, ont parfois trop tendance à vouloir copier l'hôpital, voire, à travers un centre privé, créer un pseudopode du CHU.

Il faut aussi intégrer le fait que, d'un point de vue des résultats techniques purs, hôpital ou clinique ne peuvent se targuer, l'un comme l'autre, d'un meilleur succès sur les interventions de soins.

Le CHU gardera son expertise pluridisciplinaire incontournable grâce au foisonnement d'idées qu'il recèle par la jeunesse des étudiants et la concertation désintéressée de ses acteurs. D'autant plus que certaines pathologies, par leur technicisme et la pression des familles, seraient proprement ingérables en dehors du service public hospitalier. Citons parmi celles-ci : les pathologies graves de l'enfant, la réanimation lourde, la traumatologie majeure qui demandent continuité des soins et relais des soignants. Seul le centre hospitalier public peut offrir un cadre sécurisé de soins pour le malade et d'exercice médical apaisé - si possible - pour le soignant.

Un leadership hospitalier puissant et actif ne bride pas le secteur privé satellite. Au contraire, il entraîne dans son sillage une activité médicale de ville également attractive et donc forte.

La différence des deux systèmes ne peut se faire finalement qu'à la marge.

Les enjeux.

Professionnels et cliniques devront réinventer leur singularité :

- Une gestion pointue et réactive pour dégager une marge nécessaire à l'investissement et la juste rémunération des investisseurs ; tout en étant moins cher que l'hôpital !

- Une réactivité aux besoins faisant que les cliniques soient une véritable soupape au système ;

- Offrir un ensemble de services que les patients ne peuvent pas avoir forcément dans le milieu institutionnel, comme: Un choix éclairé des différentes thérapeutiques proposées, une rapidité de prise en charge, des séjours plus courts avec des filières vers les centres de SSR ;

- Retrouver l'usager dans une meilleure écoute de la personne, une intimité, une proximité humaine qui fait que le patient aimera aller à « sa » clinique ;

- Une offre supplémentaire de services comme le développement de nouvelles formes de prise en charge ; l'ambulatoire n'a pas encore toute la place qu'il devrait avoir dans nos soins modernes ;

- Un engagement personnel de services tant de la part des praticiens que des décideurs hospitaliers, associé à l'évaluation de l'impression extérieure provoquée par leurs prestations.

- Une attention sans cesse grandissante de la personne et du client, sous le contrôle des organismes de tutelles qui demandent, en l'échange d'un paiement socialisé, une justification du service rendu aux assurés sociaux.

Pour, au total, offrir aux patients la qualité des soins et un moindre coût pour les opérateurs de santé. Tel est le vrai challenge de la pratique privée nécessaire pour sauvegarder sa durabilité. Cela relève-t-il d'une mission impossible ?

3-3-3-3 L'avenir.

Les professionnels qui exercent sur plateaux techniques lourds, aux contraintes sévères s'attendent à un avenir médiocre si le système est laissé en l'état. L'approche essentialiste, soulignée dans l'introduction, qui présente l'hôpital comme le bien et la clinique à objet commercial comme le mal ira invariablement en s'accentuant dans l'esprit des gens et des médias. Le rôle contracyclique des budgets creuse le déficit structurel par des demi-mesures cellulaires prises au gré d'événements pour étouffer un début d'incendie catégoriel. Pire, ces demi-mesures dégagent des forces centrifuges qui contribuent à la fragmentation du secteur de la santé. C'est donc un véritable plan de sauvetage qu'il faut mettre en œuvre. Il nécessite de bousculer cette France éternelle des situations acquises et le refus d'obstacle des responsables publics.

Le vernis de libéralisme, nonobstant quelques soubresauts passionnels, n'est plus qu'une illusion dont se nourrissent les derniers tenants d'un pouvoir perdu.

Consommateur de santé et organismes de tutelles plient le professionnel médical libéral dans une domestication grandissante. Consommateurs et tutelles sont les seuls à avoir vraiment intérêt à que cet univers de science-fiction perdure. Ils savent bien que si le système de santé britannique (NHS) est bon pour les médecins, il est moins « bon » pour les patients et le refusent donc pour la France.

Notre système de soins n'obéit à aucune rationalité économique ; il justifie néanmoins la position des uns et des autres, patients et pouvoirs politiques. Les professionnels devraient se réveiller et prendre leur avenir en main et non se laisser conduire à une soumission sans fin.

Nous avons démontré que le système est bloqué :

- par une rémunération inadaptée qui crée des secteurs favorisés (*e.g.* ophtalmologie ; endoscopies) et d'autres pénalisés (*e.g.* chirurgie générale ; obstétrique) ;
- par une répartition doublement inégale des professionnels : Géographique et sectorielle (*i.e.* beaucoup de professionnels dans le privé ; moins dans le public).
- par une raréfaction des compétences médicales et le redéploiement des ressources en budget contraint.

D'où l'important pour l'avenir de jouer avec les ruptures pour :

- s'extraire de la dualité paralysante des secteurs dans lesquels nous sommes immergés depuis les ordonnances de 1958, en mutualisant les acteurs par territorialité et métiers de santé ;
- apporter une flexibilité à l'exercice professionnel pour l'adapter à la demande et à une autonomie élevée du thérapeute ;
- réaliser un fonctionnement externalisé de professionnels indépendants en leur donnant une rémunération qui ne vienne directement ni des caisses ni des établissements, mais versée par une entité tiers aux opérateurs ;
- dans une approche territoriale inter-établissements là où le manque de professionnels l'exigera.

Les URML, des sociétés professionnelles ou de coopération seraient logiquement une structure sociale d'accueil et d'organisation de la profession ; mais ce point n'est pas invariant.

L'uniformisation du mode de rémunération emprunte aux deux systèmes :

- une part fixe salariale, contrat de base qui inclut les missions transverses d'intérêt collectif comme le travail en réseau ou d'intérêt public comme la permanence des soins ;

- o une part adaptée à la spécificité du secteur comprenant elle-même un socle de rémunération garanti, complété d'un solde conjoncturel d'efficience, à l'ajustement variable selon l'importance et le volume des opérations de soins dans lesquelles s'implique le professionnel.

Ce dernier *item* rejoint la volonté politique actuelle d'intéresser collectivement le personnel médical hospitalier à la bonne marche de leur établissement par la contractualisation interne et la généralisation des pôles d'activité [Plan « Hôpital 2007 »].

Elle nous indique ainsi clairement la nécessaire convergence des systèmes de rémunération des professionnels où seule intervient l'économie de la hiérarchie du service rendu et non la personnalité du prestataire.

La profession irait ainsi vers un nouveau mode d'organisation du travail également attendue dans beaucoup de métiers. Il sera basé sur une autonomie élevée dans le travail, une flexibilité acceptée, voire revendiquée et des arbitrages entre gain monétaire et espace de liberté choisi, dans le souci proclamé de l'écologie de la personne.

CONCLUSION

L'objectif de cet ouvrage est d'apporter un éclairage sur les tendances de fond qui modèleront le métier dans les prochaines décennies, ainsi qu'une réflexion prospective sur un certain nombre de questions relatives à l'exercice professionnel sur plateau technique lourd. Et ceci pour donner une réponse adaptée aux besoins par un accès à des soins de qualité quels que soient les revenus ou la position sociale de la personne.

Nous avons évoqué dans le « vécu professionnel » un tableau de praticiens et, tout particulièrement, de chirurgiens inquiets, désabusés, pessimistes et méfiants, écrasés par les plaintes plus ou moins justifiées, se sentant pénalisés, laissés pour compte par l'évolution du système. L'excès de normes devient chronophage, voire productrice de délinquance quand il ne s'agit pas que d'un simple harcèlement textuel. Contraindre et infantiliser s'opposent à responsabiliser les acteurs. Les patients et les médias demandent toujours plus dans une ambiance de remise en cause interne et externe permanente qui serait inimaginable pour les autres corps sociaux.

Ils y répondent par une fuite en avant de la pratique et l'inflation des indications et des actes, dans un sentiment de panique qui creuse les déficits comptables et s'auto entretient. Bref, par un retour inattendu à l'Antiquité (voir n°1), voici donc le tableau paradoxal d'individus qui se retrouvent les esclaves modernes d'un système déliquescent.

Quel devenir peut-on raisonnablement espérer pour cette activité de soins présentée comme cause rémanente du dérapage budgétaire de la santé ?

Absorbant près de 50% des dépenses de santé, pour soigner beaucoup moins d'individus, l'institution hospitalière s'est transformée peu à peu d'un lieu d'accueil en une entreprise productrice de soins (voir annexe 2). Sa masse budgétaire démesurée, souvent épinglée, n'est jamais remise en cause dans les faits. L'hôpital se projette dans une course sans fin aux allocations de ressources. Dans son appel constant à l'innovation qui sous-tend son attractivité, le CHU n'hésite pas à s'appuyer sur les patients et les associations de malades dans une surenchère continuelle souvent encouragée par les acteurs politiques locaux. En raison de son poids économique et social, l'hôpital demande et obtient des moyens croissants sans pour autant connaître le bon emploi de ces allocations. Ferment et fruit de l'avancée technologique, bien lesté par la gestion des personnels, l'hôpital serait-il devenu « cette machine à soigner » dénoncé par le philosophe Michel FOUCAUD ?

Parallèlement, l'évolution du système de santé a conduit les cliniques à s'engager dans une véritable mission de service public. Elles développent un modèle de gestion performant et de nouveaux modes de prise en charge. Les ordonnances du 24 avril 1996, jamais remises en cause, nonobstant les alternances politiques, produisent inexorablement leurs effets sur le secteur. Les cliniques de petite taille ferment si elles ne saisissent pas l'opportunité d'un regroupement ou d'une transformation.

Soumis aux mêmes règles, aux mêmes contrôles et aux mêmes exigences que l'hôpital public - et souvent au-delà ! - les cliniques deviennent de plus en plus de véritables hôpitaux privés. Par effet de regroupements, elles se transforment en Centre Hospitalier Privé (CHP). Celui-ci offre alors des pôles de compétence uniques pour le patient, dans un objectif recherché d'efficacité qualitative et économique. La montée en charge des processus normatifs médico-techniques exige des équipements et un contrôle de plus en plus performants et coûteux et donc une économie d'échelle. Le développement des actions contentieuses implique une Vigilance médico-légale institutionnalisée. Il en résulte que l'exercice libéral des thérapeutiques invasives ne peut durablement survivre que dans de grands Centres à l'image des Fondations américaines. Les CHP, souvent pilotés par de grands groupes et implantés dans des territoires de santé conséquents, préfigurent l'évolution logique du secteur privé.

Il faut souligner l'extrême vulnérabilité de ces ensembles privés car ils sont très exposés. L'opinion publique se caractérise par des croyances irrationnelles en matière de santé où entrent en jeu les *Context effects* des auteurs américains. Prompte aux adulations, elle l'est également pour reprendre sa confiance et dénoncer à l'extrême l'entreprise hospitalière comme un commerçant qui s'enrichit sans vergogne. Les décideurs hospitaliers privés vivent dans l'angoisse du risque financier qui, sous un choc conjoncturel imprévisible, peut ruiner le plus solide des managements. Un risque médico-légal mal cerné peut détruire les plus belles structures. Des exemples permanents viennent à l'esprit de chacun.

C'est sans compter sur la capacité de rebond du secteur. Une stratégie de santé qui accompagne en interne le projet médical d'établissement est plus que jamais nécessaire aux cliniques. Cette stratégie aura pour objet principal de les inscrire dans leur environnement, respecter une procédure lourde, se regrouper, s'ouvrir aux plates-formes et réseaux de santé et organiser leur veille sanitaire et médico-légale.

Ces missions polyvalentes complexes mais vitales s'adresseront à des professionnels ayant une expérience de terrain, formés et informés sur une législation sans cesse évolutive. Les transitions épidémiologiques et thérapeutiques ainsi qu'une maîtrise espérée des actes inutiles ou redondants diminueront le besoin de professionnels médicaux soignants. Il y aura une utilité nécessaire et grandissante de professionnels gestionnaires, attentifs aux premiers signes, aux évènements sentinelles, aux premières alertes du système privé.

Les procédures de financement, en terme de droit, sont communes aux deux systèmes privé-public : le régime des prix administrés. Cependant, la différence vient de la logique de fonctionnement pour s'accaparer les ressources économiques et de justifier leur usage.

Dans ce sens, les tutelles et les autorités gouvernementales ont le droit - même le devoir - de connaître la justification du bon emploi pour la santé publique des sommes considérables octroyées au système de soin.

Ainsi, on ne peut plus établir une opposition formelle entre les secteurs privé et public dans la mesure où les moyens et la finalité sont les mêmes : soigner des patients.

La différence notable entre les deux systèmes tient aux conditions dans lesquelles le professionnel exerce sa pratique.

L'instauration d'organisations transversales prévues dans les ordonnances d'avril 1996 n'a pas encore vu le jour. Le clivage du statut des professionnels sous-tend de façon permanente le cloisonnement du système :

- Dans le public, le système du statut des praticiens relève du Préfet ou du Ministre. Les acteurs sont globalement efficients mais l'administration hypertrophiée et impuissante ainsi que la logique de l'institution aggravée par les lois récentes, sont de plus en plus paralysantes ;
- Dans le privé, il y a une plus grande liberté pour chacun et l'on peut être plus efficace plus rapidement grâce à la possibilité d'investissements là où le besoin se fait sentir. L'entreprise est sans garantie : l'investisseur peut se tromper dans ses estimations et le risque médico-légal peut, à tout instant, provoquer l'effondrement des projets les plus porteurs !

Le patient que la loi et le bon sens mettent au centre du système reste, de façon non incidente, bi-appartenant : en tant qu'usager du service public hospitalier ou, dans le privé, sous le régime civil contractuel de l'art.1147.

Parmi les éléments substantiels, celui concernant l'indépendance du praticien est l'un des plus souvent avancé.

Cela nous conduit à nous interroger sur l'autonomie des professionnels dans chacun des systèmes de soins et à mettre l'accent sur la question suivante : sous quel régime le médecin est-il le plus indépendant ? Cette indépendance n'est-elle pas mieux assurée quand le praticien est à l'abri de tout souci financier, c'est à dire dans une condition s'apparentant à celle du salarié ? Ainsi oppose-t-on volontiers la médecine traditionnelle, libérale, à une organisation étatique dont le système anglais constitue, dans une certaine mesure, un exemple [R. PIEDELIEVRE, 1963]. *a contrario* un professionnel salarié d'un ESP et donc en situation contractuelle de subordination au Code du Travail, serait-il vraiment indépendant ?

Comme le montre l'exemple américain, le libre exercice de sa compétence professionnelle n'est pas mieux préservé par le libéralisme absolu où trois-quarts des professionnels dépendent des *MCOs*. Financeurs et producteurs de soins sont intégrés et les considérations économiques deviennent l'élément important de décision thérapeutique. En conséquence la politique sanitaire s'y résume souvent en « *stiks and carrots* », la carotte ou le bâton !

En pratique, l'évolution sociale se transforme sans cesse et de plus en plus vite. Les professionnels, dont les capacités internes s'appréhendent en terme d'effectivité et d'acceptabilité, s'adaptent difficilement à l'environnement externe. Dans tout système qui évolue, on est généralement en retard d'un cycle et on reste figé sur une notion passée de rente économique ou de stratégie de niche. Trop axé sur les ressources, on ne peut pas contrôler l'avenir. Les cliniques à objet commercial et non lucratif s'ignorent superbement. Elles n'ont pas de leçon à se donner les unes aux autres. La seule différence vient du fait que les établissements non lucratifs pratiquent le système avec bonne conscience, ce qui les rend encore plus redoutables pour s'accaparer les ressources.

L'analyse contemporaine de la profession « libérale » : intellectuelle, indépendante et désintéressée, est actuellement antinomique. Elle s'appuyait sur une règle endogène d'auto limitation spontanée des comportements ; or, cette convention inter individuelle et collective n'apporte plus une économie de la modération [C. MATHY, 2000]. L'analyse du mode de fonctionnement libéral actuel a montré un emballement des indications et des actes. Il est aggravé par l'inquiétude rémanente sur la durabilité du système. Elle crée un réflexe économique d'aubaine, les professionnels craignant qu'un jour il n'y ait plus assez de ressources à se partager. Ce cycle peu vertueux des acteurs de santé privé est paradoxalement entretenu par une autorité publique qui rêvasse et se résigne à l'augmentation « inéluctable » des dépenses de santé pour lesquelles elle se charge de trouver l'argent. Cet emballement des actes est source de non-qualité par le risque de diminution des vigilances et l'augmentation consécutive de la sinistralité, tel qu'en témoigne le taux anormalement élevé d'infections nosocomiales. Que vaut le résultat d'une intervention si celle-ci est posée sur une indication médiocre ? En se précipitant dans le profit à court terme, les professionnels entretiennent le concept d'une micro-utopie libérale. Elle occulte le double questionnement : opérer : pourquoi ? Opérer : comment ? Trop réfléchir serait la mort du système ;... Cela aboutirait à diminuer les cadences, les actes inutiles et à désamorcer la pompe.

Le lobby médical s'effrite sous le double effet de la fragmentation interne de la profession et de sa dépendance vis à vis de l'Etat. Les praticiens de clinique n'ont plus la possibilité de sortir du système d'assurance maladie duquel ils sont étroitement dépendants tant pour la survie de leurs établissements que de celui de leur propre exercice. Ils restent toutefois les acteurs centraux d'un métier dont la garantie d'indépendance technique doit être sauvegardée. Ils doivent aussi se regrouper dans des structures organisées en équipes coordonnées au sein d'un territoire sanitaire. Etre également mobiles pour être au plus près des besoins, sans les induire, et autonomes des établissements. L'organisation spatiale de l'offre hospitalière évolue vers une polarisation sanitaire constante entre établissement de proximité et établissement de recours. Ces critères sont distribués par les Agences en fonction des compétences et de la situation des structures, et non - en principe - de leur statut juridique.

A terme, et comme le recommande le rapport OMS 2000, les professionnels de santé seraient conviés à abandonner le paiement à l'acte au profit d'un ensemble diversifié de rémunérations gérées de façon non exécutoire. Cette forme permettrait à la tutelle de se situer en *ex-ante*. Les rémunérations seraient réparties en fonction de leur valeur dans le processus de soin et en tenant compte des activités nouvelles.

Les professionnels de santé réaliseront alors une activité de prestation de services, intellectuelle, organisée, réglementée, obéissant à une science des devoirs développée, avec humanisme.

C'est un lieu commun de dire qu'il faut moderniser le système de santé, figé sur ses bases historiques : les tarifs opposables et la nomenclature de 1926, le conventionnement de la profession de 1971 (voir n°22) et ses avenants ultérieurs.

La restriction de l'offre médicale par le *numerus clausus* à partir des années soixante-dix aboutit actuellement à une pénurie par mauvaise répartition des personnels médicaux disponibles. L'autorité publique essaie de compenser cette pénurie par des praticiens à titre étranger sous-payés. La tentative de maîtrise comptable et son échec par l'absence d'adhésion de la profession ont entretenu pendant huit ans la discorde entre les professionnels de la santé et l'Etat. Ces difficultés sont une chance à saisir. Il faut, au sens fort, rechercher une altérité politique et conduire une nouvelle stratégie de santé en ouvrant une autre voie proche de notre grille d'analyse : une maîtrise sur l'intervention des professionnels.

Quand un système est incapable de résoudre, avec ses propres moyens, ses problèmes fondamentaux d'efficacité qualitative et de performance économique, ou bien il disparaît, ou bien il réussit à faire surgir de lui un méta-système, certes plus complexe, mais capable de résoudre les problèmes qui se posent à lui.

Les problèmes que nous avons soulevés sont organisationnels et pas nécessairement financiers. Répondre au problème du système en lui injectant davantage de ressources de fonctionnement revient à dégager en touche. C'est une réponse cellulaire qui ne fait que reporter, un peu, la solution organisationnelle. Nous avons démontré que, plus l'autorité publique versera de l'argent dans le modèle tel qu'il fonctionne actuellement, plus les acteurs, publics ou privés du système, chercheront à se l'accaparer par tous moyens et dans une surenchère constante.

Signe des temps, dans l'actualité de juillet 2002, l'autorité publique, au-delà de l'incantation rituelle sur un « arbitrage » en faveur de l'institution hospitalière, propose une « mutualisation des ressources médicales entre EPS et ESP » ainsi que la mise en place d'une tarification à l'activité, T2A, à entreprendre pour les cliniques en 2004, avant sa généralisation aux hôpitaux en 2010. Dans l'avenir, le secteur public et le secteur privé renforceraient leur coopération afin de mutualiser leurs efforts et d'endiguer l'explosion des coûts. Il s'agira d'un partenariat complexe, difficile à gérer qui fera appel à une dérégulation du système actuel. Il faudra nécessairement rationaliser les ressources financières obligatoirement limitées. Les assureurs complémentaires, de plus en plus sollicités pour couvrir le risque maladie, devraient participer à la réflexion sur l'avenir du système [Les Echos, 16 octobre 2002, p.33].

Aussi, cette dérégulation proposée aux acteurs implique d'inventer des solutions nouvelles, non conventionnelles au double sens du terme et saisir l'opportunité de changement que nous imposent les difficultés actuelles. Partant de professionnels moins nombreux et plus exigeants en terme de qualité de vie, notre projet s'extrait de la caricature libérale de l'exercice actuel qui gonfle l'intensité des obligations sans en retenir les avantages qu'en tirent, par exemple, les professionnels nord-américains.

Par cette démarche, nous soulignions le caractère incertain du marché de la santé en raison de la double spécificité du secteur : l'absence de régulation par le prix et l'asymétrie de l'information, pour ne pas dire sa totale opacité. Ce marché reposait sur une économie des conventions mise en échec par la rupture du lien social, le relativisme des principes et l'attrait de la recherche des ressources. Les tendances centrifuges sont un trait marquant de la profession. Il en résulte que la solution passe par un concept d'organisation dans une économie de la hiérarchie, au sens d'une structure organisationnelle nouvelle, s'inscrivant dans des valeurs égalitaires.

Dans ce sens, le promoteur du projet préconise, dans un regard critique, de jouer avec les ruptures et propose un modèle pacifié et efficient comportant :

- L'externalisation des services des professionnels par rapport aux structures, regroupés en Société, Coopération ou Union selon des modalités à convenir par les partenaires, responsables de la stratégie organisationnelle dans une territorialité de santé ;

- La mixité des rémunérations, passage obligé du nouveau système qui doit initier une rupture de l'assuétude du paiement à l'acte qui conditionne les comportements actuels qui ont été vivement dénoncés.

Pour cela, gage de stabilité et d'équilibre, un salariat professionnel de base s'impose dans toute nouvelle stratégie. Ce salariat ne doit pas être celui versé par les Caisses ou les établissements qui, d'ailleurs ne tiennent, ni l'un ni l'autre, à assurer cette charge.

Ce salariat s'articule :

- Nécessairement autour d'activités transverses, d'organisation ou d'intérêt collectif, comme les réseaux et la permanence des soins. Cette dernière, mieux répartie et regroupée sur un territoire de santé sera assumée par tous les acteurs du métier ;
- Mais aussi dans une modulation financière autour des activités de soins :
    - soit par un salariat complet qui se conçoit pour intégrer un nouveau membre ou par choix personnel, quasiment éthique, d'un membre actif de la fédération ; ou encore sur des pôles économiquement fragiles ;
    - soit enfin par un salariat couplé à un solde conjoncturel ristourné selon les données venues de l'information médicale ; cette dernière aura ici le rôle d'indice d'activité et non le rôle d'attribution

d’actes dont il a déjà été développé toute la perversité morale.

L’ensemble des professionnels hospitaliers ou libéraux actuels serait invité à se fédérer dans le cadre de leurs métiers respectifs.

La société future sera celle du savoir. Elle demandera aux sachants de la disponibilité et du temps pour clarifier leur pensée et se recentrer sur leurs fondamentaux. Le professionnel de santé, et plus particulièrement le chirurgien apparaîtra ainsi comme :

- Le conseiller en soins du patient, portant une indication personnelle et réfléchie sur l’opération de soins ;
- Un acteur au sein d’une fédération ou d’une union professionnelle dans de nouveaux modes d’organisation du travail ;
- Un élément fondamental de la fonction de production de santé où le résultat médical est maximalisé ;

moins nombreux, mieux rétribués qualitativement, n’étant plus soumis au marchandisage ambiant et donc abandonnant les actes inutiles ou redondants ;

- D’où l’impact économique majeur de leurs décisions, à l’heure où il faudrait infléchir à la baisse la consommation de ressources dans la santé.

Ils devraient participer à la mise en œuvre de réformes afin d’en tirer le meilleur parti… ou d’en limiter les effets [P. HASSENTEUFEL, 1997].

Et l’investissement des acteurs privés de santé dans le secteur sanitaire aigu est plus que jamais médicalement et économiquement justifié. Le retour sur l’investissement, s’il n’est certes pas spéculatif, jouit, *in fine*, de la garantie par la socialisation de son financement. La tendance à sous-traiter l’immobilier pour se recentrer sur l’exploitation, qui est le cœur du métier, se constate dans le secteur à objet commercial. Les organismes de tutelles ne cachent pas leur souhait de voir les gestionnaires couper leur liaison avec la SCI Le système français des autorisations décennales rassure les investisseurs et pérennise la location des locaux. La loi hospitalière du 31 juillet 1991, en définissant l'établissement de santé sur ses seuls missions et non sur l'hébergement introduit une patrimonialité incorporelle dans l'activité médicale. Elle distingue la cause de l'objet. Dans cette économie de service, l'immatériel obtient un impact moteur dans la firme. Nous sommes brutalement passés dans la sphère de l'économie de l'immatériel. Ses ressorts, conditionnés par la confiance de la clientèle, sont d'une extrême fragilité. Cette confiance, les acteurs du système chercheront par tous les moyens, à la conquérir et à l'entretenir. Il s'agit le plus souvent d'une course… pour rester à la même place !

Le marasme économique actuel fait que la revalorisation tarifaire annuelle du 1er mai - pour 2002 en moyenne de +3,4 % pour le MCO nonobstant l'inflation contenue - est une bonification que nous envient beaucoup d'autres secteurs économiques sinistrés. Nous dirions communément qu'il s'agit de casser le thermomètre quand le malade a de la fièvre ! Comme ce n'est pas encore suffisant, les pouvoirs publics poussent le curseur de l'Ondam au plus haut en proposant une majoration de 5,3% d'évolution pour 2003 (voir n°16, figure n°1). Pour 2004 un objectif de +4,45 % pour les soins hospitaliers et de +3,15 % pour les soins de ville est escompté. En contrepoint, il faut souligner que les prestataires d'opérations de soins se situent en bout de chaîne du système. Ils sont exposés à la double pression de la clientèle et des médias pour des prestations de qualité et des opérateurs de soins qui fixeront leurs conditions et leurs prix. De cette situation, le caractère lucratif de la gestion des cliniques sera de plus en plus difficile à tenir tant d'un point de vue éthique qu'économique.

Après en moyenne trente ans d'usage, le parc hospitalier public est fortement délabré. Beaucoup de CHU, grandes barres bâties dans l'euphorie des périodes fastes de l'économie, sont totalement à reconstruire. Le taux de vétusté des équipements hospitaliers était de 68,6 % en 2000. Le ministère de la santé, dans son Plan « Hôpital 2007 » propose des modifications législatives « afin d'autoriser des entreprises privées de construire en lieu et place des établissements », [Hôpital 2007 : un pacte de modernité avec l'hospitalisation]. Une personne privée pourrait construire des bâtiments pour le compte de l'hôpital, ce qui dégagera le constructeur des contraintes du code des marchés publics ; elle construira sûrement plus vite et peut-être à meilleur prix. Le projet de loi de simplification administrative préparé par le secrétariat à la réforme de l'Etat devrait définir ces nouveaux Partenariats Publics-Privés (PPP).

Ne crée-t-on pas ainsi pour l'hôpital un mode d'exploitation dissociant le corporel de l'incorporel, selon un schéma semblable à celui de l'exploitation des cliniques ? Ou allons-nous vers un pluralisme « à la Suédoise » (voir n°7) ? L'Etat n'est plus alors le prestataire direct : il sous-traite des fonctions tout en assurant leurs régulations. Nous sommes peut-être aujourd'hui, là…où d'autres pays étaient encore hier.

Selon une étude de la DREES, l'activité des hôpitaux publics a baissé en nombre d'entrées de 1,7 % sur les trois premiers trimestres de 2002, notamment en obstétrique (- 2,5 %) et chirurgie (- 1,8 %) ; alors que l'hospitalisation complète des cliniques, dans le même temps, s'est accrue de 3,1 %. S'agit-il d'une adaptation aux 35 h. ou d'une tendance de fond pour ce qui concerne les malades adressés ? ou les deux ? Le recul statistique n'est pas suffisant pour estimer le futur ; il méritera une surveillance attentive des décideurs en santé et une modulation des allocations de ressources si elles devaient se faire en fonction de l'activité.

Dans une mise en perspective dialectique historique, il y a d'un côté ceux qui produisent les ressources, de l'autre ceux qui les consomment ; le pouvoir politique est le grand organisateur de la distribution. En santé, la matière première est là, toujours renouvelée : la naissance, la maladie, la vieillesse. Il reste pour les acteurs publics ou privés de la santé à transformer cette matière en un bien supérieur consommateur de ressources. Et ce par un combat impitoyable et permanent pour s'approprier des ressources limitées, produites par la piétaille de l'économie exposée. Cette opinion (certainement à débattre) débouche sur l'analyse de la prospective sociale de la pratique professionnelle. Elle est trop souvent vue comme solipsiste, c'est-à-dire sous-tendant une propension à l'individuation et se trouve inévitablement devant une révision déchirante.

Trop de problèmes du système se cristallisent autour des revenus médicaux. Une remise en cause de leur manque de cohérence permettrait de revenir aux fondamentaux du système et de briser les courbes en ciseau entre le volume de l'activité et la qualité des soins. Et que le système productif des soins soumis à la rentabilité ne dénature pas la pratique professionnelle.

Dans le secteur économique de la santé, l'argent des investisseurs est rarement dépensé en pure perte. Cette constatation ne peut que rassurer les investisseurs privés dont l'utilité pour la santé publique est plus que jamais nécessaire, y compris dans le secteur de l'hospitalisation publique.

Concilier les mesures politico-économiques et le formidable potentiel de développement des soins, tel est donc le défi pour l'avenir.

POST-FACE

Il apparaît aujourd'hui indéniable que les ressources que nous pouvons consacrer à la santé sont limitées alors que les besoins ne cessent d'être grandissants. Notre richesse passée s'étiole peu à peu tout en conservant de beaux restes, notamment en matière de protection sociale, nonobstant la pauvreté, la précarité et les inégalités grandissantes. Les effets de bases restent défavorables pour l'assurance maladie. Elle est prise en étau entre un ralentissement des recettes et une accélération des dépenses de soins. La classe politique s'accommode en pessimiste de leur augmentation, trop facilement qualifiée « d'inéluctable ». La croissance a masqué un temps les problèmes structurels qui demeurent, mais le « dérapage » budgétaire, puisqu'on ne parle plus de « déficit » ou de « trou » trop culpabilisants pour l'opinion, serait évalué pour l'assurance maladie à 6,1 milliards€ pour 2002 puis à plus de 16 milliards€ sur 2003-2004. Il sera probablement plus important en raison de la faiblesse des recettes et obligera à tailler dans d'autres dépenses. Des « mises en réserves » sur le budget médico-social, déjà parent pauvre du système, font généralement les frais de ce type de situation.

La population aimerait une amélioration, mais sans que cela ne déstructure les situations existantes ou une régionalisation, mais dans un niveau uniforme de prestation de santé. La révolution des mentalités n'est pas encore arrivée : les acteurs publics ou privés veulent bien changer le système… chez les autres, mais pas chez eux.

Ainsi, les logiques médicale et économique sont présentées comme un couple infernal dont les messages sont largement brouillés ou confondus par l'opinion: On réalise un glissement de la logique médicale, qui se confond souvent avec les intérêts professionnels, vers le concept de santé et de progrès médical ; tandis que la logique économique est connotée négativement en une « maîtrise comptable » que les gens refusent.

Les dépenses de santé galopantes au mépris des objectifs parlementaires, impliquent un coût d'opportunité des fonds publics sans cesse grandissant notamment dans les domaines du médico-social ou des investissements à long terme. Les neuf dixièmes des ressources pour la santé sont consacrés aux soins au détriment de la prévention et des Vigilances ; mais est-ce raisonnable? Ne devons-nous pas nous donner les moyens économiques de lutter contre les épidémies industrielles que sont la mort des jeunes et les maladies des classes pauvres ?

Faire peser une dette sociale de produits de santé déjà consommés, qui serait reportée sur les générations futures, n'est-ce pas handicaper dès aujourd'hui leur avenir ?

Car les performances économiques de ce que J. FOURASTIER appelait les « trente glorieuses » (1945-1975) sont loin derrière nous et ne peuvent pas être considérées comme une norme pour d'autres époques. Ne faudrait-il pas être vigilant pour ne pas avoir à subir un jour leur envers, les « trente humiliantes » économiques ?

Entre alors en jeu la notion de développement durable : ce concept a été proposé par la Norvégienne Gro Harlem BRUNDTLAND, Directeur Général de l'Organisation mondiale de la santé (OMS) et dont le mandat a pris fin le 20 juillet 2003.

Le développement durable est généralement décrit comme la possibilité « de répondre aux besoins du présent sans compromettre la capacité des générations futures à répondre aux leurs » [G.H. BRUNDTLAND, 1989].

Le concept de *sustainability* traduit par défaut en durabilité, fut approfondi par Robert M. SOLOW, Prix Nobel de Sciences économiques. [R.M. SOLOW, 1992]

Ainsi la durabilité, d'un point de vue sémantique, nous interpelle justement à différents niveaux terminologiques :

1) l'amélioration de la qualité de vie ou de la satisfaction de besoins ;
2) la responsabilité sociale, dans l'efficacité, la liberté et l'équité ;
3) le développement économiquement soutenable ;
4) l'ensemble étant durable, condition obligée de responsabilité vis à vis de la collectivité et de son futur.

L'approche de la durabilité proposée par BRUNDTLAND et SOLOW apparaît intellectuellement satisfaisante pour être introduite dans les services de santé. Sur bien des points, elle peut intervenir dans une application normative à la convergence des modes d'exercices des professionnels.

Elle se situe alors dans les tensions qui apparaissent entre (voir schéma 8, page 232) :

1) la maîtrise économique et la qualité du service médical dont l'équilibre conditionne l'acceptabilité et la viabilité du système ;

2) la responsabilité sociale de la pratique, confrontée à sa maîtrise économique dans un contexte d'équitable distribution des soins ;

3) la responsabilité sociale et la qualité du service médical qui ne peuvent confluer au mieux que dans les réseaux de santé.

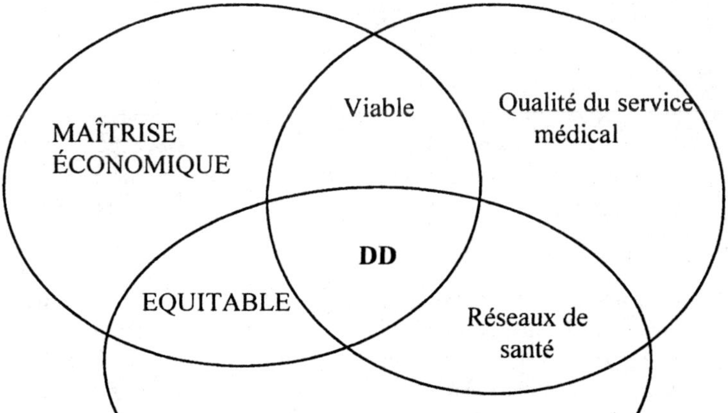

Schéma 8 : Développement Durable (DD).

L'idée d'un développement durable dans le domaine de la santé posera inévitablement le problème de l'opposition entre des « patients » intéressés, voire noyés dans une définition personnelle de la seule qualité de vie et des « agents » responsables, conscients de ce que certaines mesures supprimeront pour en préserver d'autres. Ces mesures sont rendues obligatoires pour éviter à terme le rationnement généralisé des soins et garantir les besoins sanitaires et sociaux utiles aux patients.

Cette conception ne saurait être réduite à une restriction des libertés individuelles ; un développement durable et désirable suppose des choix partagés au mieux de l'intérêt individuel et collectif, tendus vers les générations futures. Il s'agit surtout d'une démarche de qualité qui, par définition, ne peut être qu'un *« work in progress »*, une œuvre toujours en cours.

Par ailleurs, l'approche de Brundtland et Solow s'ouvre naturellement vers une analyse globale. Alors que nous consommons des soins de façon boulimique jusqu'à développer des pathologies iatrogènes, les pays les plus défavorisés vivent un début de tragédie sanitaire, créant une crise sociale et menaçant directement leur développement.

La durabilité - à l'opposé de l'industrialisme ambiant de la santé - nous confère aussi des responsabilités à leur égard, pour un nouvel universalisme, souhaité par l'OMS.

La santé est un secteur techniquement complexe et à haut risque politique. Les pouvoirs publics ne parviennent plus à obtenir de la part des agents économiques et sociaux l'adhésion aux décisions qu'ils prennent unilatéralement. Gérer la santé ne serait-il pas devenu comme l'écrit Montesquieu à propos de la démocratie, une « tentative de faire aller de conserve des forces sociales opposées » ? [MONTESQUIEU, 1748, De l'esprit des lois].

Le dernier mot revient souvent aux électeurs facilement enclins à sanctionner leurs élus. Aucun parti ne peut décemment leurs proposer une restructuration du système de santé, qui ne serait être interprétée que comme une concession violente au libéralisme ambiant, voire pire, à la mondialisation conspiratrice ! Le divorce actuel entre la société civile et ses élites est net au sein d'une société qui rêve plus de socialisme que de libéralisme. Dès l'annonce d'une réforme, les conflits sociaux récurrents en sont la démonstration vivante pour l'observateur. Celui-ci a parfois l'impression que la population aspire à une vie de rentier et même, si possible, payée par le travail d'autrui.

Ce n'est certes pas aux techniciens d'imposer leur point de vue, mais les acteurs politiques pourraient être plus audacieux pour moderniser la santé. Remettre en cause l'accroissement « inéluctable » des dépenses de santé et la prédation des rentes par certaines catégories sociales nécessite une rupture avec notre vieux système inflationniste. Changer les mentalités nécessite de débattre et de convaincre pour rendre les réformes possibles. Par l'information, la communication, les personnes pourraient mieux comprendre les enjeux. Elles seraient moins réticentes à l'évolution…

« Tout l'art de gouverner consiste à faire passer les idées et à apprécier le moment où elles peuvent être mises en application » [Cl. BEBEAR, 2002].

SIGLES PRINCIPAUX

ARCP	Assurance Responsabilité Civile Professionnelle
ARH	Agence Régionale de l'Hospitalisation publique et privée
Anaes	Agence Nationale d'Accréditation et d'Evaluation en Santé
CCAM	Classification Commune des Actes Médicaux
CDM	Code de Déontologie Médicale
CHU	Centre Hospitalier Universitaire
CLIN	Comité de Lutte contre les Infections Nosocomiales
CLUD	Comité de Lutte contre la Douleur
CR	Compte de Résultat
CSP	Code de la santé publique
DGF	Dotation Globale de Fonctionnement
Ehpad	Etablissement hébergeant des personnes âgées dépendantes
EPS	Etablissement Public de Santé (hôpital)
ESP	Etablissement de Santé Privé (clinique)
FHP	Fédération de l'Hospitalisation Privée (syndicat patronal).
GCS	Groupement de Coopération Sanitaire
GHM	Groupe Homogène de Malade
HMO	*Health Maintenance Organization*
IN	Infection Nosocomiale
LFSS	Loi de Financement de la Sécurité sociale.
MCO	*Managed Care Organization* ou Médecine, Chirurgie et obstétrique
Ondam	Objectif National d'évolution des Dépenses d'Assurance Maladie
Oniam	Office national d'indemnisation des accidents médicaux
OQN	Objectif Quantifié National
PH	Praticien Hospitalier
PH-PU	Praticien Hospitalier & Professeur d'Université
PMSI	Programme de Médicalisation des Systèmes d'Information
PSPH	Etablissement privé autorisé à Participer au Service Public Hospitalier
SEL	Société d'Exercice Libéral
SROS	Schéma Régional de l'Organisation Sanitaire
SSR	Soins de Suite et de Rééducation
T2A	Tarification à l'activité.
URML	Union Régionale des Médecins à exercice Libéral.

BIBLIOGRAPHIES

ARROW K.J., "Uncertainty and the Walfare economics of Medical Care", *Am. Econ. Rev.*, Vol 53, 1963.

BEBEAR C, *Le Courage de réformer*, Ed O Jacob, 2002.

BENOIT J.M. et al., *La France à 20 mn. La Révolution de la proximité*, Belin, 2002.

BIENVAULT P., *La croix*, 20 avril 2002.

BIENVAULT P., *La croix*, 27 août 2002.

BIENVAULT P., *La croix*, 22 juin 2002.

BOURDIEU P., *La reproduction. Eléments pour une théorie des systèmes d'enseignement*, Ed. de Minuit, 1970.

CHADELAT J.F. *Rapport au Ministre de la santé*, 2003.

COOPER R.A., "Role of Nonphysician Clinicians as Autonomous Providers of Patient Care", *JAMA,* Vol. 280 n° 9, 1998.

COVA B. et WICKHAM, *Stratégies d'incertitudes*, Economica Paris, 1996.

DEBRAY R., *Dieu, un itinéraire*, Ed. O. Jacob, 2001.

DEBRE R., *Discours de clôture sur l'enseignement de la Santé Publique*, Rennes, ENSP 1973, 1973.

DE FOUCAULD J.B., *Trois cultures du développement humain*, Ed. Odile Jacob, 2002.

DE KERVASDOUE J. et PELLET R., *Carnet de santé de la France 2000/2002*, Ed. Economica, 2002.

DELANDE G., *Filières et réseaux de santé*, Gestion hospitalière, 1999

DGS, *Les perspectives de la démographie médicale*, Rapport, juin 2001.

DOMERGUE J. et GUIDICELLI H., *La chirurgie française en 2003. Les raisons de la crise et les propositions*, Rapport au Ministre de la santé, 2003.

DREES, Etudes et Résultats 2001/2002, 2002.

DUPONT M., ESPER Cl. et PAIRE Ch., *Droit Hospitalier*, 3ème Edition Dalloz, 2001.

ELSTER J. et HERPIN N., *Ethique des choix médicaux*, Acte Sud, 1992.

EVANS R., *Ec. of Health and Med. Care*, London Mc Millan, 1974.

EVEN Ph., *Les scandales des HP et de l'HEGP*, le Cherche Midi, 2001.

FINKIELKRAUT A., *L'imparfait du présent*, Ed. Gallimard, 2002.

FETTER R., "Hospital Payment Based on Diagnosis Related Groups", *J. Soc. Health Syst.*, 3, 1992, p. 4-15.

FRUTIGER P., FESSLER J. M., *La gestion hospitalière médicalisée*, Ed.ESF, 1991.

GOMEZ M., "Les cent objectifs de santé publique du gouvernement", *La Croix*, 2 mai 2003, p. 8-9.

HASSENTEUFEL P., *Les médecins face à l'Etat. Vue comparative européenne,* Presse de Sciences Politiques, 1997.

HAWTHORNE G., "A comparison of the Assessment of Quality of Life (AqoL) with 4 others generic utility instruments : Health-related quality of life on clinical studies", *Annals of Medecin*, 335, 2001, p. 358-70.

HENRARD J.C., *Les défis du vieillissement*, La Découverte, 2002.
HOUDART L. et al., *Traité de la coopération hospitalière*, T1et 2, Ed HOUDART, 2000.
INTIGNANO B. Majononi d', *Economie de la santé*, THEMIS Economia, PUF, 2001.
JOFFRE P. et KOENIG G., *Stratégies d'Entreprise (Anti manuel)*, Ed. Economica Paris, 1981.
JOHANET G., *Sécurité sociale : l'échec et le défi*, Le seuil, 1998.
HSIAO W.C. et al, "The Resource-based relative value scale. Its further development and reform of physician payment". *Medical Care*, Vol. 11, 1992
KOENIG G., *Management stratégique*, Nathan, 1990
KOUCHNER B., *Le premier qui dit la vérité…*, R Laffont, 2002.
LEFAOU A.L., *L'économie de la santé en questions*, Ellipses 2ème éd., 2000.
LE FRIANT M. et al, *Introduction au droit de l'entreprise*. Ed. Litec, 1999.
MARTY M. *La Croix 9 juillet 2003 p. 10.* 2003.
MATHY C., *La régulation hospitalière*, Médica Editions Paris, 2000.
MAZENOD P., *La bonne taille d'un établissement hospitalier*, Ed. I.F.R.HOS, 2000.
MEMETEAU G., *Cours de droit médical*, Ed. hospitalières, 2001.
MENGER P. M., *Portrait de l'artiste en travailleur*, Le Seuil, 2002.
MEYER Ph., *Leçons sur la vie, la mort et la maladie*, Mpl. BU-UPM, 1998.
MIRAMON J.M. et al., *Le métier de Directeur*, 2ème éd. Ed. ENSP F 211, 2001.
MOUSQUES J. et al., *Le fonctionnement des hôpitaux dans 6 pays étrangers*, CREDES, 2002.
MUNDIGER M.O., *Primary Care Outcomes in Patients Treated by Nurse Practitioners or Physicians*, JAMA Vol 283 n° 1, 2000.
NICOLAS G. et al., *Proposition sur les options à prendre en matière de démographie médical*, Rapport juin 2001.
NOGUES M., *Gestion hospitalière et régulation des dépenses de santé*, Médecine et Société, PUF, 2001.
OCDE – Organisation pour la coopération et le développement économiques, *Les systèmes de santé : à la recherche de l'efficacité*, BDSP, 1990.
OMRAN A.R., *Epidemiolog transion in the United States*, Population bulletin 32, 2-1977.
PIEDELIEVRE R. et FOURNIER E., *Médecine légale*, BALLIERE et fils, 1963.
PREVOST-TESTARD D.Cl., *Lobbying ou l'échiquier du pouvoir*, Ed. Liaisons, 1993.
PUJOL M., *Est-ce grave docteur ? Témoignage sur quelques dérives du système de santé français à la lumière d'un parcours hospitalo-universitaire*, BDSP, 2002.
RAETZO M.A. et al., *Diminution du coût du système de santé en Suisse (?)*, Revue Médicale de l'Assurance Maladie Vol 33 n°1, 2002.
RAMEX S., *Fondement philosophique de l'éthique médicale* (enseignement), 1999.

RAULT-DOUMAX Ph. *L'exercice médical à l'hôpital ou en clinique :quelle convergence pour le futur ?* Mémoire CESHEG - Montpellier, 2002.
RAMSAY C.A., *Les Affaires*, 23 septembre p. 9, 2000.
ROUDEN C., *La Croix*, 18 septembre 2002, p. 8, 2002.
SAIX F., *Quel devenir pour les cliniques privées à but non lucratif?*, Mémoire CESEGHP, Montpellier, 1999.
SARGOS P., *La jurisprudence face aux référentiels médicaux ou l'histoire d'un faux nouveau problème*. Experts, p. 195, 1999.
SCHNAPPER D., *La démocratie providentielle*, Ed. Gallimard, 2002.
SICARD D., *La médecine sans le corps*, Plon, 2002.
SERRE M. et FAROUKI N., *Le livre de la médecine*, Le Pommier, 2001.
STIGLITZ J.E., "Incentive, risk and information, notes towards a theory of hierarchy", *Bell Journal Economics*. Autumn, 1995.
STIGLITZ J.E., *La grande désillusion*, Fayard, 2002.
TAXIS et al., "Ethnographic study of incidence & severity of intravenous drugs errors", *Br. Med. J.*, 7, p. 326-684, 2003.
TURCEY V., *L'horreur juridique, vers une société de procès*, Ed. Plon, 2002.
VAYRE P., *Risque chirurgical et responsabilité du chirurgien*, EMC Paris, 1998.
VIALLA F., *L'introduction du fonds libéral en droit positif français*, Ed. LITEC, 1999.
SOLOW R.M., *An Almost Practical Step toward Sustainability* (enseignement), BU-Mpl. 1, 1992.

LISTE DES REVUES

Bulletin de l'Ordre des Médecins 180, Bd. Haussmann 75389 Paris CEDEX 8

FILIERES & RESEAUX La lettre du *disease management* à la française.

DLP Com, 49, Rue Galilée 75116 Paris

HORIZON Editions SIM, 26, Rue Saint Savournin Marseille

I.C.A.R.E. FORMATION 2001 Médiation santé 37 Rue Cardinet 75178 Paris

LA CROIX 3, Rue Bayard 75008 Paris

La Semaine Juridique : entreprises et affaires Ed. du Juris Classeur Paris

LE FIGARO 37, Rue du Louvre 75081 Paris

LE MEDECIN de France 79, Rue de Toqueville 75017 Paris

LIAISONS SOCIALES 187/189, Quai de Valmy 75494 Paris

LES ECHOS Quotidien de l'Economie 75000 Paris

MAÎTRISE ORTHOPEDIQUE 66, rue de Ponthieu 75000 Paris

PERSPECTIVES SANITAIRES&SOCIALES rue Lourmel 75015 Paris

POST-SCRIPTUM : Ed. AES 75668 Paris 14ème/ Septembre 2002 n° 13

SITES INTERNETS

www.legifrance.gouv.fr
www.jim.fr
www.credes.com
www.bdsp.tm.fr
www.sante.gouv.fr/drees/etude-resultat
www.ameli.fr
www.la.Croix.com

ANNEXE 1

Extrait des prières et serment de Maïmoide, praticien juif du XIIème siècle :

« Seigneur ! Ta providence éternelle m'a désigné pour veiller sur la vie et la santé de tes enfants. Que l'amour de mon art me guide en tout temps. Que jamais l'avarice, la cupidité, la soif de gloire n'engagent mon esprit.

Seigneur ! Que les ennemis de la vérité et de la charité ne puissent me tromper et me faire oublier le but élevé qui doit être le mien : faire du bien à tes enfants.

Seigneur ! Ne permets pas que je vois dans le patient autre chose qu'une de tes créatures qui souffre.

Seigneur ! Accorde-moi la force, le temps et l'occasion de reprendre et corriger sans cesse ce que j'ai appris, d'en élargir constamment le domaine.

Seigneur ! Permets que je découvre aujourd'hui les erreurs d'hier et que j'obtienne demain des clartés nouvelles sur ce dont je me crois, aujourd'hui, fermement assuré.

Seigneur, Yhwh ! Tu m'as désigné pour veiller sur la vie et la mort de tes créatures.

Me voici, ô Yhwh, je suis prêt à répondre à ma vocation. »

[Cordoue, dynastie Almohade ; ce texte rapproche le judaïsme de la pensée d'Aristote, de façon plus profonde que le serment d'Hippocrate ; apparaît même la notion d'évaluation du service rendu, condition indispensable à la poursuite du progrès !]

sources : documentation de l'auteur.

ANNEXE 2

Stage à l'hôpital (récit d'un étudiant)

Du début de la vie, la maternité, à la fin, le service de vieux : les utilisés, il n'y a qu'un pas. La vie et la mort vont vite à l'Hôtel-Dieu ; plus vite que les chariots qui courent amenant « des clients » les pieds en avant, peut-être déjà morts peut-être encore vivants ! Ils courent, mais pas toujours ; pas assez souvent même. Seulement quand c'est un nouveau porteur, un jeune qui comprend vite qu'il est bien bête de s'émouvoir ainsi. Les autres, étonnants de régularité, imperturbables, se disent qu'après tout les dés sont déjà jetés. C'est aussi certainement ce que pense le service des urgences dont la lenteur est désespérante... Ce service est un véritable petit labyrinthe dans lequel le malade ne manque pas de se perdre çà et là : une épingle de nourrice, une infirmière, l'appareil de tension... Il manque toujours quelque chose ou quelqu'un. Seules quelques vieilles employées protestent : « Du temps des sœurs c'était bien tenu. Mais, aujourd'hui... Quelle honte ! » Ou elles insinuent qu'il y aurait eu plus urgent à acheter qu'un hélicoptère... Alors, ce sont de longs moments d'attente dans ses couloirs qui n'en finissent pas ; avec des murs qui n'ont pas honte de leur désolante platitude, des murs que rien n'interrompt : pas la moindre décoration, ni même l'inscription d'un malade. Ils semblent dire aux arrivants : « Ici la fantaisie n'est pas admise. » « Nous sommes aussi tristes que les malades que nous contenons. » Aux têtes brûlées qui se retrouvent un beau soir sur un brancard parce qu' «un fou leur a coupé la route. » ou parce qu'«il m'a ébloui avec ses phares ! » ; Les murs semblent leur dire : « Ah ! On te tient mon vieux, et on te gardera jusqu'à... » On ne sait jamais. Car on leur dit toujours : « Vous sortirez bientôt, peut-être même demain. » Et ils sont toujours là.

On a vite fait de faire comprendre au nouvel arrivant qu'il n'est pas un cas mais un malade parmi beaucoup d'autres, qu'il devra mener une véritable lutte d'influence auprès du personnel pour obtenir tout ce qu'il veut ! Tout comme on a vite fait, sous prétexte de classer ses affaires personnelles, de le dépouiller de son passé, de piétiner son intimité, de liquider tout ce qui était devenu lui-même... « On s'occupe de vos petites affaires ! » Et hop ! On te le déguise en malade : pyjama, canule, bandages... « Vous pouvez entrer maintenant. » Le costume civil, un peu comme à la caserne, a quelque chose d'indécent à l'hôpital. Ils le sentent bien les visiteurs, tout comme à force de traverser les salles pleines, ils se sentent très vite mauvaise conscience... d'être en bonne santé.

Dans ces salles communes, ça sent l'éther ou l'eau de Javel ; ça sent le drame, le triste, le lugubre ou l'orange trop tiède pour rafraîchir. Cette chaleur moite, les malades la connaissent bien. À dix heures du matin, les draps du change collent déjà au corps : ils sont tout chiffonnés et on ne peut plus trouver dans son lit un petit coin frais pour étendre la jambe qui seule peut encore bouger. La nuit, jamais de silence : un râle, un gémissement, une toux caverneuse, des grincements de lits ; tout est partagé. Le jour, le temps s'écoule au rythme des perfusions, goutte à goutte. L'espoir est toujours repoussé au lendemain, à la visite du docteur qui passe vite parce qu'il est en retard. Parfois, comme par une faveur despotique, il consent à lâcher quelques mots d'encouragement. Chacun, comme dans la confession, lui dit son mal, avide d'un mot qui soulage et, qui sait, d'une libération. Seuls quelques silences gênés restent énigmatiques pour celui qui doit mourir. On dit qu'on ne sait pas, qu'on attend le résultat des examens... Nul n'ose dire à haute voix ce que chacun a appris par ces indiscrétions qui courent de chambre en chambre.

Parmi eux, certains pendant des années, n'en finissent pas de finir. Certes, leur sursis est de plus en plus précaire ; leur vie est suspendue au fil de la sonnette d'appel et par elle, à la chaîne incessante de ceux qui se relaient à leur chevet à longueur d'année. Ils prennent un malin plaisir à épater ceux qui veillent : « Tiens, il est encore là... Elle est encore ici ! » «Cette nuit, sûr qu'on se le paye… »

Et puis, un soir ou un matin, juste avant la relève, ça y est : il se débat pour de bon... elle s'égosille définitivement... Ses yeux pleins d'angoisse supplient... Sa voix pleure comme si après la mort, c'était vraiment fini. Ils font courir une dernière fois tout le monde en même temps : le veilleur, le chef et même les internes comme pour dire : « Enfin ! On s'occupe vraiment de moi ; courez... c'est mon bouquet final ».

Il y en a un, il est vrai, qui a préféré partir sur la pointe des pieds. Il est mort comme il a souffert : sans déranger personne. Les mots de réconfort que l'on risquait çà et là ne le touchaient pas ; ils parvenaient à peine à dérider son visage creusé et jaune qui n'y croyait plus depuis longtemps. Il écoutait les autres conjuguer à tous les temps le verbe 'guérir'. Il ne se risquait plus à l'employer au conditionnel. Le chirurgien, effrayé par sa maigreur digne de Dachau, n'a pas voulu l'opérer. La panseuse, l'infirmière au service des petites manies de Monsieur le Chirurgien, a soupiré : « On attend un produit de Paris, lui a-t-elle raconté, ça ne devrait pas tarder... » Il n'a même pas haussé les épaules ; ça n'a pas tué en lui l'espoir que d'ailleurs il n'avait plus. On l'a retrouvé tiède au petit matin, les yeux fixes, toujours aussi résigné, recroquevillé sur lui-même, mort en se cramponnant à la barre de son lit. Pour mieux l'oublier, on a mis à sa place un jouvenceau souriant simplement en observation.

L'accident qui pour les gens est la catastrophe de l'année, la maladie de leur vie sont pour l'hôpital la routine de chaque jour, la ration quotidienne du personnel trop habitué. L'hôpital, cette pieuvre hypocrite lente à la détente, est une machine à soigner les malades qui travaille grossièrement, ramenant tout aux cas généraux ; capable cependant de fignoler quelques cas jugés intéressants comme la vie larvaire de Monsieur G. qui sort du coma ou ce qui reste du cerveau de Mademoiselle H. de neurochirurgie, qui bave et qui dit : « agaga ». De plus, on ignore que le moral du malade est important. On soigne le corps, c'est tout. Et on remet sur pied des gens qui ont tenté de se suicider sans même se demander si, le lendemain, il ne faudra pas recommencer. Qu'on sorte à pied, en taxi, en ambulance ou en corbillard, peu importe. Ce qui faisait problème a disparu, on referme un dossier.

Il serait malhonnête de terminer ce tableau plutôt sombre, sans raconter ceci. Un soir, un blessé peu ordinaire nous est arrivé. C'était un enfant, aveugle de naissance, qui s'était fracassé le crâne en tombant de balançoire. Le service des entrées, si lourd habituellement, s'est agité comme jamais encore je ne l'avais vu faire. Tout le monde s'est senti mobilisé. Personne ne s'est défilé, aidant même pour le travail «qu'on n'est pas payé pour faire ! ». Le père, pâle, se tenait debout près du brancard trop grand, et pleurait silencieusement. Un seul mot aurait suffi pour que tous : femmes de services, porteurs, l'infirmière et peut-être aussi les externes, éclatent en sanglots. Du coup, plus question de la liturgie habituelle pour les admissions : on a ausculté sans connaître le nom de l'enfant et fait la radio sans l'accord du bureau comme si l'état d'exception avait été décrété. L'ambulancier réconfortait la famille, le radiologue portait la perfusion, l'interne aidait au transport, l'infirmière avait même des gestes de tendresse pour l'enfant. Cette chaîne de solidarité qui s'est mise en branle est infiniment réconfortante. À l'hôpital, on sait passer par-dessus le règlement, on sait s'entraider. On sait s'émouvoir et même être tendre.

(paru dans « Panorama » octobre 1970 ...et toujours prenant d'actualité).

ANNEXE 3

Extraits d'un discours prononcé par le Pr. Robert DEBRE à Rennes en 1973 au terme d'un colloque consacré à la formation médicale et la santé publique :

« Dans un mouvement vigoureux , il faut convaincre tout le monde, l'opinion publique comme les autorités et les médecins, avant tout, que la situation doit changer . De même que nous avons senti le besoin d'avoir d'autres éléments que nos propres sens pour faire le diagnostic et assurer le traitement de nos malades, de même, aujourd'hui, est absolument nécessaire cette idée que l'individu [...] fait partie d'un groupe social, n'a pas de possibilité de vie, d'expansion et de développement s'il n'est pas intégré à la collectivité au milieu de laquelle il est né et vit ; et que la médecine d'aujourd'hui comporte trois parties : l'étude clinique de son corps et de son esprit, l'étude biologique raffinée, avec des moyens supplémentaires pour connaître le fonctionnement et les vices de fonctionnement de son corps, et la santé publique pour se préoccuper de son attitude et de son comportement vis à vis de la société et du milieu influant sur lui. C'est une philosophie entière, c'est une pensée globale qui doit inspirer ce changement. [...]

Notre doctrine doit aboutir à un changement complet dans les structures : structure de l'hôpital, structure de l'enseignement, structure de l'administration de la santé publique, structure de l'exercice de la profession médicale. Toutes les structures doivent être modifiées en fonction de cette nouvelle discipline qui doit faire partie intégrante de l'ensemble. [...]

Pour ce qui concerne l'exercice de la santé publique sur le territoire, alors permettez-moi de revenir sur l'idée qu j'ai maintes fois exprimée et notamment dans cette maison, en présence de ministres qui l'ont trouvée excellente, et qui n'en ont pas tiré un très grand parti. Cette idée est celle-ci : alors que le clinicien soigne le malade et enseigne la clinique, le biologiste travaille au laboratoire et enseigne la chimie et la physique, le professeur de santé publique ne participe pas à la médecine sociale et il n'y a, à côté de lui, que des fonctionnaires malheureux parce qu'ils n'ont ni le prestige, ni le salaire, ni la situation qu'ils méritent, ils ont trop de tâches administratives et pas assez de tâches intéressantes comme l'enseignement, la direction de la jeunesse, le contact avec les jeunes. Donc, la fusion du personnel de santé publique et du personnel de l'éducation nationale est aussi indispensable [...].

Et vous n'aurez jamais de fonctionnaires de santé publique si vous ne leur donnez pas une carrière intéressante, prestigieuse. Et vous n'avez qu'un moyen de la rendre intéressante et prestigieuse, c'est de donner à ces médecins une double fonction : celle de responsable de la santé publique sur le terrain et celle de l'enseignement de l'éducation de santé publique dans les CHU. Le professeur de santé publique doit être le conseiller du préfet régional et l'agrégé le conseiller du préfet départemental [...].

Car leur place est toute trouvée dans le CHU où ils contribueront à ces études de santé publique qui consistent le plus grande part du centre hospitalier de demain. Ils se rattacheront donc à l'hôpital ce qui, en France, comme vous le savez, est le plus souhaitable.

Enfin sera modifiée la carrière du praticien. Lorsqu'une génération aura été élevée de la matière dont je parle, il est tout à fait évident que le praticien se préoccupera non seulement du diagnostic et du traitement, mais aussi de tout l'environnement social dans la région où il exerce. Mais à un condition, c'est que, de même que pour faire un diagnostic, il a besoin d'un laboratoire d'hématologie ou de virologie, il aura besoin d'avoir à sa disposition le personnel social (les assistantes sociales qui sont fondamentales dans ma pensée) qui lui permettra de remplir sa tâche dans la santé publique. Il la remplira d'autant plus volontiers si les responsables de la santé publique sont l'agrégé et le professeur avec lesquels il aura travaillé ».

[...vision perspective et combien encore d'actualité d'une réforme inachevée selon son promoteur, qui a marqué la césure ville-hôpital et laissé pour longtemps l'économique et le social au bord du chemin].

Sources : Post-scriptum 2002/13, 23/25 av Dr Lannelongue 75 668 PARIS CEDEX 14.

ANNEXE 4

Récapitulatif des TEXTES LEGISLATIFS ET REGLEMENTAIRES EN VIGUEUR.

*Loi n° 2002-303 du 4 mars 2002 relative aux droits des malades et à la qualité du système de santé.

*Décret n° 778 du 3 mai 2002 relatif à l'interruption de grossesse pour motif médical.

*Décret n° 637 du 29 avril 2002 (accès aux informations personnelles détenues par les professionnels et les établissements de santé).

*Décret n° 329 du 30 mars 1992 (dossier médical et information des personnes accueillies dans les établissements publics et privés).

*Décret n° 94-68 du 24 janvier 1994 (sécurité transfusionnelle)

*Arrêté du 4 août 1994.

*Décret n° 95-1050 du 5 décembre 1994 (sécurité anesthésique)

*Décret n° 92-329 du 30 mars 1992

*Arrêté du 3 octobre 1995.

*Décret n° 95-566 du 6 mai 1995 (médicaments dérivés du sang)

*Décret n° 2002-194 du 11 février 2002 relatif aux actes professionnels et à l'exercice de la profession d'infirmier (JO du 16 février 2002).

*Arrêté du 9 août 1991 (prescription et dispensation du médicament)

*Article R 517-5 du Code de la santé Publique (stockage des stupéfiants)

*Circulaire n° 678 du 3 mars 1987 (manipulation des médicaments anti-cancéreux)

*Décret n° 96-32 du 15 janvier 1996 (matério-vigilance)

*Circulaire DGS/SQ3 n° 51 du 29 décembre 1994 (utilisation du matériel à usage unique)

*Circulaire DGS/DH n°672 du 20 octobre 1997 (relative à la stérilisation des dispositifs médicaux dans les établissements de santé)

*Circulaire n° 702 du 7 avril 1982 (bonnes pratiques de stérilisation)

*Loi n° 2002-303 du 4 mars 2002 relative aux droits des malades et à la qualité du système de santé concernant la lutte contre les infections nosocomiales(IN)

*Décret n° 88-657 du 6 mai 1988 (IN)

*Décret n° 587 du 23 avril 2002 relatif au système permettant d'assurer la qualité de la stérilisation des dispositifs médicaux dans les établissements de santé.

*Décret n°2001-671 du 26 juillet 2001 relatif à la lutte contre les infections nosocomiales dans les établissements de santé et modifiant le code de santé publique.

*Arrêté du 17 octobre 2000 (bilan annuel des activités de lutte contre les infections nosocomiales dans les établissements de santé)

*Ordonnance n°96-346 du 24 avril 1996 (IN)

*Circulaire n° 17 du 19 avril 1995 (IN)

*Circulaire n° 263 du 13 octobre 1988 (IN)

*Circulaire DGS/DHOS/E2 n° 2000-645 du 29 décembre 2000 relative à l'organisation de la lutte contre les infections nosocomiales dans les établissements de santé.

*Ordonnance ministérielle n°2001-138 du 14 mars 2001 relative aux précautions à observer lors des soins en vue de réduire les risques de transmission d'agents transmissibles non conventionnels (ATNC)

*Circulaire DHOS/E2 – DGS/SD5C n° 2001-383 du 30 juillet 2001 relative au signalement des infections nosocomiales et à l'information des patients en cas d'infections nosocomiales dans les établissements de santé.

*Décret n° 96-32 du 15 janvier 1996 (matério-vigilance)

*Décret n° 95-566 du 6 mai 1995 (pharmaco-vigilance et médicaments dérivés du sang)

*Décret n) 95-278 du 13 mars 1995 (pharmaco-vigilance)

*Décret n° 94-68 du 24 janvier 1994 (hémovigilance)

*Arrêté du 2 septembre 1996 (correspondant de matério-vigilance commun à plusieurs établissements)

* Loi du 8 décembre 1992 et décret d'application du 26 décembre 2000 rattachant l'activité de stérilisation à la PUI.

*Article L 710.3.1 du Code de Santé Public sur la prise en charge de la douleur ;

*Circulaire DGS/DH n° 98/586 du 22 septembre 1998, relative à la mise en oeuvre du plan d'action triennal (1998-2000) de lutte contre la douleur dans les EPS et ESP et circulaire DGS/DH/DAS N°99/84 du 11 février 1999 sur le protocole de prise en charge de la douleur par les équipes pluridisciplinaires.

*Ordonnance n° 96-346 du 24 avril 1996 (évaluation médicale)

*Article L710-3 et L710-4 du Code de Santé Publique.

*Loi n° 2002-303 du 4 mars 2002 relative aux droits des malades et à la qualité du système de santé (information du patient).

*Ordonnance n° 96-346 du 24 avril 1996 portant réforme de l'hospitalisation publique et privée.

*Décret n° 780 du 3 mai 2002 fixant le contrat type dans les contrats Pluriannuels d'objectifs et de moyens (CPOM).

*Décret n° 2002-886 du 3 mai 2002 relatif aux commissions régionales de conciliation et d'indemnisation des accidents médicaux, des affections iatrogènes et des infections nosocomiales prévus comme à l'article L 1142-5 du CSP.

*Décret n° 98-1001 du 2 novembre 1998 (JO du 7 novembre 1998) relatif à la Commission de conciliation prévue à l'article L710-1-2 du CSP.

Arrêté du 7 janvier 1997 sur l'information du patient.

*Arrêté du 23 mai 1989 portant approbation des dispositions particulières du règlement de sécurité pour les établissements de soins

*Circulaire DH n° 4 du 27 janvier 1994 relative à la sécurité incendie dans les établissements de santé.

*Décret 97-1048 du 6 novembre 1997 relatif à l'élimination des déchets d'activité de soins à risque infectieux et assimilés et pièces anatomiques.

Source : d'après Fr. SAIX ; Association Maison de Santé Protestante d'Alès.

RESUME

L'ILLUSION LIBERALE OU LA PERVERSION D'UN SYSTEME...
itinérances de la production médicale dans les établissements de soins publics ou privés.

La question centrale se dégage dans la double injonction de qualité et de sécurité des soins autour du patient. Les contraintes environnementales du système de santé, bien qu'anciennes, se sont notablement développées depuis une décade. Elles sont le passage obligé pour l'exercice durable de tout établissement de soins, qu'il soit public (EPS) ou privé (ESP). Ces contraintes environnementales se regroupent en plusieurs principes :

répondre aux normes techniques de fonctionnement ;

respecter le nouvel environnement juridique ;

s'inscrire dans le dispositif d'organisation sanitaire et d'allocation de ressources.

Il en résulte un régime de fortes contraintes et d'étatisme croissant. Les ressources publiques ne sont pas infinies et il convient d'intégrer ce fait dans la stratégie des établissements.

Dès lors des convergences se dégagent insensiblement. Après vingt ans de planification, le secteur de la santé devient progressivement un élément de service public réalisé par l'ensemble des établissements. Ils n'ont plus de vraie différence de nature : missions et financement comparables en terme de droit ; harmonisation future par les coûts par pathologies. Ces missions sont réparties par les Agences dans une logique de métiers, de graduation de l'offre hospitalière et de répartition géographique et non sur la nature juridique des structures.

Le clivage reste surtout sensible en ce qui concerne le statut des praticiens. Les EPS sont confrontés au malaise persistant de leur personnel médical qui est insatisfait de leurs conditions de travail. Les exploitants des ESP redoutent la difficulté du renouvellement de leurs professionnels dont la notoriété a toujours été l'élément stratégique de leur développement. Aussi, le futur, marqué par moins de professionnels, nécessitera plus d'innovations organisationnelles et une mutualisation de leurs talents. Un système diversifié de rémunération serait une réponse adaptée à leurs activités. Passerelles et complémentarité entre spécialités permettront la réalisation d'un parcours professionnel choisi. Un groupement de professionnels, dans des structures juridiques nouvelles, permettrait une gestion efficace et d'être l'interface pour le système indemnitaire. Le groupement crée sa propre valeur ajoutée et endigue l'explosion des coûts par une réforme de la rémunération. Ainsi, les professionnels publics et privés s'inscriront dans une économie de la hiérarchie.

Mots clés :

Code de la santé publique (CSP) ; Agence Régionale de l'Hospitalisation publique et privée (ARH) ; Etablissements Publics de Santé (EPS) ; Etablissements de Santé Privés (ESP) ; Qualité et Sécurité Environnementales (QSE) ; Dotation Globale de Fonctionnement (DGF) ; Objectif Quantifié National (OQN) ; Cycle économique ; Contrats Pluriannuels d'Objectif et de Moyens (CPOM) ; Tarification à l'activité (T2A) ; Groupe Homogène de Malades (GHM) ; Fédération de Praticiens ; Economie de la hiérarchie ; Salaire d'efficience. Structures juridiques nouvelles. Loi du 4 mars 2002 (n° 2002-303). Vigilances médico-légales. Développement Durable. Union Régionale des Médecins Libéraux, (URML). Plan « Hôpital 2007 ».

Achevé d'imprimer par Corlet Numérique - 14110 Condé-sur-Noireau
N° d'Imprimeur : 16045 - Dépôt légal : février 2004 - *Imprimé en France*